国家卫生和计划生育委员会"十二五"规划教材配套教材
全国高等医药教材建设研究会"十二五"规划教材配套教材
全国高等学校配套教材

供8年制及7年制("5+3"一体化)临床医学等专业用

预防医学
学习指导及习题集

主　编　陈　杰

副主编　孙志伟　姚　华　吴小南

编　者　(以姓氏笔画为序)

王美林(南京医科大学公共卫生学院)　　张　峰(西安交通大学医学部公共卫生学院)

牛丕业(首都医科大学公共卫生学院)

刘宝花(北京大学公共卫生学院)　　张绪梅(天津医科大学公共卫生学院)

刘鑫妍(哈尔滨医科大学公共卫生学院)　　陈　杰(中国医科大学公共卫生学院)

孙志伟(首都医科大学公共卫生学院)　　林育纯(厦门大学公共卫生学院)

苏普玉(安徽医科大学公共卫生学院)　　欧阳静(新疆医科大学人文社科部)

李　丹(中山大学公共卫生学院)　　郝长付(郑州大学公共卫生学院)

李　昕(中国医科大学公共卫生学院)　　郝加虎(安徽医科大学公共卫生学院)

杨　燕(中山大学公共卫生学院)　　姚　华(新疆医科大学第一附属医院)

吴小南(福建医科大学公共卫生学院)　　高　博(四川大学华西公共卫生学院)

吴志刚(华中科技大学同济医学院公共卫生学院)　　黄　芳(福建医科大学公共卫生学院)

董　静(中国医科大学公共卫生学院)

余焕玲(首都医科大学公共卫生学院)　　傅　华(复旦大学公共卫生学院)

人民卫生出版社

图书在版编目（CIP）数据

预防医学学习指导及习题集 / 陈杰主编. —北京：
人民卫生出版社，2015

ISBN 978-7-117-21206-9

Ⅰ. ①预⋯ Ⅱ. ①陈⋯ Ⅲ. ①预防医学 – 医学
院校 – 教学参考资料 Ⅳ. ①R1

中国版本图书馆 CIP 数据核字（2015）第 193613 号

| 人卫社官网 | www.pmph.com | 出版物查询，在线购书 |
| 人卫医学网 | www.ipmph.com | 医学考试辅导，医学数据库服务，医学教育资源，大众健康资讯 |

预防医学学习指导及习题集

主　　编：陈　杰

出版发行：人民卫生出版社（中继线 010-59780011）

地　　址：北京市朝阳区潘家园南里 19 号

邮　　编：100021

E - mail：pmph @ pmph.com

购书热线：010-59787592　010-59787584　010-65264830

印　　刷：三河市潮河印业有限公司

经　　销：新华书店

开　　本：787×1092　1/16　　印张：12

字　　数：307 千字

版　　次：2015 年 9 月第 1 版　2015 年 9 月第 1 版第 1 次印刷

标准书号：ISBN 978-7-117-21206-9/R · 21207

定　　价：28.00 元

打击盗版举报电话：010-59787491　E-mail：WQ @ pmph.com

（凡属印装质量问题请与本社市场营销中心联系退换）

预防医学是医学领域的重要组成部分,对于培养八年制临床医学专业尤为重要。为了配合全国高等学校八年制临床医学专业规划教材《预防医学》第3版课程的教与学,便于学生更好地理解和熟悉预防医学相关知识和技能,我们在广泛收集资料的基础上,参考人民卫生出版社出版的公共卫生执业医师考试相关试题和各位编委在多年教学工作中总结的学习要点与习题,编写了配套教材《预防医学学习指导及习题集》。

《预防医学学习指导及习题集》全书共有10章,各章节的安排与第3版《预防医学》教材的各章节安排一致。为了便于学生抓住重点,我们在每章开篇均指出本章的学习要点与内容要点,随后给出与考试要求题型相似的大量习题及其参考答案。为了满足学生学习本课程内容及以后的复习巩固和参加执业医师考试的需要,题型以选择题为主,包括A1、A2、A3、A4、B1五种题型,并适当加入名词解释、简答题和论述题。

本书内容翔实,实用性强,适合八年制临床医学专业学生复习参考,同时对于讲授《预防医学》课程的教师也有一定的参考价值。本书的编写工作得到了各大学公共卫生学院教授和专家的大力支持,作者均为第3版《预防医学》教材编委推荐,对所编写的内容理解颇深,深谙教材与教学的重点。为保证本书的质量,每一章均采用组长负责制,在编委互相审阅后,再由组长进行校对修改,最后由主编、副主编和秘书董静副教授整合、审校、排版、定稿。正是全体编委的兢兢业业,通力合作,本教材才能得以顺利完成,在此谨表示衷心地感谢。

由于我们水平有限,加之时间较紧,书中有不妥之处,恳请读者及时批评指正。

陈 杰

2015 年 6 月

目　录

绪　论

一、学习要点及内容要点

(一)学习要点

1. **掌握**　预防医学的概念、特点、主要任务,以及疾病的三级预防。
2. **熟悉**　21世纪我国公共卫生面临的主要问题与挑战。
3. **了解**　预防医学的发展简史及临床医学生学习预防医学的意义。

(二)内容要点

1. 预防医学的概念

(1)基本概念: 预防医学、卫生学、公共卫生。
(2)重点内容: 预防医学的主要目标和特点。

2. 预防医学的主要任务

(1)基本概念: 环境。
(2)重点内容: 预防医学的主要任务。

3. 健康和三级预防策略

(1)基本概念: 健康、疾病的三级预防。
(2)重点内容: 疾病的三级预防中各级预防工作的范畴。

4. 21世纪我国公共卫生问题与挑战

重点内容: 新形势下我国疾病谱的改变及死因主要构成。

二、习题

(一)选择题

【A1型题】

单句型最佳选择题: 每一道试题下面有A、B、C、D、E五个备选答案,请从中选择一个最佳答案。

1. 预防医学的主要目标
　A. 人群的疾病预防和健康保护　　　　　B. 传染病的防控
　C. 非传染性慢病的防控　　　　　　　　D. 实现卫生服务的可及性
　E. 实现卫生服务资源分配的合理性

2. 预防医学主要研究和揭示
　A. 环境因素对健康和疾病影响的规律
　B. 社会因素对健康和疾病影响的规律
　C. 环境-社会因素对健康和疾病影响的规律
　D. 环境-心理因素对健康和疾病影响的规律
　E. 环境-社会-心理因素对健康和疾病影响的规律

3. 预防医学的主要任务是
    A. 研究环境因素对健康的影响
    B. 研究遗传因素对健康的影响
    C. 制定疾病预防控制和健康促进的策略和措施
    D. 研究环境-基因交互作用对健康的影响
    E. 研究环境因素对健康的影响以及制定疾病预防控制和健康促进的策略和措施

4. 目前我国疾病谱的死因构成中排名第一位的为
    A. 呼吸道疾病　　　　　　B. 心脑血管病　　　　　　C. 肝炎
    D. 流感　　　　　　　　　E. 伤害

5. 公共卫生始于
    A. 20世纪末21世纪初　　B. 19世纪末20世纪初　　C. 18世纪末19世纪初
    D. 17世纪末18世纪初　　E. 16世纪末17世纪初

6. 第一次世界卫生大会的召开地点
    A. 伦敦　　　　B. 巴黎　　　　C. 纽约　　　　D. 罗马　　　　E. 慕尼黑

7. 病因学预防属于
    A. 第一级预防　　　　　　B. 第二级预防　　　　　　C. 第三级预防
    D. 临床前期预防　　　　　E. 临床预防

8. 免疫接种预防传染病属于
    A. 第一级预防　　　　　　B. 第二级预防　　　　　　C. 第三级预防
    D. 临床前期预防　　　　　E. 临床预防

9. 冠心病高危人群筛查属于
    A. 第一级预防　　　　　　B. 第二级预防　　　　　　C. 第三级预防
    D. 病因学预防　　　　　　E. 临床预防

10. 糖尿病普查属于
    A. 第一级预防　　　　　　B. 第二级预防　　　　　　C. 第三级预防
    D. 病因学预防　　　　　　E. 临床预防

【B1型题】
标准配伍题: 提供若干组试题,每组试题共用在试题前列出的A、B、C、D、E五个备选答案,从中选择一个与问题关系最密切的答案。
    A. 第一级预防　　　　　　B. 第二级预防　　　　　　C. 第三级预防
    D. 第四级预防　　　　　　E. 第五级预防

1. 规范治疗糖尿病,从而预防冠心病、糖尿病肾病等并发症发生属于
2. 合理膳食、适当运动预防心脑血管疾病发病属于

(二)名词解释
1. 预防医学
2. 疾病的三级预防

(三)简答题
预防医学的主要任务。

(四)论述题
1. 预防医学的特点。

2.疾病三级预防中各级预防工作范畴。

3.21世纪我国公共卫生面临的主要问题与挑战。

三、参考答案

（一）选择题

【A1型题】

1.A　　2.E　　3.E　　4.B　　5.B　　6.B　　7.A　　8.A　　9.B　　10.B

【B1型题】

1.C　　2.A

（二）名词解释

1.预防医学：是现代医学的重要组成部分，是从医学中分化出来的一个综合性独立的学科群。它以人类群体为研究对象，应用生物医学、环境医学和社会医学的理论，宏观与微观相结合的方法，研究疾病发生与分布规律以及影响健康的各种因素，制定预防对策和措施，达到预防疾病、促进健康和提高生命质量的目的。

2.疾病的三级预防：针对无病期、发病期及障碍期开展的疾病预防，称为疾病的三级预防。

（三）简答题

预防医学的主要任务。

答：在个体和群体水平阐明环境因素对健康影响的规律，提出利用有益环境因素和控制有害因素的原则和措施，以达到促进健康、预防疾病、提高生命质量的目的。

（四）论述题

1.预防医学的特点。

答：（1）研究对象既包括个体又包括群体，主要着眼于健康者、无明显临床症状的患者。

（2）既着眼于健康人群又关注于健康向疾病发展的过程，重点研究影响健康的因素与人群健康的关系，采取积极的预防措施和策略，将产生广泛的健康效应。

（3）随着医学模式从生物医学模式转变为生物-心理-社会医学模式，从整体论出发，研究自然、社会和心理因素对人类的身心健康的影响，探讨人类与各种环境的相互依存的关系。

（4）研究方法注重微观与宏观相结合，侧重于影响健康的因素及其与人群健康的关系，着重以卫生统计学、流行病学和生态学的原理和方法，客观定量地描述和分析各种环境因素对健康的影响及与身心疾病的内在联系与规律，以获得对健康与疾病本质的认识。

（5）从群体的角度进行疾病的预防和控制，制定卫生政策，实现社区预防保健，将临床医疗与预防保健相结合，提供社区预防和干预的卫生服务。

2.疾病三级预防中各级预防工作范畴。

答：（1）一级预防（primary prevention）也称病因学预防，主要针对无病期，目的是采取各种措施消除和控制危害健康的因素，增进人群健康，防止健康人群发病。对某些致病原因明确的传染病、职业病、地方病等，开展以消除病因为主的预防措施。例如，通过免疫接种预防传染病，通过改善环境、消除污染，贯彻执行环境和劳动卫生标准和法规等措施预防地方病和职业病。

（2）二级预防（secondary prevention）也称临床前期预防，即在疾病的临床前期作好早期发现、早期诊断、早期治疗的"三早"预防措施，以预防疾病的发展和恶化，防止复发和转变为慢性病等。对于致病因素不完全明确或致病因素经过长期作用而发生的慢性病，如肿瘤、心血管疾病等，应以二级预防为重点。某些疾病普查、高危人群筛检、特定人群的定期健康检查等是二级预防的有效措施。

（3）三级预防(tertiary prevention)又称临床预防,主要是对已患病者进行及时治疗,防止恶化,预防并发症和伤残,促进康复等恢复劳动和生活能力的预防措施。

3. 21世纪我国公共卫生面临的主要问题与挑战。

答:（1）感染性疾病:自新中国建立以来,我国的传染病疫情得到了有效的控制,多种烈性传染病发病率急剧降低或几被消灭。但近年来,由于自然和社会环境的变化、人们生活方式的改变等原因,多种传染病的总体发病水平出现上升趋势,新的传染病不断出现,如传染性非典型肺炎、H5N1和H7N9禽流感等;此外,多种传染病呈现"再燃"趋势,包括结核病、性传播疾病等;而常见、多发性传染病目前仍是我国主要的健康重要问题,包括如病毒性肝炎、霍乱等。

（2）慢性非传染性疾病:随着我国人群生活方式的变化,老龄化的加剧,慢性非传染性疾病已成为影响我国人民健康并造成死亡的首要原因。如心脏病、脑血管病、癌症、糖尿病等。

（3）伤害:WHO已将感染性疾病、慢性非传染性疾病、伤害列为危害人类健康的三大疾病负担。在我国,伤害主要包括:交通事故、自杀、意外坠落、中毒等。伤害可造成大量的残疾和早死,消耗巨大的医疗费用和资源。

（4）其他:包括环境与健康问题如PM2.5、多种职业性危害、食源性疾病等,以及老龄化问题。

（李 丹）

第一篇　环境与健康

第一章　人类和环境

一、学习要点及内容要点

（一）学习要点

1. **掌握**　人类环境与生态平衡的基本概念和相互作用规律；自然环境和社会环境的基本概念；生态系统的基本组成；生物圈及其食物链、生物富集和生物放大作用的基本内容；人与环境辩证统一的相互关系；环境污染对健康的危害的特征；剂量-效应（反应）关系的基本原理；环境污染物防治的基本措施。

2. **熟悉**　生态平衡的重要性；基因-环境交互作用的基本原理；环境污染物的分类；多种化学物联合作用如相加作用、协同作用、拮抗作用、独立作用；基因-环境交互作用与疾病风险；环境污染物的急性、慢性和远期危害；环境污染及其治理的相关法规。

3. **了解**　环境污染物在环境中的转归及其体内代谢；健康效应谱的作用；表观遗传与疾病的关系；环境污染的监测体系。

（二）内容要点

1. **人类环境与生态平衡**

（1）基本概念：环境要素；生物圈；生物富集；生物放大作用；环境污染；二次污染物；生物转化；持久性有机污染物。

（2）重点内容：人类环境的基本概念和组成、生态系统和生态平衡、人与环境的相互作用；人类环境包括自然环境和社会环境，生态系统的组成及其平衡的重要性、人与环境辩证统一及其相互作用规律。

2. **环境污染及其对健康的影响**

（1）基本概念：遗传多态性；表观遗传学；功能蓄积；毒物兴奋作用；生物有效剂量；剂量-反应关系；健康效应谱；高危险人群；环境内分泌干扰物；公害病；温室效应。

（2）重点内容：环境污染、环境污染物危害的基本规律。

3. **环境污染的防治措施**

（1）基本概念：环境监测；环境保护法；环境相关标准；环境规划；清洁生产。

（2）重点内容：环境保护的基本工作方针、法律法规及其监测、执法、研究相结合的防治。

二、习题

(一)选择题

【A1型题】

单句型最佳选择题：每一道试题下面有A、B、C、D、E五个备选答案，请从中选择一个最佳答案。

1. 预防医学对环境的研究重点是
   A. 自然环境与人群健康的关系
   B. 生活居住环境与人群健康的关系
   C. 自然环境和生活居住环境与人群健康的关系
   D. 社会环境与人群健康的关系
   E. 地理环境与人群健康的关系

2. 地球上的自然环境是指
   A. 大气圈　　　B. 水圈　　　C. 土壤圈　　　D. 生物圈　　　E. 以上都是

3. 生物圈由下列哪个构成
   A. 大气圈　　　　　　　　　　B. 水圈
   C. 岩石土壤圈　　　　　　　　D. 部分大气圈、水圈和岩石土壤圈
   E. 全部大气圈、水圈和岩石土壤圈

4. 人类自然环境<u>不包括</u>
   A. 生物圈　　　B. 大气圈　　　C. 水圈　　　D. 非生物圈　　　E. 土壤岩石圈

5. 原生环境指
   A. 天然形成，基本没有受到人为活动影响的环境
   B. 天然形成，受到人为活动影响的环境
   C. 天然形成，受到动物活动影响的环境
   D. 天然形成，受到人为改造所形成的优美环境
   E. 天然形成，受到工业"三废"污染的环境

6. 次生环境指
   A. 天然形成的环境　　　　　　B. 某些元素分布不均所造成的环境
   C. 人类活动(生产和生活)所造成的环境　　D. 无生物生存的环境
   E. 无人类活动的环境

7. 生态系统是在一定空间范围内，由生物群落及其环境组成，并由下列各种功能流所联结的稳态系统。这些功能流是
   A. 物质流、能量流、物种流和信息流　　B. 物质流、能量流和食物流
   C. 物质流、能量流、物种流和食物流　　D. 物质流、能量流和信息流
   E. 能量流和信息流

8. 生态系统具有以下特征，但哪项<u>除外</u>
   A. 整体性　　　B. 开放性　　　C. 自调控　　　D. 可复制性　　　E. 可持续性

9. 生态系统中的消费者是
   A. 是异养型微生物
   B. 是草食动物

C. 可起着对初级生产者加工和再生产的作用

D. 是肉食动物

E. 能用简单的无机物制造有机物

10. 环境介质是指

　A. 空气、水、土壤(岩石)　　　　B. 空气、水、土壤(岩石)和生物体

　C. 空气、水、土壤(岩石)和食物　　D. 空气、水、食物、生物体

　E. 空气、水以及各种固态物质

11. 人与环境之间的相互关系是

　A. 相互对立的关系　　B. 环境决定人类　　C. 人类改造环境

　D. 辩证统一关系　　E. 无特殊关系

12. 人与环境之间的辩证统一关系主要体现在

　A. 机体的新陈代谢

　B. 人类对自然资源的索取

　C. 人类对自然环境的依赖性

　D. 人对环境的破坏,又对环境加以保护和治理

　E. 人体每天摄取食物,获得足够营养

13. 机体对环境变化的适应性是

　A. 人类固有的、无限的

　B. 人类固有的、有限的

　C. 在长期发展的进程中与环境相互作用所形成的、无限的

　D. 在长期发展的进程中与环境相互作用所形成的、有限的

　E. 与疾病的发生无关的

14. 人群健康受环境因素影响,并发生由量变到质变的变化,表明两者之间存在

　A. 因果关系　　B. 剂量-反应关系　　C. 对立统一关系

　D. 相互作用关系　　E. 辩证统一关系

15. 由污染源直接排入环境中的化学性污染物,其理化性状保持未变,称为

　A. 一次污染　　B. 二次污染　　C. 一次污染物

　D. 二次污染物　　E. 以上都不对

16. 生活环境中电离辐射主要来自

　A. 太阳辐射　　　　　　B. 土壤　　　　C. 岩石

　D. 人类生产活动排出的放射性废弃物　　E. 海洋

17. 环境污染对人群健康的危害作用最常见的是

　A. 急性中毒　　B. 慢性中毒　　C. 三致作用

　D. 慢性非特异性损害　　E. 致癌作用

18. 环境有害因素对人群健康效应谱的典型图形是

　A. 少数人体内负荷增加,多数人严重受害的金字塔形

　B. 体内负荷增加和死亡均为少数,代偿型为多数的菱形

　C. 多数人体内负荷增加,少数人代偿、死亡的菱形

　D. 多数人体内负荷增加,少数人死亡的金字塔形

　E. 少数人体内负荷增加,代偿,多数人死亡的菱形

19. 具有蓄积性的环境污染物进入机体后,经过一段时间才引起危害,称为
  A. 剂量-反应关系   B. 时间-反应关系   C. 慢性毒作用关系
  D. 迟发性毒作用关系   E. 蓄积-反应关系

20. 下列哪种类型**不属于**环境因素联合作用
  A. 相加作用   B. 独立作用   C. 协同作用   D. 拮抗作用   E. 蓄积作用

21. 关于高危险人群,**不正确**的描述是
  A. 在同一污染环境中,高危险人群比正常人出现健康危害早而且程度也严重
  B. 任何居民集团中都有高危险人群
  C. 所有的健康人在其一生的不同年龄段,不同的环境条件下,都有某一时间处于高危险状态的可能
  D. 易受环境因素损害的那部分敏感人群称为高危险人群
  E. 高危险人群是指健康效应谱金字塔尖的那部分人

22. 环境污染物的暴露一般是通过
  A. 直接摄入污染物   B. 接触含有这些污染物的土壤
  C. 接触含有这些污染物的生物   D. 接触含有这些污染物的水
  E. 接触含有这些污染物的环境介质

23. 污染物通过在环境介质中的迁移和转化,对人的危害
  A. 都降低   B. 都增加
  C. 既可以降低,也可以增加   D. 保持不变
  E. 保持不变或降低

24. 污染物在哪种环境介质中的迁移速度最快
  A. 水   B. 大气   C. 土壤   D. 植物   E. 岩石

25. 以下哪一事件**不是**急性中毒事件
  A. 印度博帕尔事件   B. 伦敦烟雾事件
  C. 日本水俣湾甲基汞中毒事件   D. 洛杉矶光化学烟雾事件
  E. 前苏联切尔诺贝利核泄漏事件

26. 疾病前期是指
  A. 正常状态   B. 健康状态   C. 生理负荷状态
  D. 亚临床状态   E. 临床状态

27. 接触一定剂量污染物的个体,体内发生的生物学改变称为
  A. 反应   B. 效应   C. 影响   D. 作用   E. 危害

28. 接触一定剂量环境污染物后,群体中表现某种生物学改变并达到一定强度的个体所占的比例,称为
  A. 反应   B. 效应   C. 影响   D. 作用   E. 危害

29. 低浓度环境污染物长期作用机体,对健康的影响可表现为
  A. 生长发育迟缓   B. 生理生化功能变化   C. 机体抵抗力下降
  D. 常见病发病率增高   E. 以上都包括

30. 在脂肪中可以检出的环境污染物是
  A. 铅   B. 砷   C. 汞   D. 镉   E. DDT

31. 环境污染物控制工作中常见的二次污染物有

A. 二氧化硫和颗粒物　　　　　　　　B. 铅、镉、汞、酚

C. 光化学烟雾　　　　　　　　　　　D. 氮氧化物、碳氢化物

E. 环境内分泌干扰物

32. 生物地球化学性疾病的发生主要是由于

A. 人体摄入微量元素过多所致

B. 人体摄入微量元素过少所致

C. 地质地理原因使当地居民摄入微量元素过多或过少所致

D. 环境破坏对地质条件影响使人体摄入矿物质异常所致

E. 饮食中某种元素含量异常所致

33. 生物多样性包括

A. 遗传多样性、物种多样性、生态系统多样性

B. 基因多样性、环境生态多样性、物种多样性

C. 生态系统多样性、环境生态多样性、物种多样性

D. 基因多样性、环境生态多样性、物种多样性

E. 遗传多样性、生态系统多样性、基因多样性

34. 以下哪项因素**不影响**环境污染物在靶部位蓄积量

A. 暴露频度　　　　　　B. 暴露期　　　　　　C. 化合物的生物半衰期

D. 摄入量　　　　　　　E. 化合物的生物放大作用

35. 环境污染物在靶部位的蓄积量

A. 在经历六个生物半衰期后,趋于降低

B. 在经历六个生物半衰期后,趋于稳定

C. 只要暴露期足够长,就会达到对机体产生有害效益的水平

D. 只要生物半衰期足够长,就会达到对机体产生有害效应的水平

E. 只要暴露频度低,就会达到对机体产生有害效应的水平

36. 下列哪种有害物可能出现无阈值

A. 引起急性中毒的毒物　　　　　　　B. 引起慢性中毒的毒物

C. 致敏物　　　　　　　　　　　　　D. 环境致畸物

E. 遗传毒性致癌物

37. 根据人群健康效应谱,从弱到强的5级效应的分布规律是

A. 两头大,中间小　　　B. 两头小,中间大　　　C. 最弱的效应比例大

D. 最强的效应比例大　　E. 都一样大

38. 在人群健康效应谱中,准病态(即亚临床状态)的变化是

A. 生理异常的变化　　　B. 生理代偿的变化　　　C. 正常调节的变化

D. 出现严重中毒　　　　E. 体内负荷增加的变化

39. 人群易感性是

A. 遗传决定的　　　　　　　　　　　B. 后天获得的

C. 由遗传和环境因素共同决定的　　　D. 不会改变的

E. 感染以后产生的

40. 关于生物性有毒有害物质的描述正确的是

A. 生物性有毒有害物质主要表现为急性毒性

B. 生物性有毒有害物质主要表现为神经毒性

C. 对人体健康毒害严重的主要有动物毒素和植物毒素

D. 生物性有毒有害物质主要表现为致癌性

E. 生物性有毒有害物质主要表现为致畸性

41. 微量元素摄入对机体产生有害效应,通常是

A. 任何一种微量元素摄入过高

B. 任何一种微量元素摄入不足

C. 任何一种微量元素摄入过高和摄入不足

D. 某些微量元素摄入过高或过低

E. 以上都不是

42. 环境污染的确切定义应该是

A. 进入环境的污染物量超过了环境的自净能力

B. 进入环境的污染物造成了环境质量下降和恶化

C. 进入环境的污染物直接或间接影响到人体健康

D. A+B

E. A+B+C

43. 下面哪项**不是**环境污染产生的急性危害

A. 地方性氟中毒　　　　　　　　　B. 印度博帕尔发生的异氰基甲酯泄露事件

C. 前苏联发生过的核电站核泄漏事故　　D. 伦敦烟雾事件

E. 介水传染病暴发流行

44. 影响环境化学污染物产生慢性危害的因素是

A. 污染物的暴露剂量　　　　　　　B. 污染物的暴露时间

C. 化学污染物的生物半衰期和化学特征　D. 机体的反应特性

E. 以上全是

45. 下列是环境污染物中**不易**引起持续性蓄积危害的是

A. DDT　　　　　B. 氰化物　　　　　C. PCBs　　　　　D. 镉　　　　　E. 铅

46. 产生慢性危害的根本原因是

A. 低浓度的环境污染物对机体损害的逐渐积累

B. 环境污染物的毒性高

C. 环境污染物之间的联合作用

D. 低浓度的环境污染物可经口吸收

E. 低浓度的环境污染物可经呼吸道吸收

47. IARC根据对致癌物对人的危险程度,将致癌物分为5类,正确的描述是

A. 1类: 对人致癌　　　　　　　　　B. 1类: 对人很可能致癌

C. 2A类: 对人可能致癌　　　　　　D. 2B类: 对人很可能致癌

E. 3类: 对人很可能不致癌

48. 非遗传毒性致癌物是

A. DNA损失剂

B. 染色体断裂剂

C. 不包括以DNA为靶的诱变机制的致癌物

D. 促进细胞凋亡的物质

E. 抑制细胞分裂的物质

49. 环境内分泌干扰物的英文缩写是

A. ECDs   B. CDEs   C. EEDs   D. CEDs   E. EDBs

50. 目前认为环境内分泌干扰物的危害与下列哪种疾病的发生发展**无关**

A. 某些癌症   B. 慢性阻塞性肺部疾患   C. 代谢紊乱

D. 出生缺陷   E. 生殖障碍

51. 生物有效剂量是指

A. 个体暴露量   B. 靶部位的污染物量   C. 尿液中污染物的含量

D. 血液中污染物的含量   E. 血液中污染物的代谢产物含量

52. 选择环境流行病学健康效应测量的对象时,需要重点考虑

A. 儿童   B. 妇女   C. 老年人   D. 高危人群   E. 以上都是

53. 生物标志物是

A. 暴露剂量的指示物

B. 有害效应的指示物

C. 与发病机制有关联的一系列关键事件的指示物

D. 人群易感性的指示物

E. 细胞和分子水平上改变的指示物

54. 生物标志在环境流行病学中可用于

A. 生物有效剂量的测量   B. 内剂量的测量   C. 早期效应的测量

D. 宿主易感性的评价   E. 以上都是

【A2型题】

病例摘要型最佳选择题:每一道试题是以一个小案例出现的,其下面都有A、B、C、D、E五个备选答案,请从中选择一个最佳答案。

1. 环境污染物进入人体后会发生一系列生化反应,其代谢产物的毒性与原污染物不一致。下列污染物进入体内经过生物转化使其毒性增强的污染物是

A. DDT   B. Pb   C. BaP   D. SO_2 E. CO_2

2. 必需微量元素是指缺乏该元素将引起机体生理功能及结构异常、发生各种病变和疾病的微量元素,下列哪一项**不是**必需微量元素的主要生物学效应

A. 参与酶的构成和激活

B. 维持正常的生殖功能

C. 参与激素及其辅助因子的合成,与内分泌活动密切相关

D. 参与某些蛋白质的合成,发挥特殊功能

E. 参与体内维生素的合成

3. 必需微量元素在高剂量时往往会呈现毒副作用,因此在制定环境中必需微量元素的卫生标准时,应考虑

A. 最高容许浓度值   B. 适宜浓度范围   C. 下限浓度值

D. 上限浓度值   E. 平均浓度值

4. 在确定环境污染与健康的真实相关性方面,主要采用的研究方法是

A. 经常性环境卫生监测   B. 经常性环境卫生监督   C. 动物实验

　　D. 循证推理　　　　　　　　　E. 流行病学调查

　　5. 对某水污染地区居民体检中发现几例居民有痤疮样皮疹,眼睑水肿,眼分泌物增多,脸上出现黑疮(氯痤疮)等皮肤病变、甚至免疫系统失调,所有居民的皮肤发黑,眼眶周围和身体也长满了黑色的油脂分泌物,可能的病因是

　　A. 慢性砷中毒　　　　　　　B. 慢性镉中毒　　　　　　　C. 慢性汞中毒

　　D. 多氯联苯中毒　　　　　　E. 氟中毒

　　6. 就全国范围而言,广大农民的饮用水是不够安全的,长期饮用对农民的身体健康有一定的影响,其危害主要来自

　　A. 生物性、生物地球化学性和环境化学性污染

　　B. 生物性污染和放射性污染

　　C. 生物性、生物地球化学性和放射性污染

　　D. 环境化学物和生物地球化学性的污染

　　E. 生物地球化学性、生物性和物理性污染

　　7. 日本富山县神通川两岸地区,由于神通川上游某铅锌矿的含镉选矿废水和尾矿渣污染了河水,使下游用河水灌溉的稻田受到镉污染,而造成稻米中的镉含量大大增加。当地居民长期食用含镉量高的稻米,使镉在体内大量蓄积而引起慢性中毒,此病又称

　　A. 大骨节病　　　B. 水俣病　　　C. 痛痛病　　　D. 克山病　　　E. 氟骨症

　　8. 冬季,某居民在自家较封闭房间内的一盆煤火旁发生昏迷,皮肤黏膜呈樱桃红色,后紧急送往医院抢救,结合患者家属描述和其症状,则医生可初步诊断为

　　A. CO中毒　　B. H_2S中毒　　C. SO_2中毒　　D. NO_x中毒　　E. PaH中毒

　　9. 临近春节,贺岁新片逐渐火爆,某城镇一电影院春节期间放映新片,场场爆满,每场3小时,场次间隔仅15分钟,而且管理紊乱,吃东西、抽烟等现象非常普遍。很多观众在散场后均感到疲乏、头晕、头痛,甚至恶心不适等症状,其原因最可能是

　　A. 放映时间过长　　　　　　　　　　B. 室内通风不好,CO浓度过高

　　C. CO中毒　　　　　　　　　　　　　D. 室内空气污染

　　E. 传染病流行

　　10. 我们在进行环境质量评价的过程中,首先要进行的工作是

　　A. 环境监测　　　　　　　B. 污染源调查　　　　　　C. 收集人群资料

　　D. 健康监测　　　　　　　E. 建立教学模式

【A3型题】

　　病例组型最佳选择题:提供若干个案例,每个案例下设若干道试题。根据案例所提供的信息,在每一道试题下面的A、B、C、D、E五个备选答案中选择一个最佳答案。

　　(1~2题共用题干)

　　自美军在越战中大量使用脱叶剂(橙剂)造成二噁英污染,到1999年比利时等国发生"毒鸡"事件,世界上屡次发生与二噁英有关的污染事故,使得二噁英污染和防治成为各国关注的环境热点之一。

　　1. 造成环境污染的二噁英是一种

　　A. 重金属　　　　　　　B. 颗粒物　　　　　　　C. 多环芳烃

　　D. 有机氯化合物　　　　E. 氮氧化物

　　2. 下列关于二噁英的危害,说法错误的是

A. 致癌、致畸作用　　　　　　　B. 影响免疫系统的功能

C. 刺激上呼吸道　　　　　　　　D. 皮肤黏膜损害

E. 干扰机体内分泌系统

（3~5题共用题干）

某女性夏日外出游泳，回家后感觉脸部、颈部及背部等多处不适，仔细观察，皮肤出现红斑、米粒大小的丘疹及轻度的脱屑，触摸有疼痛感。到医院就诊，诊断结果为皮肤晒伤。

3. 下列哪一项是主要引起皮肤晒伤的原因

A. α-射线　　　B. 紫外线　　　C. 红外线　　　D. β-射线　　　E. 可见光

4. 具有红斑作用的紫外线波长是

A. 200~275nm　B. 275~320nm　C. 300~400nm　D. 320~400nm　E. 400~500nm

5. 关于紫外线的说法，哪一项是**错误**的

A. 杀菌和增强免疫作用　　　B. 起到抗佝偻病作用　　　C. 消炎和镇静作用

D. 可引起白内障　　　　　　E. 过强的紫外线可致皮肤癌

（6~8题共用题干）

20世纪50年代初期，日本水俣市发生了震惊世界的水俣病事件，其是由甲基汞中毒所致的公害病。

6. 水俣病事件是环境污染的

A. 急性中毒　B. 慢性中毒　C. 致癌作用　D. 变态反应　E. 非特异性疾病

7. 甲基汞对人体的损伤主要以哪一系统为主

A. 神经系统　B. 泌尿系统　C. 消化系统　D. 呼吸系统　E. 生殖系统

8. 对水俣病患者进行汞的检测，下列哪一器官中检出的含量最高

A. 脾　　　　B. 肺　　　　C. 肾　　　　D. 脑　　　　E. 心

（9~10题共用题干）

1968年日本发生了"米糠油中毒事件"，受害者主要表现为皮疹、色素沉着、眼睑水肿、眼分泌物增多及胃肠道功能紊乱。

9. 这次事件是什么类型的事件

A. 生产事故造成的公害事件　　　　B. 介水传染病的暴发流行

C. 细菌性食物中毒　　　　　　　　D. 真菌毒素性食物中毒

E. 霉变食物中毒

10. 对引起"米糠油中毒事件"污染物的描述，下列哪项是**错误**的

A. 可通过食物链发生生物富集　　　B. 性质稳定

C. 具有雌激素样作用　　　　　　　D. 具有致敏作用

E. 可透过胎盘进入胎儿体内

【A4型题】

病例串型最佳选择题：提供若干个案例，每个案例下设若干道试题。根据案例所提供的信息，在每一道试题下面的A、B、C、D、E五个备选答案中选择一个最佳答案。

（1~3题共用题干）

经济合作与发展组织（OECD）日前公布的首份中国环境政策报告书披露，中国是全球第二大温室气体排放国，并仍然是全球制造和使用最多破坏臭氧产品的国家；中国大气污染减排目标不能达到大气环境标准，一部分大城市的大气环境已进入全球黑名单；中国的环境污染相

当严重,生态系统遭到严重破坏。

1. 下列哪些气体的含量升高时会加速大气中臭氧的消耗

　　A. CCl_4、CH_3CCl_3、CCl_3　　B. CCl_3、CO_2、CFCs　　C. CO_2、CH_3、CFCs

　　D. CCl_3、NO_2、NO　　E. CH_3CCl_3、CO_2、NO

2. 下列人类哪些疾病的发病率会随着臭氧层的破坏而上升

　　A. 皮肤癌和白内障　　　　B. 皮肤癌和肺癌　　　　　C. 皮肤癌和白血病

　　D. 肺癌和白内障　　　　　E. 肺癌和白血病

3. 关于环境污染对人类健康的非特异性损害,下面说法错误的是

　　A. 常见病的发病率增高　　B. 劳动能力降低　　　　C. 肿瘤的发生率增加

　　D. 人体抵抗力下降　　　　E. 多发病的发病率增加

(4~6题共用题干)

近100多年来全球平均气温经历了冷-暖-冷-暖两次波动,总的看为上升趋。1981—1990年全球平均气温比100年前上升了0.48℃。随着全球气候变暖,中国气温继续升高,2006年全国年平均气温为10.0℃,比常年同期偏高1.0℃,为1951年以来最高值。

4. 全球变暖的主要原因是

　　A. 太阳辐射的增强　　　　B. 全球能源的增多　　　　C. 温室效应的发生

　　D. 火山爆发的影响　　　　E. 臭氧层的破坏

5. 下列气体中,哪一项与温室效应无关

　　A. CO_2　　　　B. CH_4　　　　C. N_2O　　　　D. CO　　　　E. CFCs

6. 关于全球变暖产生的危害,下面说法中错误的是

　　A. 暑热相关疾病的发病率增加　　　　B. 易于引起生物媒介传染病流行

　　C. 全球降水量发生变化　　　　　　　D. 人群中过敏性疾病的发病率降低

　　E. 促使海平面上升

(7~10题共用题干)

我国的太湖、滇江等大型湖泊发生过水体变红、变绿,主要是由于水体的富营养化引起的

7. 发生此类现象主要是因为水中排入了大量的

　　A. 含氮、磷物质　　　　　B. 含氯、磷物质　　　　　C. 含硫、磷物质

　　D. 含氮、氯物质　　　　　E. 含氮、砷物质

8. 含亚铁盐地下水抽出地面后呈现

　　A. 棕色或棕黄色　　　　　B. 黑色　　　　　　　　　C. 黄褐色

　　D. 蓝色　　　　　　　　　E. 绿色或绿黄色

9. 关于水体富营养化危害,哪一项是错误的

　　A. 降低水体的透明度

　　B. 促进有机物质的分解,从而有利于水体净化

　　C. 破坏其生态平衡

　　D. 造成鱼类大量死亡

　　E. 可引起肠胃道疾病

10. 根治水体富营养化的方案是

　　A. 变封闭型水源为开放型水源

　　B. 发生水体富营养化时,将藻类打捞出来

C. 填埋封闭型水源

D. 将发生水体富营养化的水引入开放型水域

E. 彻底停止使用含磷洗涤剂

【B1型题】

标准配伍题：提供若干组试题，每组试题共用在试题前列出的A、B、C、D、E五个备选答案，从中选择一个与问题关系最密切的答案。

（1~2题共用备选答案）

A. 生产圈、消费圈、土壤圈和食物圈　　　B. 大气圈、水圈、岩石圈和生物圈

C. 生活环境和居住环境　　　　　　　　　D. 生产环境和生活环境

E. 城乡生活居住环境

1. 自然环境是指

2. 生活环境是指

（3~4题共用备选答案）

A. 环境污染物的氧化、还原、分解等　　　B. 环境污染物通过微生物的降解

C. 环境污染物自动分解　　　　　　　　　D. 环境污染物通过稀释、扩散、挥发等

E. 环境污染物自动降解

3. 化学自净作用是

4. 物理自净作用是

（5~8题共用备选答案）

A. CCl_4、CH_3CCl_3、CCl_3　　　B. 烟尘　　　　　C. CO_2

D. SO_2、颗粒物　　　E. SO_2、NO_X

5. 酸雨形成的主要污染物是

6. 引起温室效应的主要污染物是

7. 能够降低紫外线的生物学作用，使儿童佝偻病发病率升高的污染物是

8. 导致臭氧层破坏而出现空洞的化合物是

（9~10题共用备选答案）

A. SO_2、烟尘　　　B. O_2、NO_X　　　C. NO_X、碳氢化合物

D. CO、O_3、NO_X　　　E. CO、O_3、NO

9. 形成光化学烟雾的污染物是

10. 导致伦敦烟雾事件的污染物主要是

（二）名词解释

1. 环境要素（environmental elements）

2. 生物圈（biosphere）

3. 生物富集（bio-concentration）

4. 生物放大作用（bio-magnification）

5. 遗传多态性（genetic polymorphism）

6. 表观遗传学（epigenetics）

7. 环境污染（environmental pollution）

8. 二次污染物（secondary pollutant）

9. 功能蓄积（functional accumulation）

10. 生物转化（biotransformation）

11. 持久性有机污染物（persistent organic pollutants，POPs）

12. 毒物兴奋作用（hormesis effect）

13. 生物有效剂量（biologically effective dose）

14. 剂量-反应关系（dose-response relationship）

15. 健康效应谱（spectrum of health effect）

16. 高危险人群（high risk population）

17. 环境内分泌干扰物（environmental endocrine disruptors，EEDs）

18. 公害病（public nuisance disease）

19. 温室效应（greenhouse effect）

20. 环境监测（environmental monitoring）

（三）简答题

1. 简述环境要素的重要属性。

2. 简述基因与环境的交互作用。

3. 简述国际癌症研究机构（International Agency for Research on Cancer，IARC）对物质的致癌性分类。

4. 简述联合作用的类型。

5. 简述环境污染对人体健康影响的特点。

（四）论述题

1. 试述生态系统的各组成成分。

2. 试述人类与环境的辩证关系。

3. 试述环境污染物在人体的吸收过程。

4. 试述环境污染对人体健康的危害。

5. 试述环境保护法的基本原则。

三、参考答案

（一）选择题

【A1题型】

1. C	2. E	3. D	4. D	5. A	6. C	7. A	8. D	9. C	10. B
11. D	12. A	13. D	14. B	15. C	16. D	17. D	18. D	19. B	20. E
21. E	22. E	23. C	24. B	25. C	26. D	27. B	28. A	29. E	30. E
31. C	32. C	33. A	34. E	35. B	36. E	37. C	38. A	39. C	40. C
41. D	42. E	43. A	44. B	45. B	46. A	47. A	48. C	49. C	50. B
51. B	52. D	53. C	54. E						

【A2型题】

1. C	2. E	3. B	4. E	5. D	6. A	7. C	8. A	9. B	10. B

【A3型题】

1. D	2. C	3. B	4. B	5. C	6. B	7. A	8. D	9. A	10. D

【A4型题】

1. A	2. C	3. C	4. C	5. D	6. D	7. A	8. A	9. B	10. E

【B1型题】
1. B　　2. E　　3. A　　4. D　　5. E　　6. C　　7. B　　8. A　　9. C　　10. A

(二)名词解释

1. 环境要素(environmental elements):是指构成环境整体的各个独立的、性质各异并服从总体演化规律的基本物质组分。环境要素通常指大气、水、土壤、岩石、生物和阳光等自然环境要素。

2. 生物圈(biosphere):是指地球上所有生物与其生存的环境构成的统一整体。生物圈由生命物质(生物有机体)、生物生成性物质(煤、石油、泥炭和土壤腐殖质)和生物惰性物质(大气低层的气体、沉积岩、黏土矿物和水)三部分组成。

3. 生物富集(bio-concentration):作用是指生物个体或处于同一营养级的多种生物种群,从周围环境中吸收并积累某种元素或难分解的化合物,导致生物体内该物质的平衡浓度超过环境中浓度的现象。

4. 生物放大作用(bio-magnification):是指在自然界不能降解或难降解的化学物质在生态系统中随着食物链的延长和营养级的增加,在生物体内难以代谢,致使其浓度增加的现象。

5. 遗传多态性(genetic polymorphism):泛指地球上生物所携带的各种遗传信息的总和,包含种内或种间表现在分子、细胞、个体和群体四个水平的遗传变异程度。遗传多态性特指种内不同群体间、群体内不同个体间的多态现象。

6. 表观遗传学(epigenetics):是指不涉及DNA序列改变的基因表达和调控的可遗传修饰,即探索从基因演绎为表型的过程和机制,主要包括:①DNA甲基化修饰;②组蛋白修饰;③染色体重塑;④非编码RNA的调控作用;⑤副突变。

7. 环境污染(environmental pollution):是指自然因素或人为因素引起环境中某种物质超过环境的自净能力,造成环境质量下降,对生态系统和人的健康产生不良效应的现象。

8. 二次污染物(secondary pollutant):是指由污染源排出的"一次污染物"在环境中其理化性质发生变化而形成的新污染物。二次污染物对环境和人体的危害往往比一次污染物更大。

9. 功能蓄积(functional accumulation):某些环境有害物质虽未在体内蓄积,却可引起靶组织或靶器官的功能发生改变,导致机体对该物质的反应性增强,功能或生化代谢改变加重,最终造成器官或组织的损害。

10. 生物转化(biotransformation):外来化合物在机体组织或器官中的系列酶作用下发生化学结构或价态改变,形成其衍生物以及分解产物的过程。

11. 持久性有机污染物(persistent organic pollutants, POPs):是指人类合成的能持久存在于环境中、通过生物食物链(网)累积并对人类健康造成有害影响的化学物质。POPs具有在自然环境中滞留时间长、生物蓄积性、长距离迁移性和毒性强的特点。

12. 毒物兴奋作用(hormesis effect):即有毒物质对生物体的刺激反应在低剂量时表现促进作用,但在高剂量时则表现抑制作用。

13. 生物有效剂量(biologically effective dose):是指环境污染物经吸收、代谢活化、转运、最终达到组织、器官、细胞、亚细胞或分子等靶部位或替代性靶部位的量。

14. 剂量-反应关系(dose-response relationship):是指一定剂量的化学物质与接触其有害作用的群体中呈现某一生物学效应并达到一定程度的个体在群体中所占比例的关系。

15. 健康效应谱(spectrum of health effect):在环境有害因素作用下,人群中个体的暴露水平和暴露时间、年龄、性别、生理周期、营养、内分泌功能、免疫状态、体质状况(健康和疾病)个体遗传特征等个体因素是有差异的,人群对环境有害因素呈现出不同反应(包括人体负荷增加、患病、死亡),构成了人群金字塔形健康效应谱,即多数人在环境有害因素作用下呈现轻度的生理负荷增加和代偿功能状态,少数人处于病理性变化,即疾病状态甚至出现死亡。

16. 高危险人群(high risk population):指具有某种危险性高的特征的人群,这些人的健康因接触环境有害因子的机会比其他人群多,致其污染物的摄入量比普通人群高很多而更易受到损害,或因已患有生理方面或心理方面的疾病而易罹患某些疾病。

17. 环境内分泌干扰物(environmental endocrine disruptors, EEDs):外源性化合物进入机体并不直接作为有毒物质给生物体带来异常影响,但能影响其内分泌系统诸环节及其生殖、神经和免疫系统的功能。

18. 公害病(public nuisance disease):由人类活动造成严重环境污染引起公害所发生的地区性疾病。

19. 温室效应(greenhouse effect):空气中CO_2吸收红外长波辐射,阻止热量自地面向大气逸散,致使地球表面保持一定气温的现象。

20. 环境监测(environmental monitoring):是通过现代技术方法和手段,有计划、有目的的对影响人类和生物生存与发展的环境质量的某些污染物实施现场监测,并正确评价环境质量的过程。

(三)简答题

1. 简述环境要素的重要属性。

答:(1)最差限制律:整体环境的质量不决定于环境诸要素的平均状态,而是决定于环境诸要素中那个与最优状态差距最大的要素,环境要素之间是不可相互替代的。

(2)环境整体大于诸要素之和:环境诸要素之间可相互联系和相互作用,环境的总体效应不等于组成该环境的各个要素性质之和,而是个体效应基础上的质的飞跃。

(3)相互依赖性:环境诸要素之间可进行物质运输、能量交换和信息传递,并相互作用与制约。

2. 简述基因与环境的交互作用。

答:基因与环境交互作用(gene-environment interaction)可从统计学交互作用和生物学交互作用角度来理解。统计学基因-环境交互作用是指处于不同环境暴露条件下的个体的基因型与健康效应间的统计学关联的程度或方向不同。生物学基因-环境交互作用是指基因和环境因素彼此依赖影响一个生物学表型,两者不可或缺,否则疾病不会发生,一般不要求必须具有统计学交互作用。

3. 简述国际癌症研究机构(International Agency for Research on Cancer, IARC)对物质的致癌性分类。

答:(1)1类:对人类致癌,对人体有明确的致癌性。

(2)2A类:对人类很可能(probably)致癌,动物实验已发现充分的致癌性证据,但对人体致癌的实验性证据有限。

(3)2B类:对人类有可能(possible)致癌,对人体致癌性的证据有限,动物实验发现的致癌性证据尚不充分;对人体致癌性的证据不充分,但是对动物致癌性证据充分;对人和动物致癌性的证据都很有限,有相关机理分析的证明。

(4)3类:无法归类,对人体致癌性的证据不充分,对动物致癌性证据不充分或有限。有充分的实验性证据和充分的理论机理表明其对动物有致癌性,但对人体没有同样的致癌性。

（5）4类：很可能不致癌，缺乏充足证据支持其具有致癌性的物质。

4. 简述联合作用的类型。

答：联合作用（joint effect）是指两种或两种以上的化学物质共同作用于机体所产生的综合生物学效应。环境污染物对人体的联合作用分为以下四种类型：

（1）相加作用：相加作用（additive effect）是指混合化学物质产生联合作用时的毒性为单项化学物质毒性的总和。如CO和氟利昂都能导致缺氧的联合作用特征表现为相加作用。

（2）协同作用：协同作用（synergistic effect）是指进入机体的两种化学物产生联合作用时，其中某一化学物质可使另一化学物的毒性增强，且其毒作用超过两者之和。

（3）拮抗作用：拮抗作用（antagonism）是指两种或两种以上化学物质同时作用于生物体，一种化学物能使另一种化学物的毒性作用减弱，即混合物的毒性作用低于两种化学物的任何一种分别单独毒性作用。

（4）独立作用：独立作用（independent effect）是指各单一化学物质对机体作用的途径、方式、部位及其机理均不相同，联合作用于某机体时，在机体内的作用互不影响。但常出现一种有毒物质的作用后使机体的抵抗力下降，而使另一种毒物再作用时毒性明显增强。

5. 简述环境污染对人体健康影响的特点。

答：（1）影响范围大，接触人群广：环境污染常影响人类的生活环境，可波及一个居民区、一座城市、甚至整个人类。除青壮年人群外，老、弱、病、残、幼接触人群因其抵抗力弱更易受伤害。

（2）低剂量长期性：环境污染物的浓度一般较低，多数接触者是长期持续（每日24小时）暴露污染环境，甚至是终生接触。通常，人体低剂量短时间接触环境污染物不易产生明显的健康问题，但长期接触则带来潜在的健康危害。

（3）作用的多样性：环境污染物的种类繁多，各具不同的生物学效应，可对机体产生局部作用或特异或非特异的全身毒性作用，产生近期或远期的健康危害。

（4）环境因素的复杂性：因污染环境中，通常是多种因素同时作用于人体，呈现相加作用、协同作用或拮抗作用。

（5）环境易受污染，治理困难：环境易受人为因素的污染，而且治理是相当困难的，并存在再次受污染的风险，长期残留环境中污染物对人体健康的影响更大。

（四）论述题

1. 试述生态系统的各组成成分。

答：（1）无机环境（inorganic environment）：是生态系统的非生物组成部分，包括阳光、空气、水、岩石、无机盐和有机质等。无机环境是生物不可或缺的物质基础，提供了绝大多数生态系统的直接能量。

（2）生产者（producer）：主要是绿色植物，也包括光合细菌和化能合成细菌等自养生物。光合细菌是以光为能源的厌氧细菌，包括紫硫菌、紫色无硫菌、绿硫菌和绿色无硫菌。当氧气充足时，硫化细菌能将鱼食残饵、粪便以及水草残片中的硫化物氧化成硫酸盐、水和自身能量；缺氧时，硫化细菌则将硫化物转变成有毒的硫化氢气体。化能合成细菌是利用光能合成有机物的细菌，如硝化细菌通过氧化无机氮化物获取能量，将二氧化碳合成为有机物。

（3）分解者（decomposer）：主要是各种细菌和真菌。这类异养生物将生态系统中的复杂有机质如尸体、粪便等分解成水、二氧化碳、铵盐等可被生产者再利用的物质，完成物质的循环。

（4）消费者（consumer）：包括几乎所有动物和部分微生物（主要有真菌），这类异养生物通过捕食和寄生关系传递能量。以生产者为食的消费者称为初级消费者，以初级消费者为食的称为次级消费者,其后还有三级消费者与四级消费者。在复杂的生态系统中,同一种消费者可充当多个级别。例如,杂食性动物既吃植物(初级消费者),又吃各种食草动物(次级消费者)。

2. 试述人类与环境的辩证关系。

答:地球生物与环境的相互作用符合生物进化良性发展的整体规律,两者相互依存具有生命可持续繁衍的属性。人类与环境的辩证关系体现在以下几方面:

(1)人与环境的统一性。人是环境的产物,组成人体的物质都源于环境。人和环境之间不断进行物质交换、能量流通与信息交流,保持动态平衡,是不可分割的统一体。研究发现,人与环境在物质上具有统一性,如地壳岩石与人体血液中60余种化学元素呈丰度相关。

(2)人对环境的适应性。环境适应性(environmental adaptation)是指生物体与环境表现相适合的现象(如肤色、容貌、身高等),它源于长期的自然选择。正常情况下,环境物质与人体之间保持动态平衡,人体通过新陈代谢和周围环境进行物质交换,人体的正常生理功能因此受到不同程度地影响。当环境的异常变化在一定限度内,人类可通过长期发展过程中形成的正常生理调节能力来适应环境的变化。一旦环境的异常变化超出人体正常生理调节的限度,则可能引起人体某些功能和结构异常,甚至发生病理性改变。生物的遗传物质决定其对环境适应的多样性。但是,生物的环境适应是相对的,源于其遗传稳定性及与环境变化相互作用的结果。生物经过长期的适应性调节已逐渐适应环境的变化,现代人类的行为特征、形态结构和生理功能即是适应其周围环境变化的结果。

(3)人与环境的相互作用。人与环境有密切的关系,体现在:①环境是人类生命活动的物质基础,人是环境的重要组成部分,并与其他生物互为环境;②人类与环境作用是双向的,环境的组成成分及存在状态的变化影响人体的生理功能,促使人类进化逐渐适应新环境;③人类发挥其主观能动性利用环境中的有利因素,改造和抵御环境中的不利因素,如都江堰水利工程、哈尼梯田都是人类改造自然的成功典范。但是,人类向大自然的过度索取也可致环境污染和生态平衡的破坏。

(4)环境因素对机体影响的多样性。遗传因素(即多个微效基因的总效应)和环境因素的共同作用可影响人的身高、体重、肤色等正常性状,并可导致哮喘病、胃及十二指肠溃疡、胃癌、高血压病、冠心病、先天性心脏病等疾病。

(5)环境因素对人体健康影响的双重性。环境因素对人体健康可产生"有利"和"有害"的双重作用。环境提供人类生长发育与种族繁衍必需的物质基础和能量,同时也接纳其代谢物。例如,适量紫外线辐射能消毒空气,提高机体的抗病能力,促进维生素D在体内的转化形成;但是,辐射不足可使儿童易患佝偻病,过强辐射则增加人群中皮肤癌发病率。显然,一定的条件下的环境变化对人体健康可产生不良影响甚至导致疾病。此外,自然疫源性疾病和地球化学性疾病也与环境因素密切相关。

3. 试述环境污染物在人体的吸收过程。

答:吸收(absorption)是指环境污染物经呼吸道、消化道和皮肤接触等途径进入人体并通过机体生物膜进入血液的过程。

(1)呼吸道:大气中气体、蒸气和气溶胶(粉尘、烟、雾的统称)主要通过呼吸道侵入机体。一个成人每日呼吸约2万多次,吸入15~20m³的空气。呼吸道各部分由于结构不同对毒物的吸收也有差异。人的呼吸道吸收以肺泡为主。人肺泡数约为3亿个,总表面积大(50~100m²)、肺毛细血管与肺泡上皮细胞膜薄(约1.5μm)、肺泡间毛细血管丰富。空气污染物经呼吸道吸收的影响因素包括:

1）肺泡和血液中物质的浓度（分压）差：大气污染物浓度越高，由肺泡扩散到血液里的分压越高，经呼吸道吸收速度越快。

2）大气污染物的分子量和血/气分配系数：质量轻的大气污染物扩散速度快。大气颗粒物的吸收主要取决于其粒径大小。直径>10μm者，因重力作用迅速沉降，吸入后大部分附在上呼吸道；粒径为5~10μm者大部分被阻留在气管和支气管；粒径为1~5μm者可随气流到达呼吸道深部，并有部分可抵达肺泡；粒径大于1μm者可在肺泡内扩散并沉积。因此，经呼吸系统吸入的空气颗粒物并非都被机体吸收。气体的血/气分配系数也是影响气态污染物吸收的重要因素。气体的血/气分配系数（blood-gas partition coefficient）是指当呼吸膜两侧的分压达到动态平衡时，气体吸收量不再增加时在血液内的浓度（饱和浓度）与其在肺泡空气中的浓度之比。此系数愈大，气体愈易被吸收入血液。例如，乙醇的血/气分配系数为1300，乙醚为15，乙醇远比乙醚易被吸收。

3）血中的溶解度、肺通气量和血流量：气态物质的吸收速度取决于其在血中的溶解度、肺通气量和血流量。血中溶解度高的物质其吸收速度主要取决于吸收率；溶解度低的物质主要取决于血流量。氨气的水溶性大，易在上呼吸道吸收；光气水溶性小，对上呼吸道的刺激小，易在深部呼吸道吸收。健康人的气管、支气管、细支气管和肺泡是无菌的，但是鼻腔内却存在大量表皮葡萄球菌、金黄色葡萄球菌和类白喉杆菌，革兰氏阴性菌如卡他布兰汉氏菌、机会性致病菌如流感嗜血杆菌等也间歇性地存在。咽部寄居有大量类白喉杆菌和卡他布兰汉氏菌，以及化脓性链球菌、绿色链球菌、肺炎链球菌、脑膜炎球菌和流感嗜血杆菌致病菌。因此，在一定条件下，呼吸道可发生病变。

（2）消化道：消化道是人体吸收水和食物中污染物的主要途径，小肠是主要吸收部位，因为小肠肠黏膜上的绒毛增大其吸收面积约600倍。大部分化学物在消化道是以扩散方式被吸收，与营养物结构类似的某些环境化学物的吸收则通过主动转运方式，如铊和铅可通过铁和钙的转运系统被吸收。消化道不同部位的pH影响化学物在肠道的酸碱性或解离度，某些环境化学物受胃肠道中酶或菌丛作用后可形成新的化学物而发生吸收和毒性改变。例如，有机酸苯甲酸主要在胃（pH2.0）内吸收，有机碱苯胺主要在小肠（pH6.0）内吸收。婴儿饮用高浓度硝酸盐的井水后，因其胃肠道pH值较高且存在某些细菌（特别是大肠埃希菌），硝酸盐被还原成亚硝酸盐，易致其发生高铁血红蛋白血症。另外，化学物的体内吸收也受胃肠道内容物的量，排空时间以及蠕动状况等诸因素影响。

（3）皮肤：化学物可经皮肤吸收。表皮角质层是皮肤的最主要屏障，分子量大于300的物质不易通过该层。连接角质层可阻止水溶液、电解质和某些水溶性不解离的物质，不过脂溶性物质易通过。大多数化学物是经表皮吸收的，通过表皮层的化学物质可自由经乳突毛细管进入血液，也有些物质是经毛囊吸收的。化学物经皮吸收与其脂溶性、水溶性和脂/水分配系数有关。擦伤促进各类化学物质迅速吸收；温热灼伤或酸碱损伤能增加皮肤的通透性；潮湿可促进某些气态物质的吸收。

4. 试述环境污染对人体健康的危害。

答：（1）急性危害：急性危害（acute hazard）是指污染物在短期内浓度很高，或者几种污染物联合进入人体后使暴露人群在短时间内出现不良反应和急性中毒，如伦敦烟雾事件、印度博帕尔毒气泄漏事件等。

（2）慢性危害：慢性危害是环境污染危害机体健康的主要表现形式。慢性危害（chronic hazard）主要指小剂量污染物持续作用于人体产生的危害。暴露环境有害因素是某些常见病、多发病的发病率和死亡率增高的诱因,而并非是其直接病因。如患有慢性阻塞性肺部疾病者长期反复暴露污染的大气更易复发和病情加重;CO、SO_2和多氯联苯等环境污染物可抑制机体的免疫功能,致其对环境有害因素的敏感性增加,抵抗力下降,表现为亚临床非特异的健康效应;重度空气污染增加心律失常及肺栓塞的风险。

（3）远期效应:远期效应（long term effect）是指环境污染对人体的危害经过较长潜伏期才表现出来。各种环境因素都可产生远期效应。例如,放射线体外照射或吸入放射性物质引起的白血病和肺癌等;EB病毒感染与Burkitt淋巴瘤有关。目前,动物实验已证明1100余种化学物有致癌性。个体遗传变异特性、污染物的致畸和致突变作用威胁着机体的健康。例如,1775年英国医生波特发现清扫烟囱的工人易患阴囊癌与其经常接触煤烟灰有关。1915年日本学者实验证实煤焦油暴露诱发该种皮肤癌。苯、甲醛、敌敌畏、烷基汞化物、甲基对硫磷、苯并〔a〕芘等环境致突物可影响妊娠过程,导致不孕或胚胎早期死亡等。20世纪60年代初西欧和日本孕妇因怀孕后的30~50天内服用了镇静药"反应停"致出现了一些畸形新生儿。

5. 试述环境保护法的基本原则。

答:环境保护法的基本原则反映了环境保护法的本质,并贯穿环境保护法制建设的全过程,具有十分重要的意义。具体包括:

（1）协调发展原则:根据经济规律和生态规律的要求,环境保护法必须认真贯彻经济建设、城市建设、环境建设"同步规划、同步实施、同步发展"的三同步方针和"经济效益、环境效益、社会效益"的三统一方针,其目的是保证社会的持续发展,既满足当代人的需要,又不危害后代人。

（2）预防为主、防治结合的原则:"预防为主、防治结合、综合治理"原则简称为预防原则,其具体体现为减量化、资源化和无害化。我国固体废物污染环境防治法第三条规定,"国家对固体废物污染环境的防治,实行减少固体废物的产生、充分合理利用固体废物和无害化处置固体废物的原则"。我国环境立法中确立的"环境影响评价""三同时"等环境管理制度也是落实预防为主、防治结合的原则。

（3）污染者负担原则:也称为"谁污染,谁治理""谁开发,谁保护"的原则,其基本思想是明确治理污染、保护环境的经济责任。环境保护法规定,产生环境污染和其他公害的单位必须把环境保护工作纳入计划,建立环境保护责任制度;采取有效措施,防治在生产建设或者其他活动中产生的有害因素造成的环境污染和健康危害。排放污染物超过国家或者地方规定的污染物排放标准的企业和事业单位应依照国家规定缴纳超标排污费,并负责处理。

（4）公众参与原则:环境质量的好坏关系到广大民众的切身利益,保护环境既是公民的义务,也是公民的权利。一切单位和个人都有保护环境的义务,最大限度地利用物质生产过程和消费过程中排放的各种废弃物,使整个社会生产和消费的排泄物减少到最低限度,从而达到最好的经济效益和社会效益;并有权对污染和破坏环境的单位和个人进行检举和控告。

（5）政府对环境质量负责的原则:环境保护是关乎全局、综合性很强的问题,也是政府的重要职责之一。人民政府对保护和改善环境有显著成绩的单位和个人应给予奖励,国务院和省、自治区、直辖市人民政府环境保护行政主管部门定期发布环境状况公报。

（吴志刚）

第二章 生活环境与健康

一、学习要点及内容要点

(一)学习要点

1. **掌握** 大气的物理性状及其卫生学意义;大气污染对人体健康的危害;室内空气污染的来源;常见室内空气污染对健康的危害;水体污染的来源;水体污染物的分类及其对健康的影响;介水传染病的病原体;介水传染病的流行特点;水体净化的目的;水体消毒的目的及常用方法;我国生活饮用水水质标准;地方病的定义与分类;碘缺乏病的概念、临床表现与流行病学特征;地方性氟中毒、地方性砷中毒、大骨节病、克山病的概念与流行病学特征;土壤污染的概念、来源与方式。

2. **熟悉** 大气的结构、化学组成;大气污染的来源及主要污染物;大气中常见污染物对人体健康的影响;水体净化的定义;水体消毒的定义;各种水源的卫生防护措施及污水的处理;我国饮用水卫生指标的卫生学意义;土壤的概念、物理、化学和生物学特征;碘缺乏病防治措施;大骨节病、克山病临床表现、诊断标准与防治措施;主要土壤污染物对人体健康的危害。

3. **了解** 大气污染的卫生防护;室内空气污染的防护措施;我国现行的大气卫生标准;水源的种类及其卫生学特征;饮水的卫生问题;我国生活饮用水制定的原则;碘缺乏病的发病机制;大骨节病、克山病的病因假说。

(二)内容要点

1. 空气

(1)基本概念:大气圈、空气离子化、大气污染、一次污染物、二次污染物、可吸入颗粒物、细颗粒物、光化学烟雾、温室效应、酸雨。

(2)重点内容:太阳辐射、空气离子化和气象因素等大气物理性状及其卫生学意义;大气污染对人体健康的直接危害和间接危害;室内空气污染的来源及其健康危害。

2. 水

(1)基本概念:水污染、介水传染病、水体富营养化、环境内分泌干扰物。

(2)重点内容:水污染主要来源;各种水污染常见污染物及对健康的危害;介水传染病的流行特点;高层二次供水的主要问题;洪涝灾害期间饮水管理和净化消毒的措施;饮用水净化的目的;饮用水消毒的目的;影响氯化消毒的因素。

3. 地质环境和土壤

(1)基本概念:地方病、碘缺乏病、地方性氟中毒、地方性砷中毒、大骨节病、克山病、土壤污染。

(2)重点内容:地方病分类,碘缺乏病、地方性氟中毒、地方性砷中毒、大骨节病、克山病的流行病学特征、临床表现、诊断标准与防治措施;土壤污染的来源及方式,土壤污染对人类健康的危害。

二、习题

(一)选择题

【A1型题】

单句型最佳选择题:每一道试题下面有A、B、C、D、E五个备选答案,请从中选择一个最佳答案。

1. 关于大气对流层,下列说法正确的是
   A. 气温随着高度的增加而升高　　　　　　B. 气温随着高度的增加而降低
   C. 气温不随高度变化　　　　　　　　　　D. 该层空气以水平流动为主
   E. 能反射无线电波

2. 大气层中与人类生命活动关系最为密切的是
   A. 平流层　　　　B. 电离层　　　　C. 对流层　　　　D. 逸散层　　　　E. 中间层

3. 臭氧层位于大气层的
   A. 对流层　　　　B. 平流层　　　　C. 中间层　　　　D. 热成层　　　　E. 逸散层

4. 下列**不属于**紫外线生物学作用的是
   A. 色素沉着作用　　　　　　B. 红斑作用　　　　　　C. 杀菌作用
   D. 抗佝偻病作用　　　　　　E. 镇静作用

5. 太阳辐射中红外线的生物学作用基础是
   A. 色素沉着作用　　　　　　B. 促进生物氧化过程　　　　C. 蛋白质变性
   D. 热效应　　　　　　　　　E. 免疫增强作用

6. 太阳辐射中的红外线具有以下哪种生物学效应
   A. 色素沉着作用　　　　　　B. 红斑作用　　　　　　C. 抗佝偻病作用
   D. 杀菌作用　　　　　　　　E. 消炎、镇痛作用

7. 太阳辐射中过度红外线照射可引起人体发生
   A. 雪盲　　　　　　　　　　B. 电光性眼炎　　　　　　C. 皮肤灼伤
   D. 皮肤癌　　　　　　　　　E. 皮肤色素沉着

8. 下列关于大气中空气离子的说法正确的是
   A. 清洁空气中轻离子浓度低
   B. 污染的空气中轻离子浓度低
   C. 空气阳离子对机体具有镇静、催眠、镇痛和降压作用
   D. 空气阴离子可引起烦躁、失眠和血压升高
   E. 大气中阴离子含量较多时,易使人感到胸闷、头昏和头痛

9. 空气离子中重离子数与轻离子数之比大于50的最可能场所是
   A. 海滨　　　　B. 树林　　　　C. 电影院　　　　D. 喷泉　　　　E. 瀑布

10. 大气二次污染物是指
    A. 直接从污染源排入环境中的污染物
    B. 一次污染物沉降后,再次造成环境污染的污染物
    C. 空气中长期存在的难于降解的污染物
    D. 比一次污染物毒性变小的污染物
    E. 一次污染物受某些因素作用后,转变成理化性状完全不同的新污染物

11. 大气中常见的二次污染物是
    A. CO   B. NO   C. SO_2 D. H_2S E. PANs

12. 下列**不属于**温室气体的是
    A. CO   B. CO_2 C. CH_4 D. N_2O E. 氯氟烃

13. 大气中可吸入颗粒物的粒径为
    A. ≤10μm   B. 5~15μm   C. ≥5μm   D. 1~5μm   E. ≤0.1μm

14. 下列关于大气污染物SO_2的说法,**不正确**的是
    A. 多来源于燃料燃烧   B. 是一种刺激性气体
    C. 属于大气的二次污染物   D. 在空气中可被氧化成SO_3
    E. 是形成酸雨的主要原因

15. 大气二氧化硫产生的危害**不包括**
    A. 致敏、促癌作用
    B. 破坏土壤生态,影响森林植被的正常生长
    C. 形成酸雨,使水体酸化
    D. 破坏建筑物
    E. 使全球气候变暖

16. 大气污染物中NO_2主要作用于人体的
    A. 上呼吸道   B. 食道   C. 眼结膜
    D. 皮肤   E. 呼吸道深部的细支气管和肺泡

17. 大气污染事件中"伦敦烟雾事件"属于
    A. 急性中毒   B. 慢性中毒   C. 致癌作用
    D. 变态反应   E. 非特异性疾病多发

18. 大气污染事件中"四日市哮喘"属于
    A. 急性中毒   B. 慢性中毒   C. 致癌作用
    D. 变态反应   E. 非特异性疾病多发

19. 形成光化学烟雾的主要大气污染物是
    A. SO_2和烟尘   B. SO_2和NO_x C. NO_x和碳氢化合物
    D. CO和碳氢化合物   E. NO_x和CO

20. 大气污染中光化学烟雾的主要成分是
    A. O_3 B. SO_2 C. CO_2 D. PAH   E. 颗粒物

21. 光化学烟雾对机体的危害主要表现为
    A. 皮肤损害   B. 肝肾损害   C. 神经系统损害
    D. 对胃肠道的腐蚀作用   E. 对眼睛和上呼吸道的刺激作用

22. 酸雨是指降水的pH值
    A. <5.6   B. <6.6   C. <7.6   D. 5.6~6.6   E. 6.6~7.6

23. 形成酸雨的主要前体物质是
    A. O_3 B. CO   C. CO_2 D. SO_2 E. PAH

24. 大气污染物中进入人体血液后可使Hb变为高铁血红蛋白的是
    A. CO   B. NO_2 C. SO_2 D. O_3 E. TSP

25. 室内空气中氡及其子体的健康危害主要是

A. 中毒　　　　B. 致敏　　　　C. 肺癌　　　　D. 免疫抑制　　　E. 白血病

26. 大气污染物中的SO_2可引起
　　A. 肺水肿　　　　　　B. 高铁血红蛋白症　　　　C. 慢性阻塞性肺疾病
　　D. 免疫抑制　　　　　E. 肺癌

27. 大气污染物中第一个被确认为环境化学致癌物的是
　　A. CO　　　　B. SO_2　　　　C. BaP　　　　D. 甲醛　　　　E. 二噁英

28. 关于大气卫生防护的规划措施, 不正确的说法是
　　A. 将工业区配置在当地最大风向频率的下风侧
　　B. 将工业区配置在当地最小风向频率的下风侧
　　C. 将工业区配置在当地最小风向频率的上风侧
　　D. 工业企业与居民区之间应设置一定的卫生防护距离
　　E. 城市绿化对改善大气环境质量有重要作用

29. 正常成人体内水分约占体重的
　　A. 50%　　　B. 55%　　　C. 60%　　　D. 65%　　　E. 70%

30. 儿童体内水分约占体重的
　　A. 50%　　　B. 60%　　　C. 70%　　　D. 80%　　　E. 90%

31. 影响地表水水质的主要因素是
　　A. 未处理的污水或废水　　　B. 气压　　　　　　　C. 地表水流量
　　D. 气流　　　　　　　　　　E. 灾害

32. 常被用作城镇或企业集中式供水的水源是
　　A. 浅层地下水　　　　　　B. 深层地下水　　　　　C. 泉水
　　D. 湖水　　　　　　　　　E. 池塘水

33. 引起水体富营养化的污染物主要是指
　　A. 无机物　　　B. 有机物　　　C. 锰　　　　D. 汞　　　　E. 磷

34. 水体富营养化可能引起人体直接危害的是
　　A. 水体颜色改变　　　　　B. 藻类毒素中毒　　　　C. 产生介水传染病
　　D. 引起公害病　　　　　　E. 引起化学物中毒

35. 地表水中硫酸盐含量突然急剧增加, 提示污染物是
　　A. 生活污水　　　B. 工业废水　　　C. 农业废水　　　D. 粪便　　　E. 含氮有机物

36. 由水体自然污染物引起的疾病是
　　A. 地方性氟中毒　　　　　B. 水俣病　　　　　　　C. 克山病
　　D. 痛痛病　　　　　　　　E. 骨质增生

37. 水体富营养化时, 藻类产生的藻毒素中, 最常见的是
　　A. 脂多糖毒素　　　B. 神经毒素　　　C. 肝毒素　　　D. 贰类物质　　　E. 酚

38. 我国《生活饮用水卫生标准》规定饮用水中汞的含量不得超过
　　A. 0.5mg/L　　　B. 0.1mg/L　　　C. 0.05mg/L　　　D. 0.01mg/L　　　E. 0.001mg/L

39. 在人体中, 甲基汞主要作用的靶器官是
　　A. 肝　　　　B. 肾　　　　C. 胃　　　　D. 脑　　　　E. 脂肪组织

40. 我国《生活饮用水卫生标准》规定氰化物的含量应低于
　　A. 0.5mg/L　　　B. 0.1mg/L　　　C. 0.05mg/L　　　D. 0.01mg/L　　　E. 1mg/L

41. 甲状腺癌的发病率高于甲状腺癌的自然发病率,放射性碘内照射剂量超过

    A. 5Gy   B. 3Gy   C. 1Gy   D. 0.5Gy   E. 0.3Gy

42. ^{137}Cs对机体造成危害的主要器官是

    A. 骨组织   B. 骨髓   C. 脑   D. 肾   E. 肝

43. 我国饮水净化最常用的混凝剂是

    A. 氯化汞   B. 聚合氯化铝   C. 聚丙烯酰胺

    D. 碱式氯化铝   E. 铝盐

44. 我国现行饮用水卫生标准规定,菌落总数为

    A. <1000个/ml   B. <500个/ml   C. <100个/ml   D. <50个/ml   E. 不得检出/ml

45. 我国现行饮用水卫生标准规定,大肠菌群为

    A. <100个/100ml   B. <10个/100ml   C. <5个/100ml

    D. <3个/100ml   E. 不得检出/100ml

46. 我国现行饮用水卫生标准规定,管网末梢水中游离性余氯**不应低于**

    A. 0.05mg/L   B. 0.03mg/L   C. 0.5mg/L   D. 0.3mg/L   E. 0.1mg/L

47. 城市居民饮用水水源的选择,除考虑水源充足、水质良好、便于防护外,还应考虑

    A. 配水管网配置方便   B. 安全   C. 经济、技术合理

    D. 城市居民人口构成   E. 水温

48. 我国饮用水消毒常用的化学制剂是

    A. 臭氧   B. 高锰酸钾   C. 碘   D. 超声   E. 氯

49. 紫外线消毒时,要求原水色度和浊度要低,水深最好**不要超过**

    A. 18cm   B. 16cm   C. 14cm   D. 12cm   E. 10cm

50. 污水处理时,一级处理主要除去水中的物质是

    A. 悬浮状态的污染物   B. 全部的固体物质   C. 含氮化合物

    D. 含磷化合物   E. 病原微生物

51. 医院污水最常用的消毒方法是

    A. 臭氧消毒   B. 紫外线消毒   C. 氯化消毒

    D. 超声消毒   E. 高锰酸钾消毒

52. 防止介水传染病发生最有效的方法是

    A. 选择干净的水源   B. 混凝剂处理   C. 过滤处理

    D. 消毒处理   E. 水源采取处没有工厂

53. 下列**不属于**必需微量元素的是

    A. 铜   B. 锌   C. 锰   D. 镉   E. 铁

54. 下列**不属于**地方病的是

    A. 克山病   B. 克汀病   C. 大骨节病

    D. 扩张型心肌病   E. 氟骨症

55. 地方性甲状腺肿大的主要病因是

    A. 氟摄入过多   B. 碘摄入不足   C. 饮水硬度过高

    D. 硒摄入不足   E. 钙摄入不足

56. 人体缺碘后**不会**出现以下哪种情况

    A. 促甲状腺激素合成增加   B. 甲状腺激素合成减少   C. 甲状腺萎缩

　　D. 智力发育迟钝　　　　　　E. 牙齿发育不全

57. 预防碘缺乏病的首选方法是
　　A. 降低饮用水的硬度　　　B. 口服碘油　　　　　　C. 食用碘盐
　　D. 碘化饮水　　　　　　　E. 食用富碘海带

58. 下列哪一项**不属于**碘缺乏病防治措施
　　A. 食盐加碘　　　　　　　B. 口服碘油　　　　　　C. 服用促甲状腺激素
　　D. 碘化饮水　　　　　　　E. 食用富碘海带

59. 我国碘缺乏病病区判定指标为
　　A. 食盐碘含量、早产率、尿碘　　　　B. 尿碘、甲状腺肿大率、死亡率
　　C. 食盐碘含量、早产率、死亡率　　　D. 水碘、尿碘、甲状腺肿大率
　　E. 水碘、甲状腺肿大率、死亡率

60. 下列哪一项**不属于**大骨节病的流行病学特征
　　A. 大骨节病主要分布于低硒地带
　　B. 病区低洼潮湿地段发病最重
　　C. 以成人发病为主
　　D. 病区水源、主食不同,人群发病率存在差异
　　E. 性别患病率无显著差异

61. 下列哪一项**不属于**大骨节病特征性临床表现
　　A. 指末弯　　　　　　　　B. 指骨缩短　　　　　　C. 指关节增粗、变形
　　D. 身材矮小　　　　　　　E. 关节发红、肿痛

62. 大骨节病综合防治措施**不包括**
　　A. 补硒　　　　B. 改水　　　　C. 换粮　　　　D. 讲卫生　　　　E. 加强体育锻炼

63. 下列有关大骨节病临床诊断原则描述**不正确**的是
　　A. 6个月以上病区接触史　　　　　B. 存在多发性、对称性手指关节增粗
　　C. 排除其他相关疾病　　　　　　 D. 存在多发性、对称性短指(趾)畸形
　　E. 关节红肿、发热、疼痛

64. 克山病病区可与以下哪种病的病区重叠
　　A. 大骨节病　　　B. 氟骨症　　　C. 氟斑牙　　　D. 砷中毒　　　E. 水俣病

65. 下列克山病流行病学特征描述**不正确**的是
　　A. 病区呈灶状分布　　　　　　　 B. 存在家庭多发性
　　C. 北方以生育期妇女急型克山病为主　　 D. 南方以儿童亚急型克山病为主
　　E. 发病没有明显的季节性

66. 急型克山病的主要临床表现是
　　A. 充血性心力衰竭　　　　B. 心肌肥大　　　　　　C. 急性心功能不全
　　D. 心率加快　　　　　　　E. 心率减慢

67. 急型克山病治疗措施为
　　A. 补硒　　　　　　　　　B. 大剂量维生素C治疗　　C. 补碘
　　D. 血管扩张剂治疗　　　　E. 抗心律失常药物治疗

68. 克山病X线检查主要表现为
　　A. 心包积液、心脏增大、肺淤血　　　　B. 心包积液、心搏增强、肺淤血

C. 心脏增大、心搏减弱、肺淤血　　　　D. 心脏增大、心搏增强、肺淤血

E. 心包积液、心搏减弱、肺淤血

69. 下列哪一项**不是**土壤污染的主要来源

A. 人畜粪便　　　　　　　　　　　　B. 生活垃圾、生活污水

C. 工业废水、废气、废渣　　　　　　　D. 污水灌溉、施用农药、化肥

E. 燃煤取暖

70. 痛痛病的病因为

A. 汞中毒　　　B. 氟中毒　　　C. 铅中毒　　　D. 镉中毒　　　E. 铊中毒

71. 下列哪一项**不属于**持久性有机物污染

A. 有机氯农药　　　　　　　　　　　B. 多氯联苯(PCBs)和六氯苯(HCB)

C. 二噁英　　　　　　　　　　　　　D. 呋喃

E. 甲醛

72. 下列哪一项**不属于**慢性铊中毒特征性表现

A. 皮肤粗糙、干燥　　　B. 毛发脱落　　　　　　C. 下肢麻木、疼痛过敏

D. 感觉和运动障碍　　　E. 视力下降

73. 下列哪一项**不属于**地方性氟中毒氟斑牙的特征性表现

A. 一般均见于恒牙

B. 高氟地区幼儿乳牙很少发生

C. 恒牙形成后再迁入高氟地区一般不患氟斑牙

D. 其发病与在病区居住的年限无关

E. 是慢性氟中毒晚期在口腔的表现

74. 下列哪一项**不属于**地方性氟中毒氟骨症的特征性表现

A. 氟骨症多侵犯成年人,尤其青壮年

B. 非病区迁入者发病时间一般较病区居民长

C. 随年龄增加患病率增高,病情严重

D. 女性氟骨症患者常多于男性

E. 骨质疏松软化型较为常见

75. 下列关于地方性砷中毒说法**错误**的是

A. 最早以"乌脚病"报道于台湾

B. 包括饮水型和燃煤污染型

C. 色素沉着、脱色素及皮肤癌常称为"皮肤三联症"

D. 特征性表现为皮肤损伤

E. 发病的突出特点为家庭聚集性

【A2型题】

病例摘要型最佳选择题: 每一道试题是以一个小案例出现的,其下面都有A、B、C、D、E五个备选答案,请从中选择一个最佳答案。

1. 1984年,印度博帕尔市农药厂发生贮气罐泄漏事件,造成工厂周围居民区15万多人中毒,2500人死亡,5万多人失明。该事故泄漏的化学物是

A. 氯气　　　B. 氰化氢　　　C. 三氯乙烯　　　D. 异氰酸甲酯　　　E. 硫酸二甲酯

2. 某城市拟建一座石油化工厂,该市的常年主导风向为东南风,根据大气污染的卫生防护

原则,该化工厂应建在城市的

　　A. 正南侧　　　　B. 东南侧　　　　C. 东北侧　　　　D. 西北侧　　　　E. 西南侧

　　3. 2005年11月13日,中国石油吉林石化公司一工厂爆炸引发松花江水体污染,其主要的污染物质是

　　A. 苯系化合物　　　　　　B. 氰化物　　　　　　　　C. 含氮化合物

　　D. 酚类物质　　　　　　　E. 甲基汞

　　4. 城市居民通过洗涤、涉水娱乐游戏等活动直接或间接接触被细菌、病毒、原虫等生物性污染的水体时,危害健康的可能是

　　A. 急性中毒　　　　　　　B. 介水传染病　　　　　　C. 藻类毒素中毒

　　D. 水体富营养化　　　　　E. 甲基汞中毒

　　5. 某男童,13岁,长期在贫困山区生活,近日因呼吸与吞咽困难入院检查,经检查发现甲状腺肿大,血清T$_4$降低,促甲状腺激素升高。该患者诊断为

　　A. 慢性铅中毒　　　　　　B. 氟中毒　　　　　　　　C. 克山病

　　D. 砷中毒　　　　　　　　E. 地方性甲状腺肿

　　6. 某患者,男,45岁,常年生活在贫困山区,主诉膝踝关节疼痛伴有晨僵,经检查发现双手指关节增粗变形,指骨缩短;X线表现为指骨干骺端硬化增宽、凹陷,膝关节骨质边缘毛糙,关节间隙狭窄。该患者诊断为

　　A. 克山病　　　　　　　　B. 氟骨症　　　　　　　　C. 地方性克汀病

　　D. 大骨节病　　　　　　　E. 地方性砷中毒

　　7. 某患者,男,46岁,常年生活在我国晋中地区未提供集中供水的农村,以务农为生。主诉常有头晕、头疼症状。查体可见腰背部色素沉着,掌跖丘疹状角化。该患者诊断为

　　A. 克山病　　　　　　　　B. 地方性氟中毒　　　　　C. 地方性克汀病

　　D. 大骨节病　　　　　　　E. 地方性砷中毒

【A3型题】

　　病例组型最佳选择题:提供若干个案例,每个案例下设若干道试题。根据案例所提供的信息,在每一道试题下面的A、B、C、D、E五个备选答案中选择一个最佳答案。

　　(1~3题共用题干)

　　在夏季使用集中式空调的某宾馆住宿人群中,数天内相继出现一种主要症状为发热、咳嗽及肺部炎症的疾病。随后的病因学调查认为该病与宾馆空调系统的污染有关。

　　1. 该疾病为

　　A. 流感　　　B. 肺结核　　　C. 百日咳　　　D. 军团菌病　　　E. 大叶性肺炎

　　2. 引起该疾病的是

　　A. 流感病毒　　　　　　　B. 结核分枝杆菌　　　　　C. 百日咳杆菌

　　D. 嗜肺军团菌　　　　　　E. 肺炎双球菌

　　3. 该致病菌主要存在于空调系统的

　　A. 风机　　　B. 过滤系统　　　C. 冷却塔水　　　D. 新风管道　　　E. 回风管道

　　(4~5题共用题干)

　　某城镇居民常年饮用某工厂下游的水源,食用水中的鱼类,近期,工厂附近医院出现症状相同的患者,患者出现肢端麻木、感觉障碍、疼痛、步行困难、共济失调、震颤等神经症状,严重出现咀嚼吞咽困难、言语不清、视力障碍等症状。

4. 引起该次事件的可能原因是

    A. 农药中毒　　　　　　　B. 地球化学性疾病　　　　　C. 营养素缺乏

    D. 职业中毒　　　　　　　E. 环境污染

5. 引发此次区域性疾病的物质可能是

    A. 多氯联苯　　B. 铅　　　　　C. 苯　　　　　D. 甲基汞　　　E. 砷

（6~7题共用题干）

    某患者,女,49岁,长期居住于矿区周边,食用选矿废水污染的河水。患者主诉腰背痛,膝关节痛,活动受限,经检查发现四肢弯曲变形,患有骨软化和骨质疏松。

6. 你认为引起该症状的可能原因是

    A. 某种传染病流行　　　　B. 农药中毒　　　　　　　　C. 有机污染物中毒

    D. 重金属中毒　　　　　　E. 营养缺乏

7. 该病最可能的病因为

    A. 铅中毒　　　B. 氟中毒　　　C. 碘缺乏　　　D. 镉中毒　　　E. 汞中毒

（8~9题共用题干）

    某患者,女,48岁,常年生活在我国西南地区,该地区具有敞灶烧煤,烘烤玉米、辣椒等食物的生活习惯。主诉腰腿痛,疼痛为持续性酸痛,局部无红、肿、热现象,也无游走性。疼痛晨起最重,活动后可稍缓解。查体可见下肢大关节运动功能受限,劳动能力受到一定影响。

8. 你认为该病症可能是一种

    A. 自然疫源性疾病　　　　B. 传染病　　　　　　　　　C. 地球化学性疾病

    D. 公害病　　　　　　　　E. 营养缺乏性疾病

9. 你认为引起该症状的可能原因是

    A. 病原体感染　　B. 低硒摄入　　C. 镉中毒　　　D. 摄入氟过量　　E. 碘缺乏

【B1型题】

    标准配伍题: 提供若干组试题,每组试题共用在试题前列出的A、B、C、D、E五个备选答案,从中选择一个与问题关系最密切的答案。

（1~3题共用备选答案）

    A. 杀菌作用　　　　　　　B. 皮肤红斑　　　　　　　　C. 皮肤色素沉着

    D. 皮肤灼伤　　　　　　　E. 热射病

1. 太阳辐射中的紫外线A段主要引起

2. 太阳辐射中的紫外线B段主要引起

3. 太阳辐射中的紫外线C段主要引起

（4~6题共用备选答案）

    A. 引起煤烟型烟雾事件的主要原因　　　B. 引起光化学烟雾事件的主要原因

    C. 引起温室效应的主要原因　　　　　　D. 形成酸雨的主要原因

    E. 臭氧洞形成的主要原因

4. SO_2和烟尘是

5. NO_x和碳氢化合物是

6. CO_2是

（7~8题共用备选答案）

    A. CO　　　　B. SO_2　　　　C. H_2S　　　　D. PANs　　　　E. PAH

7. 以上属于二次污染物的是

8. 以上属于光化学反应产物的是

（9~11题共用备选答案）

　　A. 影响小气候和太阳辐射　　B. 引起温室效应　　　　C. 形成酸雨

　　D. 导致臭氧层破坏　　　　　E. 产生光化学烟雾

9. 大气污染物NOx对环境的主要影响是

10. 大气污染物CO_2对环境的主要影响是

11. 大气污染物氯氟烃对环境的主要影响是

（12~14题共用备选答案）

　　A. 燃料燃烧　　B. 烹调油烟　　C. 建筑材料　　D. 装饰材料　　E. 家用电器

12. 室内空气中的甲醛主要来自

13. 室内空气中的氡及其子体主要来自

14. 室内空气中的CO主要来自

（15~18题共用备选答案）

　　A. $4000m^3$　　　B. $3000m^3$　　　C. $2000m^3$　　　D. $1000m^3$　　　E. $500m^3$

15. 按照国际公认的标准,轻度缺水为人均水资源低于

16. 按照国际公认的标准,中度缺水为人均水资源低于

17. 按照国际公认的标准,严重缺水为人均水资源低于

18. 按照国际公认的标准,极度缺水为人均水资源低于

（19~20题共用备选答案）

　　A. 赤潮　　　　　　B. 水华　　　　　　C. 水质恶化

　　D. 岸边污染带　　　E. 水生生物突变

19. 水体富营养化现象发生在湖泊时,称为

20. 水体富营养化现象发生在近海时,称为

（21~25题共用备选答案）

　　A. 碘　　　B. 氟　　　C. 砷　　　D. 硒　　　E. 镉

21. 引起地方性克汀病的主要物质是

22. 大骨节病病区缺乏哪种微量元素

23. 痛痛病与哪种元素中毒有关

24. 皮肤色素沉着、脱色素、掌跖角化与哪种元素有关

25. 牙齿出现白垩、着色、缺损与哪种元素有关

(二)名词解释

1. 空气离子化

2. 大气污染

3. 一次污染物

4. 二次污染物

5. 可吸入颗粒物

6. 细颗粒物

7. 温室效应

8. 酸雨

9. 光化学烟雾

10. 水污染

11. 介水传染病

12. 水体富营养化

13. 氯化消毒副产物

14. 环境内分泌干扰物

15. 地方病

16. 碘缺乏病

17. 大骨节病

18. 土壤污染

19. 地方性氟中毒

20. 地方性砷中毒

(三)简答题

1. 简述适量太阳紫外线照射对机体产生的生物学效应。

2. 简述长期过量的紫外线照射对机体造成的危害。

3. 举例说明大气二次污染物如何形成。

4. 简述大气污染的主要来源。

5. 简述大气污染对人体健康产生的慢性危害。

6. 简述温室效应产生的原因和主要危害。

7. 简述室内空气污染的主要来源。

8. 简述氰化物的毒作用机制。

9. 简述氰化物急性中毒的临床分期。

10. 简述氯化消毒副产物的分类及主要物质。

11. 简述饮用水净化的目的。

12. 简述影响混凝效果的因素。

13. 简述饮用水过滤的目的。

14. 简述影响氯化消毒的因素。

15. 简述生活饮用水卫生标准制定的原则。

16. 简述水污染的主要来源。

17. 简述我国碘缺乏病的地区和人群分布特征。

18. 简述碘缺乏病的主要防治措施。

19. 简述大骨节病的临床表现。

20. 简述克山病的临床分型。

21. 简述土壤污染的来源。

22. 简述持久性有机污染物污染的特征。

23. 简述慢性铊中毒的特征性表现。

(四)论述题

1. 举例说明大气污染对机体健康造成的危害。

2. 举例说明室内空气污染引起的主要健康危害。

3. 试述光化学烟雾形成的原因、主要成分及对机体的危害。

4. 试述介水传染病的流行特点。

5. 试述高层二次供水的主要问题。

6. 论述洪涝灾害期间饮水管理和消毒措施。

7. 论述生活饮用水水质标准和卫生要求。

8. 论述碘缺乏病的病因与发病机制。

9. 论述地方性克汀病的临床表现和诊断依据。

10. 论述慢性镉中毒引起氧化损伤的主要途径。

三、参考答案

(一)选择题

【A1型题】

1. B	2. C	3. B	4. E	5. D	6. E	7. C	8. B	9. C	10. E
11. E	12. A	13. A	14. C	15. E	16. E	17. A	18. D	19. C	20. A
21. E	22. A	23. D	24. B	25. C	26. C	27. C	28. B	29. D	30. D
31. A	32. B	33. E	34. B	35. B	36. A	37. C	38. E	39. D	40. C
41. D	42. B	43. E	44. C	45. B	46. A	47. C	48. E	49. D	50. A
51. C	52. D	53. D	54. D	55. B	56. C	57. C	58. C	59. D	60. C
61. E	62. B	63. E	64. A	65. B	66. C	67. B	68. C	69. E	70. D
71. E	72. A	73. E	74. B	75. C					

【A2型题】

1. D	2. D	3. A	4. B	5. E	6. D	7. E

【A3型题】

1. D	2. D	3. C	4. E	5. D	6. D	7. D	8. C	9. D

【B1型题】

1. C	2. B	3. A	4. A	5. B	6. C	7. D	8. D	9. E	10. B
11. D	12. C	13. C	14. A	15. B	16. C	17. D	18. E	19. B	20. A
21. A	22. D	23. E	24. C	25. B					

(二)名词解释

1. 空气离子化:空气中的各种分子和原子,在某些外界因素的作用下,其外层电子逸出而形成阳(正)离子,游离电子与另一中性分子或原子结合成为阴(负)离子。这种形成正、负离子的过程称为空气离子化。

2. 大气污染:指由于自然或人为因素,使一种或多种污染物混入大气中,并达到一定浓度,超过大气的自净能力,致使大气质量恶化,对居民健康和生活条件造成了危害,对动植物产生不良影响的空气状况。

3. 一次污染物:由污染源直接排入大气环境中,其物理和化学性质均未发生变化的污染物,如 SO_2、H_2S、NO、CO、CO_2 等,称为一次污染物。

4. 二次污染物:排入大气的污染物在物理、化学等因素的作用下发生变化,或与环境中的其他物质发生反应所形成的理化性质不同于一次污染物的新的、毒性更大的污染物,如 SO_3、H_2SO_4、NO_2、HNO_3、醛类等,称为二次污染物。

5. 可吸入颗粒物:指大气中粒径 $\leqslant 10\,\mu m$ 的颗粒状态的物质。

6. 细颗粒物：指大气中粒径≤2.5μm的颗粒状态的物质。

7. 温室效应：由于人为活动使大气中某些能吸收红外线等长波辐射的气体浓度大量增加，直接影响地表热量向大气中放散，而使地球表面气温升高的现象，称为温室效应。

8. 酸雨：指pH值小于5.6的酸性降水，包括雨、雪、雹、雾等所有降水。

9. 光化学烟雾：汽车尾气排出的NOx和碳氢化合物，在太阳紫外线作用下，发生光化学反应所产生的刺激性很强的浅蓝色混合烟雾。

10. 水污染：是指人类活动产生的污染物进入水体，其数量超过了水体的自净能力，使水和水体底质的理化特性和水环境的生物学特性、组成等发生改变，从而影响水的使用价值，造成水质恶化，乃至危害人体健康或破坏生态环境的现象。

11. 介水传染病：是指通过饮用或接触受病原体污染的水，或食用被这种水污染的食物而传播的疾病，又称水性传染病。

12. 水体富营养化：是指水体中磷、氮含量过高，使藻类等浮游生物获得丰富营养而大量繁殖、生长、死亡，以致水质恶化，生物种群组成发生改变，生态环境受到破坏，甚至危及水生生物和人群健康。

13. 氯化消毒副产物：是指采用氯消毒剂对饮用水进行消毒过程中，氯和水中的有机物反应所产生的卤代烃类化合物。

14. 环境内分泌干扰物：是指存在于环境中，对人类和动物体内的激素产生影响，干扰机体正常内分泌物质的合成与代谢，激活或抑制内分泌系统功能的外源性化学物质。

15. 地方病：指属于某些特定地区发生或流行的疾病，或是在某些特定地区经常发生并长期相对稳定的疾病。

16. 碘缺乏病：指因地区性环境缺碘，机体长时间碘摄入量不足而影响甲状腺激素合成所导致的一种多种功能损害的慢性疾病。

17. 大骨节病：是一种由环境致病因素所引起的地方性、继发性骨关节病，以损害儿童发育过程中软骨内化骨型的透明软骨并导致软骨内化骨障碍为特征。

18. 土壤污染：是指在人类生产、生活活动中排放的有害物质进入土壤，直接或间接地危害人畜健康的现象。

19. 地方性氟中毒：又称地氟病，是指人体暴露在高氟环境中或由于生活习惯，经饮水、食物、饮茶和（或）空气等介质长期摄氟量超过其生理饱和度而蓄积导致的一种以氟斑牙和氟骨症为主要特征的全身慢性中毒性疾病。

20. 地方性砷中毒：是指因长期饮用含高浓度砷的地下水，或燃用高浓度砷的煤造成室内空气和食物污染，从而引起以皮肤色素沉着和（或）脱失、掌跖角化等皮肤改变为主要表现，同时伴有中枢神经系统、周围神经、血管、消化系统等多方面症状的全身性疾病，可分为饮水型和燃煤污染型。

（三）简答题

1. 简述适量太阳紫外线照射对机体产生的生物学效应。

答：①色素沉着作用；②红斑作用；③抗佝偻病作用；④杀菌作用；⑤其他如长波紫外线还具有免疫增强作用，可提高人体的抗感染能力。

2. 简述长期过量的紫外线照射对机体造成的危害。

答：①紫外线眼损伤：如白内障、急性角膜结膜炎、电光性眼炎和雪盲等；②紫外线皮肤损伤：如光照性皮炎、光感性皮炎，和皮肤癌等；③增加大气中某些二次污染物如光化学烟雾等的形成。

3. 举例说明大气二次污染物如何形成。

答: 大气二次污染物主要是从污染源排入大气的污染物通过物理、化学等因素的作用发生变化,或与环境中的其他物质发生反应而形成的,通常可产生新的、毒性更大的污染物,且其理化性质不同于一次污染物,比如SO_2生成SO_3和H_2SO_4、NO形成NO_2和HNO_3等。

4. 简述大气污染的主要来源。

答:(1)自然污染来源:火山爆发、森林火灾及植物花粉等。

(2)人为污染来源:工农业生产、生活炉灶和采暖锅炉、交通运输、其他如火灾、工厂爆炸、化学战争等。

5. 简述大气污染对人体健康产生的慢性危害。

答:(1)影响呼吸系统功能:如长期反复刺激引起的咽喉炎、眼结膜炎、气管炎和慢性阻塞性肺疾病。

(2)降低机体免疫力。

(3)引起变态反应:如四日市哮喘。

(4)其他:如铅对儿童的正常发育和中枢神经系统功能等可产生危害,严重大气污染导致不良妊娠结局等。

6. 简述温室效应产生的原因和主要危害。

答:(1)原因:人为活动产生的大量CO_2等气体,能吸收红外线等长波辐射,影响地表热量向大气中放散,使地球表面气温升高。

(2)危害:使病媒昆虫栖息范围扩大,活动时间延长,传播人类疾病的机会明显增加;有利于病原体等生物繁殖,造成某些传染病、寄生虫病、食物中毒等发病率的明显上升;导致炎热季节与暑热相关病的发病率和死亡率升高;两极冰川融化,海平面上升,沿海低地被淹没,陆地面积减少等。

7. 简述室内空气污染的主要来源。

答:①燃料燃烧和烹饪;②人类活动、代谢废物、吸烟烟雾;③建筑和装饰材料;④家用化学品;⑤室外大气污染物进入。

8. 简述氰化物的毒作用机制。

答: 氰化物毒作用机制主要是由于游离的氰离子与细胞色素氧化酶中的Fe^{3+}结合,形成氰化高铁细胞色素氧化酶,使细胞色素氧化酶失去传递电子的能力,导致呼吸链中断,细胞内氧化代谢过程受阻,造成组织细胞内窒息。

9. 简述氰化物急性中毒的临床分期。

答: 前驱期、呼吸困难期、惊厥期和麻痹期。

10. 简述氯化消毒副产物的分类及主要物质。

答: 主要分为两大类:

(1)挥发性卤代有机物:主要有三卤甲烷,包括氯仿、溴仿等。

(2)非挥发性卤代有机物:主要有卤代乙酸。

11. 简述饮用水净化的目的。

答: 目的是除去水中的悬浮物质、胶体颗粒和细菌,改善水的感官性状。

12. 简述影响混凝效果的因素。

答:①水中微粒的性质和含量;②水温;③水的pH;④水中有机物和溶解盐含量;⑤混凝

剂的种类和用量、混凝剂的投加方法、搅拌强度和反应时间等都会影响混凝效果。

13. 简述饮用水过滤的目的。

答:(1)过滤后使水的浊度达到生活饮用水水质标准的要求。

(2)去除水中大部分病原体。

(3)过滤后,水中残留的微生物失去了悬浮物的保护作用,为消毒创造了条件。

14. 简述影响氯化消毒的因素。

答:①加氯量和接触时间;②水的pH值及温度;③水的浑浊度;④微生物的种类和数量。

15. 简述生活饮用水卫生标准制定的原则。

答:(1)水质在流行病学上安全。

(2)所含化学物质及放射性物质对人体健康无害。

(3)水的感官性状良好。

(4)在选择指标和确定标准限量值时,要考虑经济技术上的可行性。

16. 简述水污染的主要来源。

答:①工业废水;②农业污水;③生活污水。

17. 简述我国碘缺乏病的地区和人群分布特征。

答:(1)山区患病高于平原,内陆高于沿海,农村高于城市。

(2)0~2岁婴幼儿、儿童和孕妇及哺乳期妇女是高危人群。

18. 简述碘缺乏病的主要防治措施。

答:①碘盐;②碘油;③碘化面包;④碘化饮水;⑤富碘海带、海鱼。

19. 简述大骨节病的临床表现。

答:①对称性指末弯;②膝踝关节疼痛、晨僵、增粗、变形、关节运动障碍;③肌肉萎缩;④短指、短肢、矮小畸形。

20. 简述克山病的临床分型。

答:①急型克山病;②亚急型克山病;③慢型克山病;④潜在型克山病。

21. 简述土壤污染的来源。

答:(1)人畜粪便、生活垃圾和生活污水等生活性污染。

(2)工业废水、废气、废渣及汽车尾气等工业和交通污染。

(3)污水灌溉、施用农药、化肥等从事农业生产对土壤造成的污染。

22. 简述持久性有机污染物污染的特征。

答:①持久性;②蓄积性;③迁移性;④高毒性。

23. 简述慢性铊中毒的特征性表现。

答:①毛发脱落;②周围神经损害;③视力下降甚至失明。

(四)论述题

1. 举例说明大气污染对机体健康造成的危害。

答:(1)直接危害:①急性中毒,如煤烟型烟雾事件、光化学烟雾事件和生产事故引起;②慢性危害,如影响呼吸系统功能、降低机体免疫力、引起变态反应及其他如严重大气污染导致不良妊娠结局等;③心血管疾病;④肺癌。

(2)间接危害:产生温室效应、形成酸雨、破坏臭氧层和形成大气棕色云团。

2. 举例说明室内空气污染引起的主要健康危害。

答:(1)化学性污染物的健康危害:各种燃料及烟草等燃烧后产生的污染物对健康造成危

害,如CO中毒、氟中毒和砷中毒,SO_2、NO_x可对机体皮肤、黏膜具有刺激作用,进入肺组织的颗粒物除引起肺通气功能下降外,附着于颗粒物上的致癌物如多环芳烃类还具有致癌作用;装修材料释放的甲醛对眼和呼吸道黏膜具有刺激作用,长期接触低浓度甲醛除引起神经衰弱、肺功能降低外,对人体还具有致突变和致癌作用;苯在低浓度长期作用下可损害造血系统,引起白细胞减少、再生障碍性贫血、白血病等。

（2）放射性污染危害:建筑材料产生的氡及其子体可引发肺癌。

（3）非电离辐射危害:主要来自家用电器发射出的电磁波,对健康的危害可表现为致热效应,对血液、免疫等系统的影响及对雄性生殖功能的损害。

（4）生物性污染危害:呼吸道传染病如流感、麻疹、结核等患者通过呼吸、谈话、咳嗽、喷嚏等方式污染室内空气,使其他健康人受感染。室内存在的尘螨、宠物的排泄物和毛屑等可成为致敏原,使敏感个体发生过敏反应。空调系统(主要通过冷却塔水)带菌可引起军团菌病发生和流行。

3.试述光化学烟雾形成的原因、主要成分及对机体的危害。

答:是汽车尾气中的氮氧化物(NO_x)和碳氢化合物在强烈日光紫外线照射下,发生一系列光化学反应所产生的刺激性很强的浅蓝色烟雾所致,其主要成分是臭氧、醛类和过氧酰基硝酸酯,通称为光化学氧化剂。其中,臭氧约占90%以上,PANs约占10%,其他物质的比例很小。这种烟雾具有很强的刺激性,受害者的主要症状包括眼睛红肿、流泪、咽喉痛、严重上呼吸道刺激等,并可诱发支气管哮喘等呼吸系统疾病。

4.试述介水传染病的流行特点。

答:(1)水源一次大量污染后可出现暴发流行,绝大多数病例的发病日期集中在该病最短和最长潜伏期之间,如水源经常被污染,则病例终年不断。

（2）病例的分布与供水范围一致,绝大多数患者都有饮用同一水源水的历史。

（3）一旦对污染源采取治理措施,加强饮用水的净化和消毒后,疾病的流行能迅速得到控制。

5.试述高层二次供水的主要问题。

答:(1)二次供水设施设计不合理:水箱容积过大,储水量过多,超过用户需水量,水在水箱中滞留时间过长,余氯消耗殆尽,水的化学指标发生改变,微生物繁殖,成为夏秋季传染病暴发流行的隐患;低位水箱,水池口无盖无锁,甚至无排气孔和防虫鼠网等;水箱无卫生防护措施,极易引起水质污染。

（2）水池材料和结构不符合卫生要求:地下蓄水池大都采用混凝土建造,其中的重金属易造成水质污染,同时也增大水的硬度和pH值;水箱、管道壁的腐蚀、结垢、沉积物沉积造成对水质污染等。

（3）高层水箱二次供水卫生管理制度不完善:预防性卫生监督工作滞后,水箱无定期清洗消毒制度,无专人管理,防护措施不落实等。

6.论述洪涝灾害期间饮水管理和消毒措施。

答:(1)普及健康教育:提高灾民饮水卫生和保健意识,大力宣传饮水卫生的重要性,增强个人的自我保护意识,不喝受污染的水,不用污染的水洗漱、洗菜等。

（2）加强饮水水源保护:及时将卫生防护带周围受淹的有毒物质抢运到安全地带,迁移防护带沿岸的粪缸、清除垃圾堆、打捞水面漂浮物、在灾民点增设临时厕所和固定垃圾堆放点,设专人管理并及时清运,严防污染水源。

（3）加强饮水的净化与管理：洪水退落后，要及时恢复被洪水毁坏或淹没过的净水、供水设施，使之重新正常运行以供应安全卫生的饮用水。

（4）加强饮用水水质监测：对受淹区井水、自来水厂水源水、出厂水、管网末梢水水质消毒质量；饮水消毒剂和消毒器的质量；蓄水池、水厂净水构筑物清洗消毒效果等进行及时检测严格把关。

7. 论述生活饮用水水质标准和卫生要求。

答：（1）为防止介水传染病的发生和传播，要求生活饮用水不含病原微生物。

（2）水中所含化学物质及放射性物质不得对人体健康产生危害，要求水中的化学物质及放射性物质不引起急性和慢性中毒及潜在的远期危害（致癌、致畸、致突变作用）。

（3）水的感官性状是人们对饮用水的直观感觉，是评价水质的重要依据。

8. 论述碘缺乏病的病因与发病机制。

答：（1）机体摄入碘不足导致甲状腺激素合成下降，反馈性的促使腺垂体分泌促甲状腺激素（TSH）增加，使甲状腺组织代偿性增生，腺体肿大。

（2）进一步发展，酪氨酸碘化不足或碘化错位，产生异常的甲状腺球蛋白，堆积在腺体滤泡中，致使滤泡肿大，胶质充盈，呈胶质性甲状腺肿。

（3）胶质不断蓄积，压迫滤泡上皮细胞，局部纤维化，供血不足，细胞坏死，出现退行性变。

9. 论述地方性克汀病的临床表现和诊断依据。

答：（1）临床表现：①智力低下，精神发育迟滞；②神经运动障碍，多见下肢痉挛性瘫痪，肌张力增强，病理反射等；③聋哑；④生长发育障碍，身材矮小，骨龄明显落后，性发育落后；⑤克汀病面容。

（2）诊断依据：①居住在缺碘地区；②经触诊或B超检查甲状腺肿大，或有结节者；③排除甲状腺功能亢进、甲状腺炎、甲状腺癌等其他甲状腺疾病。

10. 论述慢性镉中毒引起氧化损伤的主要途径。

答：镉引起氧化损伤途径主要包括：

（1）损伤线粒体，在受干扰的细胞呼吸过程中产生氧自由基，与铜、铁离子产生的氧自由基具有协同作用。

（2）削弱机体抗氧化损伤的能力。

（3）活化黄嘌呤氧化酶、血红素氧化酶，使机体产生过量的活性氧自由基。

（4）引起炎症反应，使活化的炎性细胞释放各种细胞因子产生氧化损伤。

（刘鑫妍　李　昕　张　峰　林育纯）

第三章　职业环境与健康

一、学习要点及内容要点

(一)学习要点

1. **掌握**　职业性有害因素及其所致职业性损害;职业病的概念、特点、诊断处理原则;常见的各种职业中毒的作用机制、临床表现及诊断处理原则;生产性粉尘的分类、理化特性及其对健康的影响;常见尘肺的病理改变、临床表现及诊断原则;高温作业与中暑的概念与分类,及中暑的发病机理;噪声的分类及对人体健康的影响;手臂振动病及其典型表现;职业性致癌物分类和我国法定职业肿瘤的范围;工作有关疾病的概念和特点。

2. **熟悉**　职业病的临床表现及预防与控制措施;各种常见生产性毒物进入人体的途径及影响毒作用的因素;职业中毒的预防控制原则;生产性粉尘影响尘肺发病的因素及控制防护措施;影响物理因素对机体作用的因素;射频辐射和电离辐射对人体健康的影响;职业性肿瘤的预防原则。

3. **了解**　职业病报告及职业病致残程度鉴定的程序;常见生产性毒物的来源、接触机会和体内转归;生产性粉尘在体内的转归及尘肺的发病机制和处理原则;常见物理因素的特点,及其所致健康损害的诊断和预防处理措施;常见工作有关疾病的原因、临床表现、治疗和预防。

(二)内容要点

1. 职业性有害因素与职业性损害

(1)基本概念:职业性有害因素、职业性损害、工作有关疾病。

(2)重点内容:职业性有害因素种类,我国法定职业病种类,职业病的预防与控制措施。

2. 职业病概述

(1)基本概念:职业病。

(2)重点内容:职业病的特点,职业病的诊断与处理原则。

3. 常见的职业中毒

(1)基本概念:生产性毒物、职业中毒、气溶胶、急性中毒、慢性中毒、亚急性中毒、铅线、变性珠蛋白小体、刺激性气体、窒息性气体、单纯窒息性气体、化学窒息性气体、急性一氧化碳中毒迟发脑病。

(2)重点内容:生产性毒物进入人体的途径,职业中毒的急救和治疗原则;铅对卟啉代谢和血红素合成的影响机制,慢性铅中毒的临床表现及治疗方法,慢性汞中毒的临床表现及治疗方法,砷所致职业性肿瘤;急、慢性苯中毒的临床表现;苯的氨基和硝基化合物的毒作用,高铁血红蛋白血症的处理,三硝基甲苯所致中毒性白内障;刺激性气体所致肺水肿的临床过程及治疗原则;CO、H_2S和氰化氢的毒作用机理,氰化氢中毒解毒剂的应用及原理。

4. 生产性粉尘与职业性肺部疾患

(1)基本概念:分散度、可吸入性粉尘、呼吸性粉尘、尘肺、粉尘沉着症、矽肺、速发型矽肺、晚发型矽肺、煤工尘肺、石棉肺、石棉小体。

(2)重点内容:生产性粉尘的分类,生产性粉尘的理化特性及其卫生学意义,生产性粉尘对健康影响,综合防尘八字方针;矽肺的病理形态、并发症和X线胸片表现;煤工尘肺的病理改变;硅酸盐尘肺的共同特点。

5. 物理因素与健康损害

（1）基本概念:高温作业、热适应、中暑、暂时性听阈位移、听觉适应、听觉疲劳、永久性听阈位移、爆震性耳聋、手臂振动病。

（2）重点内容:高温作业的类型,中暑的分类及其发病机理;生产性噪声的分类及其对人体健康的影响,影响噪声对机体作用的因素;影响振动对机体作用的因素。

6. 职业性肿瘤

（1）基本概念:职业性肿瘤、职业性致癌因素、确认致癌物、可疑致癌物、潜在致癌物。

（2）重点内容:职业性肿瘤的特征;职业性致癌物分类;常见的职业性肿瘤;职业性肿瘤的预防原则。

7. 工作有关疾病

（1）基本概念:工作有关疾病、腰背痛、腕管综合征、颈肩腕综合征。

（2）重点内容:工作有关疾病的特点;常见工作有关疾病。

二、习题

(一)选择题

【A1型题】

单句型最佳选择题:每一道试题下面有A、B、C、D、E五个备选答案,请从中选择一个最佳答案。

1. 我国法定职业病包括

    A. 3类90项   B. 9类99项   C. 8类98项   D. 10类132种   E. 9类103种

2. 职业卫生学是以下哪一学科的分支学科

    A. 基础医学   B. 生理学   C. 预防医学   D. 毒理学   E. 卫生化学

3. 职业卫生学的基本任务主要是

    A. 提高职业卫生科学水平   B. 积极防治职业病

    C. 识别、评价和控制不良劳动条件   D. 发展国民经济

    E. 提高劳动生产率

4. 职业有害因素是指

    A. 化学性有害因素   B. 物理性有害因素

    C. 生物性有害因素   D. 生产、劳动过程和生产环境中的有害因素

    E. A、B和C

5. 生产工艺过程中产生的有害因素**不包括**

    A. 化学因素   B. 物理因素   C. 生物因素

    D. 心理性职业紧张   E. 生产性粉尘

6. 劳动过程中的有害因素,**不包括**

    A. 不合理的生产工艺   B. 使用不合理的工具   C. 劳动组织制度不合理

    D. 精神性职业紧张   E. 劳动强度过大

7. 影响职业性有害因素对劳动者健康损害的个体易感因素中**不包括**

    A. 年龄   B. 性别   C. 营养状况

D. 遗传因素　　　　　　　　　　E. 有害因素的性质

8. 不合格的劳动过程可由下列某些条件或因素而形成,**除外**
   A. 劳动组织不佳　　　　　　　　B. 作业方式不正确
   C. 操作和体位不佳　　　　　　　D. 体、脑劳动的比例关系失调
   E. 人的健康状况不佳

9. 下列哪个条件或因素**不会**造成生产作业环境的明显恶化
   A. 生产工艺过程的改变　　B. 室外自然环境的改变　　C. 劳动过程的改变
   D. 防护技术措施的损坏　　E. 生产设备出现故障

10. 构成职业性有害因素致病模式的三个因素是
    A. 劳动者、职业性有害因素、作用条件　　B. 易感者、病原、作用途径
    C. 易感者、接触机会、接触强度　　　　　D. 接触方式、劳动者、有害因素种类
    E. 以上都不是

11. 关于职业病特点**错误**的是
    A. 病因明确　　　　　　　　　　B. 存在剂量-反应关系
    C. 病因大多数可定量测定　　　　D. 病变程度均与有害因素作用强度有关
    E. 病变早期处理预后较好

12. 劳动卫生学的基本任务是下列哪一项,以保护劳动者健康;从而提高劳动生产率、保障工农业生产的顺利发展
    A. 检测、评价和消除不良劳动条件　　B. 识别、评价和控制不良劳动条件
    C. 监测和改善不良劳动条件　　　　　D. 监护和控制不良劳动条件
    E. 鉴别和消除不良劳动条件

13. 下列因素中,哪一项**不属于**产生职业性损害的主要因素
    A. 生产环境因素　　　　　　B. 遗传因素　　　　　　C. 生产方式
    D. 生活方式　　　　　　　　E. 职业卫生服务状况

14. **不属于**基层职业卫生工作主要内容的是
    A. 现场职业卫生调查　　　　　　B. 接触有害物质人员的健康监护
    C. 职业流行病学调查　　　　　　D. 制定有关的卫生标准和条例法规
    E. 人员培训和宣传教育

15. 根据三级预防原则,在职业卫生工作中,**不属于**一级预防工作的是哪一项
    A. 个人防护用品的使用　　B. 现场环境监测　　　　C. 就业前健康检查
    D. 健康教育　　　　　　　E. 改善劳动条件

16. 根据三级预防的原则,在职业卫生及职业病工作中,**不属于**第二级预防工作的是哪一项
    A. 劳动者的健康检查　　　　　　B. 早期识别判断职业性病损的人群
    C. 建立健康档案,定期随访监护　　D. 对可疑及确诊患者进行针对病因的治疗
    E. 对受损者做劳动能力鉴定

17. 属于一级预防的措施是
    A. 早期检测病损　　　　　　　　B. 对已患病者作出正确诊断
    C. 患者及时脱离接触有害因素　　D. 防止病情恶化和发生并发症
    E. 以无毒物质代替有毒物质

18. 以下各项**不属于**医学监护的是

A. 就业前健康检查　　　　B. 定期健康检查　　　　　　C. 健康状况分析

D. 离岗或转岗时体格检查　E. 职业病的健康筛查

19. 影响刺激性气体作用部位的主要因素是

A. 化学结构　　B. 接触时间　　C. 环境温度　　D. 气体浓度　　E. 水溶解度

20. 防治刺激性气体所致肺水肿的关键措施是

A. 卧床休息　　　　　　　　　　　B. 吸氧和雾化吸入中和剂

C. 早期、足量应用糖皮质激素　　　D. 控制感染

E. 止咳、化痰

21. 符合氮氧化物急性中毒的临床表现是

A. 剧烈咳嗽、咳痰　　　　B. 眼结膜充血、红肿　　　C. 大量流鼻涕、打喷嚏

D. 畏光、大量流眼泪　　　E. 无明显眼和上呼吸道刺激症状

22. 刺激性气体引起的肺水肿主要分期是

A. 急性期、慢性期、肺水肿期、恢复期　　B. 刺激期、肺水肿期、恢复期、痊愈期

C. 潜伏期、肺水肿期、恢复期、痊愈期　　D. 刺激期、潜伏期、肺水肿期、痊愈期

E. 刺激期、潜伏期、肺水肿期、恢复期

23. 一氧化碳中毒的主要毒作用机制是

A. 抑制血红蛋白合成　　B. 抑制中枢神经系统功能　　C. 抑制血红蛋白对氧的运输

D. 抑制细胞对氧的利用　　E. 抑制呼吸系统功能

24. 在工农业生产中常见的化学性窒息性气体有

A. 一氧化碳、二氧化碳　　B. 甲烷、氮气　　　　　　C. 水蒸气、氰化物

D. 硫化氢、甲烷　　　　　E. 氰化物、硫化氢

25. 一氧化碳急性中毒的急救措施中，**不包括**

A. 立即开窗通风　　　　B. 脱离中毒现场　　　　　C. 高压氧治疗

D. 及早应用脱水剂　　　E. 雾化吸入2%碳酸氢钠

26. 氰化氢中毒的毒作用特点是

A. 与血液中Hb结合，影响氧的运输　　B. 血液中Hb虽被氧饱和，但不能被组织利用

C. 抑制体内多种酶的活性　　　　　　D. 抑制胆碱酯酶的活性

E. 降低脑和肝中ATP酶的活性，使细胞缺氧

27. 氰化物中毒的主要毒作用机制是

A. 阻碍血红蛋白释放氧　　　　　　　B. 使血红蛋白形成高铁红蛋白

C. 溶血作用　　　　　　　　　　　　D. 与巯基结合形成硫氰酸盐

E. 与细胞色素氧化酶中的Fe^{3+}结合

28. 在生产或使用过程中，有机磷农药中毒的主要摄入途径是

A. 经皮肤　　B. 经呼吸道　　C. 经消化道　　D. 经口腔黏膜　　E. 经眼结膜

29. 有机磷农药中毒时，皮肤污染部位的清洗要用

A. 热水　　　B. 温水　　　C. 冷水　　　D. 肥皂水　　　E. 70%酒精

30. 阿托品治疗有机磷中毒的主要作用是

A. 解除毒蕈碱样症状和促使胆碱酯酶复活

B. 解除烟碱样症状

C. 解除中枢神经系统症状和毒蕈碱样症状

D. 促使胆碱酯酶活性恢复

E. 解除烟碱样症状和毒蕈碱样症状

31. 生产条件下毒物进入人体的主要途径是

    A. 皮肤和消化道　　　　　　B. 消化道和呼吸道　　　　　C. 消化道和黏膜

    D. 呼吸道和皮肤　　　　　　E. 手-口途径

32. 职业中毒诊断的主要依据是

    A. 患者临床症状与体征

    B. 实验室检查及临床症状与体征

    C. 职业史、实验室检查及劳动卫生现场调查

    D. 接触有毒物质的种类、程度及时间

    E. 患者的工种、工龄及现场劳动条件

33. 预防职业中毒的根本措施是

    A. 根除毒物　　　　　　　　B. 降低生产环境中毒物浓度　　　C. 安全卫生管理

    D. 个体防护　　　　　　　　E. 职业卫生服务

34. 慢性铅中毒主要损伤

    A. 消化、造血、神经系统　　B. 神经、消化、循环系统　　C. 消化、血液、泌尿系统

    D. 消化、造血、心血管系统　E. 消化、造血、免疫系统

35. 驱铅治疗的首选药物是

    A. 亚硝酸钠　　　　　　　　B. 依地酸二钠钙　　　　　　C. 阿托品

    D. 亚甲蓝　　　　　　　　　E. 青霉胺

36. 下列哪项**不是**慢性铅中毒的主要临床表现

    A. 类神经症　　B. 贫血　　　C. 易兴奋症　　D. 腕下垂　　E. 腹绞痛

37. 下列哪项**不是**慢性汞中毒的主要临床表现

    A. 类神经症　　B. 腹绞痛　　C. 易兴奋症　　D. 震颤　　E. 口腔炎

38. 慢性汞中毒震颤的特点是

    A. 意向性　　B. 阵发性　　C. 非对称性　　D. 对称性　　E. 癔症性

39. 反映近期苯接触水平的指标，**不包括**

    A. 呼气中苯的量　　　　　　B. 血中苯的量　　　　　　　C. 尿中苯的量

    D. 尿中酚的量　　　　　　　E. 血中酚的量

40. 苯的急性毒作用主要影响

    A. 内分泌系统　　　　　　　B. 呼吸系统　　　　　　　　C. 消化系统

    D. 中枢神经系统　　　　　　E. 造血系统

41. 慢性苯中毒对造血系统的早期影响是

    A. 白细胞减少，以中性粒细胞减少为主

    B. 白细胞减少，以淋巴细胞减少为主

    C. 白细胞减少，但淋巴细胞增加

    D. 血小板减少，有出血倾向

    E. 全血细胞减少

42. 哪种毒物中毒的血液中可查到赫恩氏小体

    A. 苯中毒　　　　　　　　　B. 苯胺中毒　　　　　　　　C. 甲苯中毒

D. 二甲苯中毒　　　　　　E. 甲醇中毒

43. TNT慢性中毒常见且具有特征性的体征是
    A. 肝功能损害　　　　　B. 肾功能损害　　　　　C. 晶体损害
    D. 心功能损害　　　　　E. 皮肤损害

44. 同样浓度和分散度的下列粉尘中,何者致纤维化能力最强
    A. 煤尘　　　B. 石英尘　　　C. 水泥尘　　　D. 滑石尘　　　E. 铅尘

45. 下列可以引起硅沉着病的粉尘是
    A. 含游离型二氧化硅粉尘　　B. 含结合型二氧化硅粉尘　　C. 水泥尘
    D. 石棉尘　　　　　　E. 煤矽尘

46. 可吸入性粉尘是指直径多大的粉尘
    A. $>15\mu m$　　B. $<15\mu m$　　C. $<10\mu m$　　D. $<8\mu m$　　E. $<5\mu m$

47. 防尘措施中哪一条解释是**错误**的
    A. 革:生产设备及工艺过程的改革　　B. 水:湿式作业
    C. 密:密闭尘源　　　　　　D. 风:加强自然通风
    E. 护:个人防护

48. 能引起矽肺的工种主要见于
    A. 水泥包装工　　　　　B. 煤炭装卸工　　　　　C. 铸件清砂工
    D. 水电焊工　　　　　E. 滑石开采工

49. **不属于**影响矽肺发病的因素是
    A. 游离SiO_2纤维的直径和长度　　　B. 游离SiO_2类型
    C. 游离SiO_2含量　　　　　D. 个体因素
    E. 肺内游离SiO_2粉尘蓄积量

50. 镜下,典型的矽结节中纤维组织呈下列哪种排列
    A. 波浪状排列　　　　　B. 栅栏状排列　　　　　C. 同心圆排列
    D. 线条状排列　　　　　E. 山字形排列

51. 在硅沉着病的X线胸片表现中,以下哪项是不规则形小阴影的病理基础
    A. 成熟的矽结节　　　　B. 不太成熟的矽结节　　　C. 大块纤维化
    D. 肺间质纤维化　　　　E. 矽结节和大块纤维化

52. 纤维状粉尘一般是指纵横径之比
    A. $<2:1$的粉尘　　　B. $>2:1$的粉尘　　　C. $>3:1$的粉尘
    D. $>5:1$的粉尘　　　E. $>10:1$的粉尘

53. 痰中检出石棉小体,说明
    A. 患有石棉肺　　　　　B. 患肺癌　　　　　C. 患胸膜间皮瘤
    D. 石棉作业工人　　　　E. 接触过石棉

54. 下列哪项是石棉肺患者的特征性体征
    A. 呼吸困难　　　　　　　B. 捻发音
    C. 痰液中检出石棉小体　　　D. 肺功能改变
    E. X线胸片上的不规则小阴影

55. 石棉可引起
    A. 恶性间皮瘤　　　　　B. 膀胱癌　　　　　C. 肾癌

  D. 皮肤癌   E. 肝血管肉瘤

56. 下面哪项**不是**煤工尘肺的主要病理改变
  A. 煤斑   B. 肺气肿   C. 煤矽结节
  D. 弥漫性纤维化   E. 胸膜斑

57. Caplan综合征是
  A. 硅沉着病患者的并发症之一   B. 石棉肺的并发症之一
  C. 煤矿工人尘肺的并发症之一   D. 铸工尘肺的并发症之一
  E. 滑石尘肺的并发症之一

58. 下列因素中,对人体的体温调节起着主要作用的气象条件是
  A. 气温和气湿   B. 气流和热辐射   C. 气温和热辐射
  D. 气流和气温   E. 气湿和热辐射

59. 高温作业是指工作地点有生产性热源,其气温等于或高于本地区夏季通风室外平均气温多少的作业
  A. 0.2℃   B. 0.2℃以上   C. 1℃   D. 1℃以上   E. 2℃

60. 中暑按其发病机制不同可分为
  A. 热射病,热痉挛和热衰竭   B. 轻症中暑,重症中暑
  C. 热适应,热射病和热衰竭   D. 热适应,热痉挛和热衰竭
  E. 热辐射,热痉挛和热衰竭

61. 高温作业工人在补充饮料中的含盐量最宜为
  A. 0.1%~0.15%   B. 0.15%~0.2%   C. 0.2%~0.3%
  D. 0.3%~0.5%   E. 1%~2%

62. 热射病的主要发病机制为
  A. 大量出汗导致血容量不足
  B. 机体脱水后补充大量淡水
  C. 机体蓄热导致中枢体温调节功能障碍
  D. 外周血管扩张致脑供血不足
  E. 头部受强热辐射直接照射致脑组织水肿

63. 下列**不属于**中暑致病因素的是
  A. 高气温 B. 强体力劳动 C. 高气湿   D. 肥胖   E. 强热辐射

64. 急性高原病分为
  A. 急性高原反应、高原肺水肿   B. 急性高原反应、高原脑水肿
  C. 高原心脏病、高原高血压   D. 高原肺水肿、高原脑水肿
  E. 高原高血压、高原脑水肿

65. 潜涵作业人员骨坏死的致病原因是
  A. 劳动中慢性损伤   B. 湿冷致骨关节病
  C. 营养不良性骨坏死   D. 由气体栓塞缺血性骨坏死
  E. 原因不明性骨坏死

66. 急性减压病出现最早且较普遍的表现为
  A. 神经系统的改变   B. 循环系统的改变   C. 呼吸系统的改变
  D. 皮肤改变   E. 肌肉、关节、骨骼系统的变化

67. 人耳能感觉到的声频范围是

　　A. <20Hz　　　B. 20~20 000Hz　C. >20 000Hz　　　D. 200~2000Hz　　E. >2000Hz

68. 噪声引起的听觉器官损害,其早期表现为

　　A. 耳蜗底部受损　　　　　B. 高频听力下降　　　　　C. 低频听力下降

　　D. 语频听力下降　　　　　E. 以上都不是

69. 听觉适应是指

　　A. 强噪声下暴露时间短,听阈提高10dB以上,离开噪声环境数分钟即可恢复

　　B. 一种器质性听觉器官损伤

　　C. 是一种永久性的听阈位移

　　D. 强噪声下暴露时间较长,听力明显下降,听阈提高15dB,离开噪声环境后较长时间内听力才能恢复

　　E. 强噪声下暴露时间较长,听力明显下降,听阈提高30dB,离开噪声环境后较长时间内听力才能恢复

70. 防止噪声危害最根本的措施是

　　A. 制定合理的噪声卫生标准　　　　　B. 控制噪声传播和反射

　　C. 控制和消除噪声源　　　　　　　　D. 使用有效的个人防护用品

　　E. 厂区厂房的合理规划

71. 噪声对其他系统的影响还包括

　　A. 神经系统　　B. 消化系统　　　C. 生殖系统　　　D. 心血管系统　　E. 以上都是

72. 下列机体组织对振动波传导性最好的是

　　A. 脑组织　　　B. 肌肉组织　　　C. 骨组织　　　D. 结缔组织　　　E. 腺组织

73. 下列因素哪项**不是**影响振动作用的主要因素

　　A. 频率与振幅　　　　　B. 个体敏感性　　　　　C. 体位

　　D. 加速度与速度　　　　E. 环境条件

74. 防止振动危害的最根本性措施是

　　A. 制定合理的卫生标准　　　　　B. 进行工艺改革避免接触振动体

　　C. 建立合理劳动休息制度　　　　D. 采取隔振减振措施

　　E. 使用有效的个人防护用品

75. 下列哪项为振动病临床表现所**不具有**的

　　A. 手痛　　　　　　B. 手部血管痉挛　　　　　C. 手部骨关节改变

　　D. 手指震颤　　　　E. 手部神经末梢感觉障碍

76. 影响振动不良作用的重要外界条件是

　　A. 潮湿　　　　B. 高温　　　　C. 寒冷　　　　D. 热辐射　　　E. 以上都不是

77. 防止高频电磁场对人体作用的正确措施是

　　A. 场源屏蔽,远距离操作,合理布局　　　B. 场源屏蔽,远距离操作,合理通风

　　C. 场源屏蔽,湿式作业,合理布局　　　　D. 个人防护,远距离操作,合理通风

　　E. 场源屏蔽,合理布局,合理通风

78. 用于微波防护的眼镜最好是

　　A. 黄绿色眼镜　　　　　B. 绿色眼镜　　　　　C. 蓝色眼镜

　　D. 铜丝网制成的眼镜　　E. 镜片中含有氧化亚铁成分的眼镜

79. 微波引起血液系统的障碍主要是
    A. 白血病　　B. 贫血　　　C. 血小板减少　D. 白细胞减少　E. 再障
80. 以下哪种**不属于**非电离辐射
    A. 激光　　　B. X射线　　C. 紫外线　　　D. 红外线　　　E. 可见光
81. 射频辐射是指
    A. 高频电磁场和微波　　　B. 高频电磁场和紫外线　　　C. 高频电磁场和激光
    D. 微波和激光　　　　　　E. 激光和X射线
82. 红外线对眼睛的损伤**不包括**
    A. 角膜的热损伤　　　　B. 热性白内障　　　　C. 急性角膜结膜炎
    D. 慢性充血性睑缘炎　　E. 视网膜灼伤
83. 职业肿瘤是指
    A. 由生产性毒物引起的肿瘤　　　B. 由物理因素引起的肿瘤
    C. 由化学因素引起的肿瘤　　　　D. 由致癌因素引起的肿瘤
    E. 由职业性致癌因素引起的肿瘤
84. 人类历史上,通过临床观察发现的第一个职业肿瘤是
    A. 接触放射性物质人员-肺癌、白血病　　　B. 扫烟囱工-阴囊癌
    C. 石棉矿工-胸膜间皮瘤　　　　D. 生产品红染料工人-膀胱癌
    E. 家具工-鼻窦癌
85. 职业肿瘤的发病特点,**不包括**
    A. 接触明确的致癌因素　　　　B. 潜伏期长,但发病年龄早
    C. 有一定好发部位　　　　　　D. 同一致癌物可引起不同部位肿瘤
    E. 潜伏期长、发病年龄以50~60岁多见
86. 主要引起肺癌的物质为
    A. 氯乙烯、氯甲醚、砷、铬酸盐　　　B. 联苯胺、氯甲醚、砷、苯
    C. 芳香烃类、氯甲醚、砷、铬酸盐　　D. 氯甲醚、砷、焦炉逸散物、铬酸盐
    E. 芳香族烃类化合物
87. 职业肿瘤多见于
    A. 呼吸系统　B. 消化系统　C. 心血管系统　D. 神经系统　E. 泌尿生殖系统
88. 我国法定的职业肿瘤
    A. 苯胺所致膀胱癌　　B. 电离辐射所致白血病　　C. 紫外线所致皮肤癌
    D. 镍和镍化合物所致肺癌　E. 氯甲醚所致肺癌
89. 职业肿瘤的识别途径包括
    A. 临床观察　　　　B. 实验研究　　　　C. 职业性流行病学调查
    D. 临床观察、实验研究　E. A、B、C三项
90. 职业性致癌物包括
    A. 确认致癌物　B. 可疑致癌物　C. 潜在致癌物　D. 动物致癌物　E. A、B、C三项
91. 职业肿瘤的预防原则
    A. 控制和管理职业性致癌因素　　　B. 制定致癌剂的限制和使用规程
    C. 健全医学监护制度　　　　　　　D. 加强控烟宣传
    E. 以上全是

92. 诊断职业病最重要的前提条件是
　　A. 职业史　　　B. 临床表现　　　C. 现场调查　　　D. 实验室检查　　E. 家族史

93. 以下**不属于**矿工的职业病的是
　　A. 尘肺　　　B. 消化性溃疡　　C. 石棉肺　　　D. 恶性间皮瘤　　E. 硅沉着病

94. 下列哪一类生产性有害因素与职业性皮炎关系最密切
　　A. 有机溶剂　　　　　　B. 粉尘　　　　　　　C. 辐射
　　D. 苯的氨基硝基化合物　　E. 振动

【A2型题】

病例摘要型最佳选择题：每一道试题是以一个小案例出现的，其下面都有A、B、C、D、E五个备选答案，请从中选择一个最佳答案。

1. 某煤矿工人陈某，长期在井下采煤，因工作长期不能按时用餐，故患有慢性胃溃疡，此病应属于
　　A. 职业病　　　　　　B. 职业特征　　　　　　C. 职业性多发病
　　D. 法定职业病　　　　E. 常见病

2. 某乡镇制鞋厂女工，近期发现鼻子经常出血，经检查，血小板和白细胞数量均低于正常值下限，应采取的措施，**不包括**
　　A. 现场流行病学调查　　　B. 现场劳动卫生调查　　　C. 进一步的临床检查
　　D. 进一步的实验室检查　　E. 由常规医院进行疾病的诊断

3. 某冶炼厂定期安排接铅工人到职业病院进行驱铅治疗和疗养，该工作应属于
　　A. 一级预防　　B. 二级预防　　C. 三级预防　　D. 对症治疗　　E. 支持疗法

4. 某炼钢厂安排其就业前工人进行全面的身体健康检查，**不正确**的说法是
　　A. 属于就业前体检　　　B. 属于职工健康监护内容　　C. 目的是发现职业禁忌证
　　D. 属于一级预防　　　　E. 属于二级预防

5. 某自来水厂工人，在工作时因接触某种有毒气体，出现头晕、胸闷和呼吸困难，并伴吐粉红色泡沫痰。X线胸透：肺纹理增粗、紊乱，两肺散在大小不等的片状阴影，边缘模糊。考虑是哪种气体中毒
　　A. 氯气　　　B. 氰化氢　　　C. 二氧化碳　　　D. 一氧化碳　　E. 甲烷

6. 某男性锅炉操作工，在一个通风不良环境中，连续工作3~4小时后，突感头痛和头晕。查体：患者面色潮红，口唇呈樱桃红色，并伴有呼吸加快等表现。可考虑是何种毒物中毒
　　A. 一氧化碳　　B. 氰化物　　C. 二硫化碳　　D. 氮氧化物　　E. 硫化氢

7. 某男性电镀工，在工作过程中，突然出现头痛、头晕和乏力等症状，并伴恶心和呕吐，被诊断为轻度氰化氢中毒，其特效治疗方法是
　　A. 及时吸氧，尽早使用高压氧　　　B. 及时雾化吸入2%碳酸氢钠
　　C. 及时使用亚硝酸钠和硫代硫酸钠　　D. 早期、足量应用糖皮质激素
　　E. 及时使用利尿剂和脱水剂

8. 判定下列哪项是职业中毒
　　A. 某工人路过化工厂时，发生硫化氢中毒
　　B. 某木材加工厂工人患铅中毒
　　C. 某三硝基甲苯装卸工工作十年患白内障
　　D. 煤矿井下工人井下作业十年患风湿性关节炎

E. 职业苯接触五年后出现神经-精神症状

9. 长期从事汞作业的一名男工,具有神经衰弱症状和尿汞升高等症状,已诊断为轻度尿吸收,较早和较好的处理原则是
A. 及时调离汞作业场所继续观察　　　B. 驱汞治疗
C. 从事轻度汞作业工作　　　D. 休息
E. 住院治疗

10. 某患者在蓄电池工作3年,最近一段时间主诉头昏、无力、肌肉酸痛、记忆力减退,时有便秘和腹绞痛。体检发现于门齿和犬齿牙龈的内外侧边缘处可见蓝黑色线带,化验血红蛋白9.0g/dl。为了明确诊断,最有价值的工作是
A. 询问既往史　　　B. 住院观察　　　C. 实验室检查
D. 进一步临床检查　　　E. 询问家族史

11. 某男性,磨床操作工,工龄15年,例行检查胸片可见不规则小阴影,调离原接尘岗位1年后复查,小阴影密度减低,数量减少,考虑该患者为
A. 尘肺　　　B. 化学性肺炎　　　C. 粉尘沉着症
D. 变态反应性肺泡炎　　　E. 以上都不是

12. 某男性玻璃厂碎石工,年龄40岁,工龄10年以上。近来主诉咳嗽,胸闷,气短,X线胸片呈现肺纹理增加,并伴有块状阴影。此工人最可能患何种尘肺
A. 石棉肺　　　B. 煤肺　　　C. 铝肺　　　D. 矽肺　　　E. 煤矽肺

13. 某男性工人,先后从事煤矿开采工和矿场采石工,年龄45岁,工龄10年以上。因主诉咳嗽、气短、胸痛就诊。X线胸片呈现肺纹理增加,伴有块状阴影和典型结节。采集病史时应注意询问接触何种粉尘
A. 煤尘　　　B. 矽尘　　　C. 石棉尘　　　D. 灰尘　　　E. 煤尘和矽尘

14. 某男性工人,接尘工龄26年,主诉轻度运动后即感呼吸困难,无明显咳痰,体温正常,诊断壹期石棉肺。下列哪个**不能**作为其诊断的主要依据
A. 职业史　　　B. 症状与体征的特点
C. X线胸片特别是胸膜改变　　　D. 痰中查出较多的石棉小体
E. 肺功能明显降低

15. 某工人在夏季喷洒农药时,突感头痛、头晕,化验胆碱酯酶活性正常,可能是何种农药中毒
A. 有机磷农药　　　B. 氨基甲酸酯类农药　　　C. 拟除虫菊酯类农药
D. 对硫磷　　　E. 乐果

16. 某女性,从事高温作业4小时后,感觉剧烈头痛,并迅速进入浅昏迷状态,体温39.5℃,则其最可能的中暑类型是
A. 机体蓄热　　　B. 热射病　　　C. 热痉挛　　　D. 热衰竭　　　E. 中度中暑

17. 夏季,某青年工人在炼钢炉前工作,饮水较少,至下午3时突然感到头晕、双下肢疼痛难忍,时而缓解,时而发作。经检查,患者体温37℃、神志清楚,他的疾患可能是
A. 热晕厥　　　B. 日射病　　　C. 热射病　　　D. 热衰竭　　　E. 热痉挛

18. 热适应是指人体在热环境下,经过一段时间后产生的对热负荷的适应能力。下列改变哪项**不属于**热适应表现
A. 体温保持稳定　　　B. 心血管系统紧张性下降
C. 热应激蛋白合成量减少　　　D. 排汗和蒸发散热能力增强

E. 劳动时代谢率降低

19. 潜涵作业是指在高于大气压条件下从事水下劳动。在有些情况下,工人回到地面后出现肌肉骨关节疼痛、运动障碍、咳嗽、呼吸困难、皮肤灼热瘙痒等症状,初步判定为急性减压病,有效的处理措施是

    A. 卧床、对症治疗

    B. 局部热敷、吸氧

    C. 重新加压(高压氧舱),症状恢复后出舱

    D. 重新加压(高压氧舱),症状恢复后合理减压后出舱

    E. 不需特殊处理

20. 某纺织女工,年龄45岁。经检查听阈提高20dB,10~20小时后恢复听力,属何种类型听力损害

    A. 噪声性耳聋   B. 听觉适应   C. 听觉疲劳

    D. 噪声性听力损伤   E. 暂时性听力下降

21. 某男性建筑工人,年龄37岁,长期使用各种振动工具搅拌水泥等工作。因手指麻木和感觉异常等症状而就诊。此工人可能患何种疾病

    A. 局部振动病   B. 末梢神经炎   C. 风湿性关节炎

    D. 周围神经炎   E. 骨关节病

22. 人体的各组织器官有其固有的振动频率,当外界振动波作用于人体时,外界的振动频率与人体组织器官的固有频率相当时,则发生共振现象。加强了对机体的危害、根据共振理论。试问下列哪种波段的振动频率对人体危害最大

    A. 中长波   B. 超短波   C. 分米波   D. 厘米波   E. 毫米波

23. 根据对微波的防护原理,试判断哪种眼镜防护效果最好

    A. 墨镜   B. 茶褐色玻璃眼镜   C. 金属网眼镜

    D. 蓝色钴玻璃镜片   E. 普通玻璃眼镜

24. 某电焊辅助工,与师傅工作4小时后,突然感到眼发干、异物感,并肿胀而被送医院就诊。此工人可能患何种疾病

    A. 眼损伤   B. 眼外伤   C. 电光性眼炎   D. 眼炎   E. 结膜炎

25. 某保温材料厂男工张某,工龄30年。近日被诊断为肺间皮瘤。其可能接触的致癌物是

    A. 铬酸盐   B. 氯甲醚   C. 联苯胺   D. 氯乙烯   E. 石棉

【A3型题】

病例组型最佳选择题: 提供若干个案例,每个案例下设若干道试题。根据案例所提供的信息,在每一道试题下面的A、B、C、D、E五个备选答案中选择一个最佳答案。

(1~3题共用题干)

某男工,42岁,在某温度计厂工作十余年。近来有乏力、记忆力减退、失眠和多梦等症,并常因琐事与人口角、发怒、事后又忧郁胆怯,近日发现他写的报表字迹弯弯曲曲。

1. 其最可能的诊断为

    A. 慢性铅中毒   B. 慢性锰中毒   C. 慢性汞中毒   D. 慢性镉中毒   E. 慢性砷中毒

2. 其首选的治疗药物为

    A. 依地酸二钠钙   B. 二巯基丙磺酸钠   C. 谷胱甘肽

    D. 葡萄糖酸钙   E. 亚甲蓝

3. 除上述临床表现外,该工人还应具有的典型临床表现是

    A. 类神经症   B. 口腔炎   C. 化学性肺炎   D. 腹绞痛   E. 肝损伤

(4~6题共用题干)

某男性工人,40岁,是某家具厂的油漆工,工龄约10年。近一段时间感觉头痛、头晕和失眠等症,易患感染并常伴有齿龈和皮下出血。

4. 最可能诊断为何种毒物的慢性中毒

    A. 苯   B. 甲苯   C. 二甲苯   D. 二氯乙烷   E. 正己烷

5. 重点化验检查的项目应是

    A. 尿常规   B. 血常规   C. 肝功能   D. 肾功能   E. 眼晶体

6. 应采用何种治疗方法

    A. 解毒治疗   B. 排毒治疗   C. 病因治疗   D. 对症治疗   E. 支持治疗

(7~10题共用题干)

某制药厂工人,在常规操作加入苯胺时,不慎污染衣服,经擦拭后继续工作。临下班时,出现头晕、恶心,继而出现口唇、指甲发绀等症状,随即送医院救治。

7. 急性苯胺中毒患者皮肤黏膜发绀的原因是

    A. 血红蛋白氧运输障碍   B. 肺氧分压下降引起血氧分压下降

    C. 形成碳氧血红蛋白   D. 抑制了细胞内呼吸

    E. 形成高铁血红蛋白

8. 苯胺中毒时在血液的何种细胞上可查到赫恩氏小体

    A. 白细胞   B. 红细胞   C. 淋巴细胞   D. 网织红细胞   E. 中性粒细胞

9. 在本次中毒事故中,毒物进入机体的主要途径是

    A. 呼吸道   B. 消化道   C. 皮肤   D. 黏膜   E. 手指甲

10. 应给予的特效解毒药物是

    A. 亚硝酸钠   B. 依地酸二钠钙   C. 阿托品

    D. 亚甲蓝   E. 青霉胺

(11~12题共用题干)

某男性工人,在硝胺爆炸药生产过程中,从事装药和轮碾等工种工作长达5年以上。患者主诉视力减弱

11. 询问现病史时应注意接触下列何种工业毒物

    A. 硝酸铵   B. 木粉   C. 食盐   D. 三硝基甲苯   E. 氯化铵

12. 在进行体检时应注意何种检查

    A. X线胸部透视   B. X线拍摄胸片   C. 化验肝功能

    D. 裂隙灯显微镜查晶状体   E. 脑电图检查

(13~15题共用题干)

某男性矿场的采石工,工龄2年,年龄25岁。因主诉咳嗽、胸痛、气短等症状就诊。患者自述,采矿场工作条件很差,无防尘措施。X线胸片呈肺纹理增加,伴有块状阴影和典型结节。

13. 采集病史时应注意询问接触何种粉尘

    A. 矽尘   B. 煤尘   C. 石棉尘   D. 灰尘   E. 木尘

14. 诊断时应注意哪种尘肺

    A. 尘肺   B. 矽肺   C. 石棉肺   D. 煤肺   E. 煤矽肺

15. 此种矽肺属何种类型矽肺

    A. 晚发型矽肺　B. 速发型矽肺　C. 矽肺　　　　D. 尘肺　　　　E. 煤矽肺

（16~18题共用题干）

某男性金矿掘进工,工龄10年,2年前调离接尘岗位,离职时体检正常,因近来咳嗽、咳痰,自疗无效而就诊。

16. 该工人当年接触的最主要的粉尘类型是

    A. 含金粉尘　　B. 硅酸盐粉尘　　C. 金属性粉尘　　D. 矿物性粉尘　　E. 以上都不是

17. 如果给予胸部X线摄片,最可能见到的尘肺X线表现是

    A. 圆形和不规则形小阴影　　B. 矽结节和弥漫性间质纤维化　　C. 肺纹理增多增粗

    D. 胸膜斑　　　　E. 肺门增宽、密度增高

18. 如果出现并发症,最常见最重要的是

    A. 肺癌　　　　B. 肺气肿　　　　C. 肺心病　　　　D. 肺结核　　　　E. 支气管炎

（19~20题共用题干）

某纺织厂织布车间挡车女工,工龄15年,因近几个月与他人交谈时感觉听力下降而就诊

19. 从职业性损害角度考虑,最可能诊断的职业病是

    A. 听力损伤　　B. 噪声聋　　　C. 神经性耳聋　　D. 听觉疲劳　　E. 局部振动病

20. 控制此种危害的根本措施是

    A. 控制噪声源　　　　　　　　　　B. 隔声

    C. 消声　　　　　　　　　　　　　D. 工作时佩戴耳塞等个人防护用品

    E. 定期进行健康检查

（21~22题共用题干）

某女性纺织工人,年龄35岁。在某纺织厂从事纺纱和织布工作已10年以上。近来主诉耳鸣、听力下降等症状。

21. 应作何种检查

    A. 前庭功能检查　　　B. 听力测定　　　　　C. 一般内科检查

    D. 物理检查　　　　　E. X线检查

22. 经检查听阈提高20dB,10~20小时后恢复听力,对此女工应作何种处理

    A. 继续从事纺织行业工作,减少接触噪声时间

    B. 继续从事接触较低噪声工作

    C. 调离原工作岗位,从事非噪声作业工作

    D. 在原工作岗位作辅助工

    E. 继续从事纺织行业工作,工作时戴耳塞

（23~25题共用题干）

某砂轮工于冬季因右手手麻、手痛、夜间疼痛加剧影响睡眠,而赴医院诊治。

23. 你认为如确诊是否为局部振动病的主要依据是

    A. 检查是否出现白指、白手　B. 冷水试验　　　　C. 指端甲皱微循环

    D. 振动觉　　　　E. 尿羟脯氨酸

24. 上题病例若怀疑为局部振动病,应首先除外下列哪项

    A. 腕三角软骨盘损伤　　　B. 雷诺氏综合征　　　C. 腱鞘炎

    D. 颈椎病　　　　E. 三氯乙烯中毒

25. 上题对该工厂砂轮作业连续记录3天工时,并测量的最大轴向振动加速度值ahw(m/s²)为8m/s²,该工人累积操作时间每日平均接振2小时,试与我国局部振动安全限值比较

    A. 未超过　　　　　　　　　　　B. 超过,相当于标准的1.8倍

    C. 超过,相当于标准的3倍　　　　D. 超过,相当于标准的0.5倍

    E. 需要将上述8m/s²换算成4小时等能量频率计权振动加速度有效值后方可比较

（26~27题共用题干）

某轧钢车间工人,工龄20年。近来被确诊为肺癌。

26. 能接触到的职业性有害因素,**不包括**

    A. 电离辐射　　　B. 热辐射　　　C. 粉尘　　　　D. 高温　　　　E. 有害气体

27. 其接触的致癌物可能是

    A. 铅　　　　　B. 砷　　　　　C. 铬　　　　　D. 锰　　　　　E. 汞

【B1型题】

标准配伍题: 提供若干组试题,每组试题共用在试题前列出的A、B、C、D、E五个备选答案,从中选择一个与问题关系最密切的答案。

（1~3题共用备选答案）

    A. 有效降低生产环境中职业性有害因素水平

    B. 通过健康检查,早期发现工人的健康损害

    C. 对职业病患者及时进行治疗和处理

    D. 建立和健全组织领导机构

    E. 引进先进的生产工艺和设备

1. 一级预防包括

2. 二级预防包括

3. 三级预防包括

（4~5题共用备选答案）

    A. 加强对所在单位的卫生监督　　　　B. 职业性有害因素

    C. 不良的生活习惯　　　　　　　　　D. 有毒的化学物质

    E. 立即向当地职防机构报告

4. 职业病是由何种因素引起的

5. 职业病一旦确诊应首先做何项工作

（6~10题共用备选答案）

    A. 血中HbCO浓度升高　　　　　　　B. 化学性肺水肿

    C. 主要表现中枢神经系统症状　　　　D. 造血功能异常

    E. 肝血管肉瘤

6. CO中毒

7. 急性苯中毒

8. 慢性苯中毒

9. 刺激性气体中毒

10. 氯乙烯中毒

（11~12题共用备选答案）

    A. 有密切铅接触史,尚无临床表现,尿铅或血铅含量增高

  B. 有密切铅接触史,并出现"腕下垂"

  C. 有类神经症,伴轻度易兴奋表现

  D. 有密切铅接触史,伴类神经症,尿铅或血铅正常

  E. 有类神经症,尿铅或血铅含量增高,尿ALA含量增高

11. 轻度铅中毒

12. 重度铅中毒

（13~14题共用备选答案）

  A. 依地酸二钠钙　　　　　　B. 亚甲蓝　　　　　　　　C. 二巯基丙磺酸钠

  D. 解磷定　　　　　　　　　E. 亚硝酸钠-硫代硫酸钠疗法

13. 汞中毒时用

14. 铅中毒时用

（15~16题共用备选答案）

  A. 再生障碍性贫血　　　　　B. 低色素性贫血　　　　　C. 溶血性贫血

  D. 缺铁性贫血　　　　　　　E. 大细胞性贫血

15. 苯可引起

16. 铅可引起

（17~19题共用备选答案）

  A. 石棉粉尘　　　　　　　　B. 水泥粉尘　　　　　　　C. 氧化铅粉尘

  D. 合成树脂粉尘　　　　　　E. 有机燃料粉尘

17. 矿物性粉尘是

18. 人工无机粉尘是

19. 金属性粉尘是

（20~22题共用备选答案）

  A. 阻止毒物继续进入人体内,促使毒物排泄以及拮抗或解除其毒作用

  B. 缓解毒物引起的主要症状,以促进人体功能的恢复

  C. 提高患者抗病能力,促使早日恢复健康

  D. 降低车间空气中毒物的浓度

  E. 加强个人防护和搞好个人卫生

20. 属于病因治疗的是

21. 属于支持治疗的是

22. 属于对症治疗的是

（23~25题共用备选答案）

  A. 一氧化碳　　B. 二甲苯　　　C. 氰化物　　　D. 二氧化硫　　　E. 二氧化碳

23. 细胞窒息性气体

24. 单纯窒息性气体

25. 血液窒息性气体

（26~29题共用备选答案）

  A. 短时间暴露于强噪声,使听阈上升10~15dB,脱离噪声接触后数分钟内即可恢复正常

  B. 较长时间暴露于强噪声,致使听阈上升超过15~30dB,脱离后需数小时至几十小时才能恢复

　　C. 长期在强噪声环境中导致听力曲线在3000~6000Hz范围内出现"V型"下陷,双耳平均听力下降26~70dB

　　D. 长期接触强噪声引起听力曲线从低频到高频呈斜形逐步下降,双耳平均听力下降>70dB

　　E. 听力曲线各频段以同等程度水平下移

26. 听觉疲劳指

27. 听力损失指

28. 听觉适应指

29. 噪声聋指

(30~32题共用备选答案)

　　A. 联苯胺　　　B. 氯甲醚　　　C. 砷　　　　　D. 氯乙烯　　　　E. 铬酸盐

30. 引起皮肤癌的是

31. 引起膀胱癌的是

32. 引起肝血管肉瘤的是

(二)名词解释

1. 职业卫生

2. 职业性有害因素

3. 生产性毒物

4. 职业性有害因素

5. 职业病

6. 就业前健康检查

7. 刺激性气体

8. 中毒性肺水肿

9. 窒息性气体

10. 热适应

11. 中暑

12. 爆震性耳聋

13. 运动病

14. 职业中毒

15. 气溶胶

16. 铅线

17. 赫恩氏小体

18. 生产性粉尘

19. 分散度

20. 呼吸性粉尘

21. 尘肺

22. 速发型矽肺

23. 晚发型矽肺

24. 石棉小体

25. 光敏性皮炎

26. 电光性皮炎

27. 职业性致癌因素

28. 确认致癌物

29. 工作有关疾病

30. 颈肩腕综合征

(三)简答题

1. 简述职业性损害的分类。

2. 简述职业病特点。

3. 简述职业病诊断的依据。

4. 简述职业病预防的原则。

5. 窒息性气体的分类。

6. 高温作业的类型及主要特点。

7. 中暑的类型。

8. 噪声所致的听觉系统损伤。

9. 放射防护三原则。

10. 简述慢性汞中毒的临床表现。

11. 简述矽肺的病理改变分型。

12. 简述生产性粉尘对人体的致病作用。

13. 简述影响矽肺发病的主要因素。

14. 简述硅酸盐肺的特点。

15. 简述防尘措施"八字方针"的内容。

16. 简述职业性肿瘤的特点。

17. 简述常见工作有关疾病有哪些。

(四)论述题

1. 论述职业性有害因素的概念及其分类。

2. 论述发生窒息性气体事故的主要原因及预防措施。

3. 论述氨基甲酸酯类农药与有机磷农药毒作用机制的不同之处。

4. 论述铅中毒对卟啉代谢和血红素合成的影响及其临床意义。

5. 论述苯的氨基、硝基化合物的毒作用共同特点。

6. 试述生产性粉尘的特性及其卫生学意义。

7. 论述职业性肿瘤概念及其种类。

三、参考答案

(一)选择题

【A1型题】

1. D	2. C	3. C	4. D	5. D	6. A	7. E	8. E	9. B	10. A
11. D	12. B	13. D	14. D	15. B	16. E	17. E	18. C	19. E	20. C
21. E	22. E	23. C	24. E	25. E	26. B	27. E	28. A	29. D	30. C
31. D	32. C	33. B	34. A	35. B	36. C	37. B	38. A	39. C	40. D
41. A	42. B	43. C	44. B	45. A	46. B	47. D	48. C	49. A	50. C
51. D	52. C	53. E	54. B	55. A	56. E	57. C	58. C	59. E	60. A

61. B 62. C 63. D 64. D 65. D 66. E 67. B 68. B 69. A 70. C
71. E 72. C 73. B 74. B 75. D 76. C 77. A 78. D 79. D 80. B
81. A 82. C 83. E 84. B 85. B 86. D 87. A 88. E 89. E 90. E
91. E 92. A 93. B 94. A

【A2型题】
1. C 2. E 3. B 4. E 5. A 6. A 7. C 8. C 9. A 10. C
11. C 12. D 13. E 14. D 15. C 16. B 17. E 18. C 19. D 20. C
21. A 22. B 23. C 24. C 25. E

【A3型题】
1. C 2. B 3. B 4. A 5. B 6. D 7. B 8. B 9. C 10. D
11. D 12. D 13. A 14. B 15. B 16. D 17. A 18. D 19. D 20. A
21. B 22. C 23. A 24. C 25. B 26. A 27. C

【B1型题】
1. A 2. B 3. C 4. B 5. A 6. A 7. C 8. D 9. B 10. E
11. E 12. B 13. C 14. A 15. A 16. B 17. A 18. B 19. C 20. A
21. C 22. B 23. C 24. C 25. A 26. B 27. C 28. A 29. D 30. C
31. A 32. D

(二)名词解释

1. 职业卫生:指以职业人群和作业环境为对象,通过识别、评价、预测和控制不良职业环境中有害因素对职业人群健康的影响,早期检测、诊断、治疗和康复处理职业性有害因素所致健康损害或潜在健康危险,创造安全、卫生和高效的作业环境,从而达到保护和促进职业人群的健康,提高职业生命质量的目的。

2. 职业性有害因素:指在生产工艺过程、劳动过程和生产环境中产生和(或)存在的,对职业人群的健康、安全和作业能力可能造成不良影响的一切要素或条件的总称。

3. 生产性毒物:又称职业性毒物,是指生产过程中产生的,存在于工作环境中的毒物。

4. 职业性有害因素:指在一定条件下对劳动者的健康和劳动能力产生不同程度的损害。

5. 职业病:指职业性有害因素作用于人体的强度与时间超过一定限度,人体不能代偿其所造成的功能性或器质性病理改变,从而出现相应的临床征象,影响劳动能力。

6. 就业前健康检查:指对准备从事某种作业人员进行的健康检查,目的在于了解受检查者原来健康状况和各项基础,可发现职业禁忌证,防止接触劳动环境中的有害因素而使原有疾病加重、或对某种有害因素敏感而容易发生职业病。

7. 刺激性气体:是指对眼、呼吸道黏膜和皮肤具有刺激作用的一类有害气体。

8. 中毒性肺水肿:是指吸入高浓度刺激性气体后所引起的肺间质及肺泡腔液体过多积聚为特征的病理过程,是肺微血管通透性增加和肺部水运行动态失衡的结果。

9. 窒息性气体:是指被机体吸入后,可使氧的供给、摄取、运输和利用发生障碍,使全身组织细胞得不到或不能利用氧,而导致组织细胞缺氧窒息的有害气体的总称。

10. 热适应:是指人体在热环境工作一段时间后对热负荷产生的适应反应。

11. 中暑:是高温环境下由于热平衡和(或)水盐代谢紊乱等而引起的一种以中枢神经系统和(或)心血管系统障碍为主要表现的急性热致疾病。

12. 爆震性耳聋:在某些生产条件下,如进行爆破,由于防护不当或缺乏必要的防护设备,可因强烈爆炸所产生的振动波造成急性听觉系统的严重外伤,引起听力丧失,称为爆震性耳聋。

13. 运动病:亦称晕动病,该病系由不同方向的振动加速度反复过度刺激前庭器官所引起的一系列急性反应症状。

14. 职业中毒:劳动者在职业活动中组织器官受到工作场所毒物的毒作用而引起的功能性和(或)器质性疾病称为职业中毒。

15. 气溶胶:飘浮在空气中的粉尘、烟和雾,统称为气溶胶。

16. 铅线:铅中毒患者口腔卫生差者可在齿龈边缘见到约1mm蓝灰色线,称为铅线。

17. 赫恩氏小体:苯的氨基和硝基化合物在体内转化的中间产物作用于珠蛋白分子中的巯基,使珠蛋白变性而成。

18. 生产性粉尘:在生产过程中形成的并能较长时间飘浮在空气中的固体微粒。

19. 分散度:用粉尘颗粒大小的组成描述某一生产过程中物质被粉碎的程度。以粉尘粒径大小的数量或质量组成的百分比表示。

20. 呼吸性粉尘:5μm以下的粒子可到达呼吸道深部和肺泡区,称之为呼吸性粉尘。

21. 尘肺:由于在职业活动中长期吸入生产性粉尘并在肺内潴留而引起的以肺组织弥漫性纤维化为主的全身性疾病。

22. 速发型矽肺:少数接尘者由于持续吸入高浓度、高游离二氧化硅含量的粉尘,经1~2年即发病者,称为速发型矽肺。

23. 晚发型矽肺:有的工人在较短时间接触高浓度矽尘后,脱离矽尘作业,当时X线胸片未显示矽肺改变,若干年后发生矽肺,称为晚发型矽肺。

24. 石棉小体:由成纤维细胞等分泌胶原蛋白和黏多糖所形成的薄膜,将石棉纤维包裹而成,铁反应呈阳性。

25. 光敏性皮炎:发病必须具备两个条件,首先是皮肤接触到光敏性物质,再经日光或人工光源照射后才能发病,主要是中长波紫外线作用。

26. 电光性皮炎:指接触人工紫外线光源引起的皮肤急性炎症,是纯物理因素引起的,主要见于电焊工及其辅助人员。

27. 职业性致癌因素:指能引起职业性肿瘤的致病因素,包括化学、物理和生物性因素等,最常见的是化学性因素。

28. 确认致癌物:指在流行病学调查中已有明确的证据表明对人有致癌性的致癌物或生产过程。

29. 工作有关疾病:工作中接触的职业危害因素可以使职业人群中常见疾病的发病率增高,使潜伏期的疾病发作,使现患疾病病情加重,这类疾病统称为工作有关疾病。

30. 颈肩腕综合征:指与工作有关的以颈、肩、腕疼痛、不适及(或)功能障碍为主要特征的一类慢性肌肉骨骼损伤。

(三)简答题

1. 简述职业性损害的分类。

答:①职业病;②工作有关疾病;③职业性外伤。

2. 简述职业病特点。

答:①病因明确;②病因大多可以检测;③群发性;④早期诊断,合理处理,预后较好;⑤大多数职业病,目前尚缺乏特效治疗。

3. 简述职业病诊断的依据。

答：①职业接触史；②作业环境；③临床资料，如疾病史、体格检查、实验室检查。

4. 简述职业病预防的原则。

答：（1）三级预防：一级预防，又称病因预防；二级预防，又称临床前期预防；三级预防，又称临床预防。

（2）"安全第一，预防为主"原则。

5. 窒息性气体的分类。

答：按其作用机制不同分为两大类：①单纯窒息性气体；②化学窒息性气体。

按其中毒机制不同又分为两类：①血液窒息性气体；②细胞窒息性气体。

6. 高温作业的类型及主要特点。

答：（1）干热作业（高气温、强辐射）气象特点是气温高、热辐射强度大，而相对湿度较低，形成干热环境。

（2）湿热作业（高气温、高气湿）其气象特点是高气温、气湿，而热辐射强度不大。

（3）夏季露天作业此类作业除气温高、太阳热辐射强外，劳动者还受到被加热的地面和周围物体的二次热辐射作用。

7. 中暑的类型。

答：按发病机制临床上将中暑分为三种类型，即热射病、热痉挛和热衰竭。

8. 噪声所致的听觉系统损伤。

答：（1）暂时性听阈位移：人接触噪声后引起听阈变化，脱离噪声环境后经过一段时间听力可恢复到原来水平。根据变化程度不同分为听觉适应和听觉疲劳。

（2）永久性听阈位移：随着接触噪声时间的延长，在前一次接触噪声引起的听力改变尚未完全恢复前再次接触噪声，使听觉疲劳逐渐加重，听力改变不能恢复而成为永久性听阈位移。

（3）爆震性耳聋：在某些生产条件下，如进行爆破，由于防护不当或缺乏必要的防护设备，可因强烈爆炸所产生的振动波造成急性听觉系统的严重外伤，引起听力丧失，称为爆震性耳聋。

9. 放射防护三原则。

答：①任何照射必须具有正当理由；②防护应当实现最优化；③应当遵守个人剂量限值的规定。

10. 简述慢性汞中毒的临床表现。

答：①神经衰弱综合征；②震颤；③口腔-牙龈炎。

11. 简述硅沉着病的病理改变分型。

答：①结节型；②弥漫性间质纤维化型；③矽性蛋白沉积型；④团块型。

12. 简述生产性粉尘对人体的致病作用。

答：（1）局部作用。

（2）呼吸系统疾患：包括尘肺、粉尘沉着症和有机粉尘引起的肺部病变。

（3）急慢性中毒。

（4）呼吸系统肿瘤。

（5）粉尘性支气管炎、肺炎、支气管炎哮喘等。

13. 简述影响矽肺发病的主要因素。

答：矽肺的发病与粉尘中游离二氧化硅的含量和类型、现场粉尘浓度和分散度、矽尘作业的工龄、防护措施密切相关。此外,个体因素如年龄、营养、个人卫生习惯以及呼吸道疾患,特别是肺结核均影响矽肺发病。

14. 简述硅酸盐肺的特点。

答:(1)病理改变主要表现为弥漫性肺间质纤维化,组织切片中可见含铁小体。

(2)胸部X线表现以不规则小阴影为主。

(3)自觉症状和体征一般较明显,肺功能改变出现较早,早期为气道阻塞和肺活量下降,晚期出现"限制性综合征",气体交换功能障碍。

(4)气管炎、肺部感染和胸膜炎等合并症多见,肺结核合并率较硅沉着病低。

15. 简述防尘措施"八字方针"的内容。

答:防尘八字经验"革、水、密、风、护、管、教、查"。革-改革工艺和革新生产设备;水-湿式作业;密-密闭尘源;风-抽风除尘;护-个体防护;管-防尘设备的维护管理和防尘管理制度的落实;教-宣传教育;查-健康检查。

16. 简述职业性肿瘤的特点。

答:①潜伏期较长;②有一定的阈值;③存在剂量-反应关系;④接触明确的致癌因素;⑤有一定好发部位;⑥同一致癌物可引起不同部位肿瘤。

17. 简述常见工作有关疾病有哪些。

答:①腰背痛;②腕管综合征;③颈肩综合征。

(四)论述题

1. 论述职业性有害因素的概念及其分类。

答:职业性有害因素是指在生产工艺过程、劳动过程和生产环境中产生和(或)存在的,对职业人群的健康、安全和作业能力可能造成不良影响的一切要素或条件的总称,按其来源可分为三类:

(1)生产工艺过程中产生的有害因素:①化学因素;②物理因素;③生物因素。

(2)劳动过程中的有害因素:①劳动组织和制度不合理,劳动作息制度不合理等;②劳动强度过大或生产定额不当,如安排的作业与劳动者生理状况不相适应等;③精神(心理)性职业紧张;④个别器官或系统过度紧张,如视力紧张等;⑤长时间处于不良体位或姿势,或使用不合理的工具等。

(3)生产环境中的有害因素:①自然环境中的因素;②厂房建筑布局不合理,工作场所缺乏卫生防护设施;③由不合理生产过程所导致的环境污染。

2. 论述发生窒息性气体事故的主要原因及预防措施。

答:窒息性气体事故的主要原因是:设备缺陷与发生跑、冒、滴、漏;缺乏安全作业规程或违章操作;家庭室内用煤炉取暖而未能良好通风。

预防窒息性气体中毒的重点在于:

(1)严格管理制度,制订并严格执行安全操作规程。

(2)定期设备检修,防止跑、冒、滴、漏。

(3)窒息性气体环境设置警示标识,装置自动报警设备,如一氧化碳报警器等。

(4)加强卫生宣教,做好上岗前安全与健康教育,普及急救互救知识和技能训练。

(5)添置有效防护面具,并定期维修与效果检测。

(6)高浓度或通风不良的窒息性气体环境作业或抢救,应先进行有效的通风换气,通风量不少于环境容量的三倍,佩戴防护面具,并有人保护。

3. 论述氨基甲酸酯类农药与有机磷农药毒作用机制的不同之处。

答: 氨基甲酸酯类农药对动物和人的急性毒作用机制是抑制体内的胆碱酯酶,与有机磷农药不同之处在于:

(1)该类农药进入体内后大多不需经代谢转化而直接抑制胆碱酯酶,即以整个分子与酶形成疏松的复合物。

(2)与乙酰胆碱酯酶的结合是可逆的,逆转后能重新获得有活性的酶。

(3)多数氨基甲酸酯对红细胞胆碱酯酶的亲和力明显大于血浆胆碱酯酶,故其中毒程度与红细胞胆碱酯酶受抑制程度明显相关。

(4)肟类复能剂可以影响氨基甲酰化胆碱酯酶复能。

4. 论述铅中毒对卟啉代谢和血红素合成的影响及其临床意义。

答: 铅通过抑制 δ-氨基-γ-酮戊酸脱水酶(ALAD)和血红素合成酶来影响卟啉代谢和血红素合成。

(1)ALAD受抑制后,δ-氨基-γ-酮戊酸(ALA)形成胆色素原受阻,血ALA增加并由尿排出。

(2)血红素合成酶受抑制后,二价铁离子不能和原卟啉Ⅸ结合,使血红素合成障碍,同时红细胞游离原卟啉(FEP)增加,使体内的Zn离子被络合于原卟啉Ⅸ,形成锌原卟啉(ZPP),造成ZPP增加。

(3)铅还可抑制 δ-氨基-γ-酮戊酸合成酶(ALAS)。

5. 论述苯的氨基、硝基化合物的毒作用共同特点。

答: ①形成高铁血红蛋白; ②溶血作用; ③肝脏毒性; ④泌尿系统损害; ⑤皮肤黏膜损害和致敏作用; ⑥晶体损害; ⑦致癌作用。

6. 试述生产性粉尘的特性及其卫生学意义。

答:(1)粉尘的化学组成: 含有不同成分的粉尘,其对人体危害不同。

(2)浓度和暴露时间: 粉尘浓度越高,暴露时间越长,进入人体内的粉尘剂量越大,对人体的危害就越大。

(3)粉尘的分散度: 分散度愈高,吸入量愈多,对人体危害愈严重。

(4)硬度: 硬度越大的粉尘,对呼吸道黏膜和肺泡的物理损伤越大。

(5)溶解度: 有毒粉尘溶解度越高毒作用越强。

(6)荷电性: 荷电尘粒在呼吸道内易被阻留。

(7)爆炸性。

7. 论述职业性肿瘤概念及其种类。

答: 职业性肿瘤是指在工作环境中长期接触致癌因素,经过较长的潜伏期而患某种特定肿瘤,又称职业癌。职业肿瘤有11种,分别为: 石棉所致肺癌、间皮瘤,联苯胺所致膀胱癌,苯所致白血病,氯甲醚、双氯甲醚所致肺癌,砷及其化合物所致肺癌、皮肤癌,氯乙烯所致肝血管肉瘤,焦炉逸散物所致肺癌,六价铬化合物所致肺癌,毛沸石所致肺癌、胸膜间皮瘤,煤焦油、煤焦油沥青、石油沥青所致皮肤癌,β-萘胺所致膀胱癌。

(王美林　陈　杰　郝长付　董　静)

第四章 食物与健康

一、学习要点及内容要点

(一)学习要点

1. **掌握** 必需氨基酸,限制性氨基酸、蛋白质互补作用;蛋白质的营养评价;蛋白质、脂类和碳水化合物的膳食来源和参考摄入量;维生素A、维生素D、维生素B_1、维生素B_2和维生素C的膳食来源与缺乏病;钙、铁、锌的膳食来源与缺乏病;营养素参考摄入量的基本概念;营养调查和营养评价的基本方法;合理营养和膳食平衡宝塔的基本概念;理想体重和体质指数的概念;孕妇、乳母的营养需要;婴幼儿的营养需要和膳食原则;老年人的营养需要;肥胖的定义和营养膳食防治原则;各种膳食营养素与动脉粥样硬化的关系;糖尿病的营养防治;肿瘤的营养防治原则;食品安全、食物腐败变质、食物中毒、保健食品和转基因食品等基本概念;评价食品卫生质量的细菌污染指标及其意义;黄曲霉毒素和N-亚硝基化合物的毒性、对食品的污染及其预防措施;细菌性食物中毒流行病学特点、中毒原因和发生机理;常见细菌性食物中毒、真菌性食物中毒、有毒动植物食物中毒和化学性食物中毒的流行病学特点、临床表现和预防措施。

2. **熟悉** 蛋白质、脂类、碳水化合物、维生素和矿物质的基本生理功能;膳食纤维的概念和功能,合理营养的基本概念和要求;维生素B_6和叶酸的生理功能、膳食来源和营养缺乏病;合理膳食的基本要求;膳食结构的概念;妊娠期营养对母体和胎儿的影响;婴幼儿科学喂养的方法;老年人膳食原则;肥胖的发生机制、影响因素及分类;动脉粥样硬化的营养防治原则;营养因素对糖尿病的影响;膳食各种营养素与肿瘤发生的关系;常见食品的主要卫生学问题;常见农药与兽药、有毒重金属及多环芳烃等化学污染物的来源及对健康的危害;食品添加剂的使用要求;常见细菌性食物中毒、真菌性食物中毒、有毒动植物食物中毒、化学性食物中毒的中毒机理。

3. **了解** 中国居民膳食指南的内容;中国食物与营养发展纲要;医院膳食的特点、种类和适用对象;围术期患者营养;肠内肠外营养的适应证和禁忌证;肠内肠外营养制剂;妊娠期生理特点以及妊娠期营养对母体和胎儿的影响;婴幼儿生理特点;老年人的生理代谢特点;肥胖的流行病学、预防和治疗;食物中的致癌因素与抗癌因素;食品安全风险评估;食品添加剂的分类及安全性评价;我国保健食品的卫生监督与管理;转基因食品的安全性评价及安全管理。

(二)内容要点

1. 营养与健康

(1)基本概念:必需氨基酸,必需脂肪酸,维生素和矿物质,合理营养,膳食指南,营养素参考摄入量。

(2)重点内容:蛋白质、脂类、碳水化合物、维生素和矿物质的膳食来源、营养缺乏相关疾病,合理营养及营养调查和营养评价。

2. 特殊生理状况人群营养

(1)基本概念:妊娠期生理特点,妊娠期营养对母体和胎儿的影响,孕妇、乳母的营养需要和膳食原则；婴幼儿营养需要，婴幼儿喂养的膳食原则；老年人营养需要，老年人的膳食原则。

（2）重点内容：孕妇、乳母的营养需要和膳食原则；婴幼儿营养需要；老年人的营养需要。

3. 营养膳食与相关疾病

（1）基本概念：肥胖，动脉粥样硬化，糖尿病，肿瘤。

（2）重点内容：判定肥胖的标准，肥胖的定义和营养膳食防治原则；各种膳食营养素与动脉粥样硬化的关系，动脉粥样硬化的营养防治原则；糖尿病的营养防治，营养因素对糖尿病的影响；肿瘤与膳食因素的关系及膳食防治原则，食物中的致癌因素与抗癌因素。

4. 临床营养

（1）基本概念：常规膳食，治疗膳食，试验膳食，肠内营养，肠外营养。

（2）重点内容：医院膳食的分类、特点与适用对象；肠内肠外营养制剂、适应证与禁忌证，围术期营养。

5. 食品安全

（1）基本概念：食品安全、食品污染、食品添加剂、保健食品、转基因食品。

（2）重点内容：常见食品的微生物污染（细菌污染、黄曲霉毒素）、常见食品的化学污染对人体健康的危害及预防；常见植物性食品、动物性食品及油脂在加工、运输、贮存、销售过程中受到的各类污染。

6. 食源性疾病

（1）基本概念：食源性疾病、食物中毒。

（2）重点内容：食物中毒的分类与特点；细菌性食物中毒的类型、发病原因及中毒特点；引起常见细菌性食物中毒、真菌性食物中毒、有毒动植物食物中毒、化学性食物中毒的化学成分，人类食物中毒的主要症状及预防措施；食物中毒流行病学调查与技术处理总则。

二、习题

（一）选择题

【A1型题】

单句型最佳选择题：每一道试题下面有A、B、C、D、E五个备选答案，请从中选择一个最佳答案。

1. 以下食物中，可作为膳食钙优质来源的食物是

　　A. 牛奶　　　　B. 水果　　　　C. 谷类　　　　D. 猪肝　　　　E. 芹菜

2. 下列哪类食物富含维生素C

　　A. 谷类　　　　B. 油脂类　　　C. 奶类　　　　D. 水果类　　　E. 肉类

3. 膳食中长期缺乏下列哪种元素，可增加龋齿的发病率

　　A. 铜　　　　　B. 氟　　　　　C. 铁　　　　　D. 铬　　　　　E. 硒

4. 果胶是一种可溶性膳食纤维，下列哪种食物含量比较丰富

　　A. 谷类　　　　B. 水果　　　　C. 禽畜肉　　　D. 乳类　　　　E. 海产鱼类

5. 以下属于膳食维生素C长期缺乏的临床表现的是

　　A. 牙龈肿胀出血　　　　　B. 夜盲　　　　　　　C. 毛囊角化

　　D. "三D"症状　　　　　　E. 地图舌

6. 合理膳食中饱和脂肪酸、单不饱和脂肪酸和多不饱和脂肪酸的适宜比例为

　　A. 1：1：2　　　B. 1：1：1　　　C. 2：1：1　　　D. 1：2：2　　　E. 1：2：1

7. 下列关于花生四烯酸的叙述, **不正确**的是
   A. 是n-6系脂肪酸　　　　　　　　B. 可从亚油酸合成
   C. 是细胞膜的重要成分　　　　　　D. 是合成前列腺素的前体物
   E. 是n-3系脂肪酸

8. 以下豆类食物中, 可作为优质蛋白来源的是
   A. 绿豆　　　　B. 黄豆　　　　C. 豌豆　　　　D. 芸豆　　　　E. 红小豆

9. 食物蛋白质的氨基酸模式最接近人体需要的是
   A. 猪肉　　　　B. 牛肉　　　　C. 大豆　　　　D. 牛奶　　　　E. 鸡蛋

10. 以下食物中油脂含量最高的是
    A. 山核桃　　　B. 绿豆　　　　C. 栗子　　　　D. 银杏　　　　E. 瘦猪肉

11. 维生素A缺乏所造成的缺乏症为
    A. 夜盲症　　　B. 脚气病　　　C. 癞皮病　　　D. 坏血病　　　E. 呆小症

12. 1g碳水化合物在体内燃烧, 可释放多少千卡能量
    A. 4　　　　　B. 9　　　　　C. 16.7　　　　D. 39.7　　　　E. 7

13. 可促进膳食钙吸收的因素是
    A. 维生素C　　B. 维生素D　　C. 维生素A　　D. 植酸　　　　E. 草酸

14. 合理膳食中蛋白质供给量占膳食总能量的适宜比例是
    A. 8%　　　　B. 12%　　　　C. 20%　　　　D. 30%　　　　E. 40%

15. 下列哪类食物的胆固醇含量最高
    A. 乳和乳制品　B. 水果　　　　C. 瘦肉　　　　D. 蔬菜　　　　E. 鸡蛋

16. 在以下食物中, 胆固醇含量最低的油脂是
    A. 鱼油　　　　B. 猪油　　　　C. 牛油　　　　D. 羊油　　　　E. 橄榄油

17. 谷类食物的第一限制性氨基酸是
    A. 谷氨酸　　　B. 胱氨酸　　　C. 半胱氨酸　　D. 赖氨酸　　　E. 蛋氨酸

18. 儿童佝偻病与下列哪种营养素长期缺乏有关
    A. 维生素A　　B. 核黄素　　　C. 硫胺素　　　D. 维生素E　　E. 维生素D

19. 限制性氨基酸是指
    A. 氨基酸分较高的氨基酸　　　　　B. 氨基酸分较低的氨基酸
    C. 氨基酸分较高的必需氨基酸　　　D. 氨基酸分较低的必需氨基酸
    E. 以上都不是

20. 眼干燥症可由下列哪种营养素长期缺乏引起
    A. 维生素C　　B. 维生素D　　C. 维生素A　　D. 维生素E　　E. 核黄素

21. 膳食长期缺乏下列哪种营养素, 可引起贫血
    A. 铁　　　　　B. 锌　　　　　C. 碘　　　　　D. 硒　　　　　E. 钙

22. 下列哪种营养素长期缺乏与儿童侏儒症有关
    A. 铁　　　　　B. 锌　　　　　C. 碘　　　　　D. 硒　　　　　E. 钙

23. 关于膳食胆固醇的摄入量, 下列说法正确的是
    A. 健康成年人不宜超过300mg/d　　B. 健康成年人至少摄入300mg/d
    C. 健康成年人不宜超过600mg/d　　D. 健康成年人至少摄入600mg/d
    E. 以上说法都不对

24. 下列指标中,**不用作**食物蛋白质利用率评价的指标是
　　A. 生物价　　　　　　　B. 功效比值　　　　　　　C. 净利用率
　　D. 氨基酸评分　　　　　E. 氨基酸模式

25. 可消化碳水化合物的生理功能**不包括**
　　A. 提供和储存能量　　　B. 参与构成机体组织　　　C. 抗生酮作用
　　D. 节约蛋白质作用　　　E. 预防慢性病

26. 婴儿辅食中,开始添加富含铁的食物的最佳时间是
　　A. 出生后4周　　　　　B. 出生后8周　　　　　　　C. 出生后4个月
　　D. 出生后8个月　　　　E. 出生后10个月

27. 完全人工喂养婴儿最宜选用
　　A. 婴儿配方奶粉　　　　B. 脱脂奶粉　　　　　　　C. 全脂奶粉
　　D. 酸奶　　　　　　　　E. 鲜牛奶

28. 孕妇维生素D缺乏常见的表现为
　　A. 佝偻病　　　　　　　B. 骨性关节炎　　　　　　C. 骨质疏松症
　　D. 自发性骨折　　　　　E. 骨软化症

29. 下列可引起孕妇巨幼红细胞贫血的是
　　A. 蛋白质摄入不足　　　B. 铁缺乏　　　　　　　　C. 叶酸缺乏
　　D. 叶酸过多　　　　　　E. 维生素B_2缺乏

30. 母乳中含量最低的营养素是
　　A. 钙和维生素A　　　　B. 钙和维生素D　　　　　C. 铁和维生素A
　　D. 铁和维生素D　　　　E. 维生素A和维生素D

31. 我国营养学会建议孕中期、晚期钙的RNI在同龄人群参考基础上额外增加
　　A. 200mg/d　　B. 100mg/d　　C. 150mg/d　　D. 50mg/d　　E. 250mg/d

32. 母乳是几个月以内婴儿最适宜的天然食物
　　A. 1~3　　　B. 3~4　　　C. 4~6　　　D. 6~8　　　E. 3~8

33. 过渡乳中的含量逐渐增多的物质是
　　A. 免疫球蛋白和蛋白质　　B. 乳铁蛋白和蛋白质　　　C. 免疫球蛋白和乳糖
　　D. 乳铁蛋白和乳糖　　　　E. 乳糖和脂肪

34. 几乎不能通过乳腺,母乳中的含量很低,因此需注意适量补充的维生素是
　　A. 维生素A　　B. 维生素B_1　　C. 维生素C　　D. 维生素D　　E. 维生素E

35. 采用体质指数(BMI)法判定肥胖时,我国的标准是
　　A. BMI≥23　　B. BMI≥24　　C. BMI≥25　　D. BMI≥26　　E. BMI≥28

36. 下列哪种方法一般**不单独**作为判定肥胖的标准
　　A. 体质指数法　　　　　B. 腰围和臀围比　　　　　C. 皮褶厚度法
　　D. 身高标准体重法　　　E. 体重法

37. 摄入过多,可以直接转化成内源性甘油三酯,容易引起高甘油三酯血症的碳水化合物是
　　A. 单糖　　　　　　　　B. 双糖　　　　　　　　　C. 单糖与双糖
　　D. 多糖　　　　　　　　E. 单糖,双糖与多糖

38. 能够吸附胆酸,使脂肪和胆固醇吸收率下降,具有降低血脂作用的是
　　A. 单糖　　　B. 寡糖　　　C. 淀粉　　　D. 双糖　　　E. 膳食纤维

39. 可作为引起动脉粥样硬化独立危险因素的是
    A. 高同型半胱氨酸血症　　B. 高钠饮食　　　　　　C. 高钙饮食
    D. 饱和脂肪酸　　　　　　E. 不饱和脂肪酸

40. 糖尿病营养支持的目标**不包括**
    A. 保持理想的代谢值,包括血糖、血脂和血压
    B. 预防和治疗糖尿病慢性并发症
    C. 通过健康意识治疗和运动,改善营养状况
    D. 依照个体状况和文化差异,尊重个人意愿,调整营养需求
    E. 摄入保健食品,避免消瘦

41. 关于糖尿病食谱编制方法说法**错误**的是
    A. 糖尿病食谱编制方法包括细算法、食物交换法和统一菜肴法
    B. 食物交换法是国内外普遍采用的方法
    C. 统一菜肴法是国内外普遍采用的方法
    D. 统一菜肴法主要用于医院营养师,有利于统一安排,简化工作
    E. 糖尿病患者的饮食治疗应强调个体化,随时进行必要的调整

42. 下列关于脂类与动脉粥样硬化关系叙述**错误**的是
    A. 饱和脂肪酸的摄入量与动脉粥样硬化呈正相关
    B. 饱和脂肪酸被认为是膳食中使血清胆固醇含量升高的主要脂肪酸
    C. 富含单不饱和脂肪酸的油脂,可以降低LDL-C和TG
    D. 多不饱和脂肪酸具有良好的改善血脂的作用,应能在脂类所应占能量供给范围内,尽可能多的食用
    E. 胆固醇摄入过多可使血中胆固醇含量升高,是导致AS的主要危险因素

43. 动脉粥样硬化的营养防治措施**不包括**
    A. 限制总能量摄入,保持理想体重　　　B. 限制脂肪和胆固醇摄入
    C. 提高植物性蛋白的摄入,少吃甜食　　D. 保证充足的膳食纤维摄入
    E. 增加营养补充剂的摄入

44. 营养与肿瘤发生的关系叙述**不正确**的是
    A. 能量摄入过多,超重、肥胖者罹患乳腺癌的机会高于体重正常者
    B. 蛋白质摄入过低或过高都有可能促进肿瘤的生长
    C. 脂肪的总摄入与乳腺癌、结肠癌、前列腺癌的发病率、死亡率呈正相关,而与胃癌呈负相关
    D. 维生素A及β胡萝卜素摄入量和肺癌、胃癌等肿瘤呈正相关
    E. 高钙高维生素D膳食与肠癌发病率呈负相关

45. 食物中的致癌物**不包括**
    A. 黄曲霉素　　　　　　　　　B. N-亚硝基化合物、多环芳烃类化合物
    C. 杂环胺类化合物　　　　　　D. 食物中残留的农药
    E. 龙葵碱

46. 在B族维生素中对免疫功能的影响最突出的是
    A. 维生素B_2　　B. 维生素B_1　　C. 维生素B_5　　D. 维生素B_{12}　　E. 维生素B_6

47. 食物中的抗癌因素**不包括**

A. 维生素、矿物质　　　　　B. 膳食纤维、菌多糖　　　　C. 黄酮类化合物

D. 大蒜素　　　　　　　　　E. 优质蛋白质

48. 关于肥胖的病因及相关危险因素叙述**不包括**

A. 遗传因素　　B. 年龄和性别　　C. BMI≥30　　　D. 营养因素　　E. 经济因素

49. 预防癌症的膳食行为**不包括**

A. 食物多样　　　　　　　　B. 限酒　　　　　　　　　　C. 控盐

D. 戒烟　　　　　　　　　　E. 易腐败食品冷藏保存

50. 下列关于肥胖症的饮食治疗与预防原则,哪些是**不正确**的

A. 控制能量摄入

B. 控制产能营养素的摄入

C. 应供给充足的矿物质、维生素

D. 补钾、铁等有助于减肥,而且还能改善代谢紊乱,促进机体物质代谢途径所涉及的基因表达

E. 补充某些植物化学物

51. 在临床营养所使用的膳食中,限制蛋白质膳食主要适用与下列哪种类型的患者

A. 肾脏疾病和心脏病患者　　　　　　　B. 心脏病患者和肝脏疾病患者

C. 肾脏疾病和肝脏疾病患者　　　　　　D. 肝脏疾病和胃肠道疾病患者

E. 胃肠道疾病患者和肾脏疾病患者

52. 医院膳食一般包括常规膳食、治疗膳食和下列哪种膳食

A. 高蛋白膳食　　　　　　　B. 控盐膳食　　　　　　　　C. 低脂膳食

D. 患者膳食　　　　　　　　E. 试验膳食

53. 《中华人民共和国食品安全法》是从何年何月何日开始实施的

A. 2006年9月1日　　　　　B. 2008年9月1日　　　　　C. 2009年6月1日

D. 2010年3月15日　　　　　E. 2008年6月1日

54. 可作为肠道致病菌污染食品的指示菌为

A. 沙门菌　　　　　　　　　B. 弧菌　　　　　　　　　　C. 大肠菌群

D. 葡萄球菌　　　　　　　　E. 双歧杆菌

55. 鲜蛋的化学性污染主要是

A. 汞　　　　　　　　　　　B. 铅　　　　　　　　　　　C. N-亚硝基化合物

D. 沙门氏菌　　　　　　　　E. 有机磷

56. 放置过久的煮熟蔬菜,以下哪种有害物质的含量会明显增加

A. 无机盐　　　　　　　　　B. 有机磷　　　　　　　　　C. 霉菌毒素

D. 亚硝酸盐　　　　　　　　E. 肠毒素

57. 黄曲霉毒素中,毒性和致癌性最强的是

A. AFM_1　　　B. AFG_1　　　C. AFM_2　　　D. AFB_1　　　E. AFB_2

58. 对有毒金属铅最敏感的人群是

A. 老人　　B. 男性　　C. 儿童　　D. 女性　　E. 成人

59. 骨痛病是由于环境哪一种物质污染通过食物链而引起的人体慢性中毒

A. 汞　　B. 镉　　C. 铅　　D. 砷　　E. 铬

60. 苯并芘含量较高的食品是

A. 奶制品　　　　B. 动物油　　　　C. 熏制食品　　　　D. 腌制食品　　　　E. 贝壳类食品

61. 死畜肉外观通常呈现

A. 鲜红色　　　　B. 暗红色　　　　C. 暗绿色　　　　D. 灰白色　　　　E. 浅黄色

62. 棉籽油的主要卫生问题是

A. 黄曲霉毒素　　　　　　　B. 芥酸　　　　　　　　　C. 游离棉酚

D. 反式脂肪酸　　　　　　　E. 硫氰化物

63. 食用油脂酸败的主要原因是

A. 微生物酶分解　　　　　　B. 油脂水解　　　　　　　C. 自动氧化

D. 细菌污染　　　　　　　　E. 金属离子的混杂

64. 食品添加剂使用时应符合的基本要求正确的是

A. 不应对人体产生任何健康危害

B. 不应掩盖食品腐败变质

C. 在达到预期目的的前提下尽可能降低在食品中的使用量

D. 不应降低食品本身的营养价值

E. 以上都是

65. 国家食品药品监督管理局目前公布的保健食品功能共有多少种

A. 27项　　　　B. 29项　　　　C. 19项　　　　D. 37项　　　　E. 49项

66. 下列关于保健食品的描述,正确的是

A. 以治疗疾病为目的食品

B. 由国家有关部门批准生产的药品,可以申请《保健食品批准证书》

C. 保健食品的标签、说明书应当载明适宜人群、不适宜人群

D. 在标签或说明书中只能宣传1~2种疗效作用

E. 营养补充剂类不属于保健食品

67. 以下属于食物中毒的是

A. 吃腐败变质的鱼而引起的恶心、呕吐

B. 暴饮暴食引起的急性胃肠炎

C. 寄生虫病

D. 痢疾

E. 多次摄入某些有毒有害物质而引起的以慢性毒害为主要特征的疾病

68. 以下**不属于**食物中毒的发病特点是

A. 发病曲线呈突然上升趋势　　　　　　　B. 发病与特定食物有关

C. 中毒患者的临床表现相似　　　　　　　D. 能造成人与人之间的传染

E. 发病潜伏期短

69. 无论发生次数还是中毒人数,在我国占食物中毒总数第一位的是

A. 化学性食物中毒　　　　B. 细菌性食物中毒　　　　C. 真菌性食物中毒

D. 有毒动物中毒　　　　　E. 有毒植物中毒

70. 属于感染型和毒素型协同作用的细菌性食物中毒是

A. 变形杆菌食物中毒　　　　　　　　B. 李斯特菌食物中毒

C. 沙门菌食物中毒　　　　　　　　　D. 金黄色葡萄球菌食物中毒

E. 副溶血性弧菌食物中毒

71. 金黄色葡萄球菌食物中毒的潜伏期一般为
    A. 30分钟~1小时　　　　B. 2~5小时　　　　　　C. 6~12小时
    D. 14~24小时　　　　　 E. 48~72小时

72. "神奈川试验"阳性的病原菌是
    A. 葡萄球菌　　　　　　B. 沙门菌　　　　　　　C. 肉毒梭菌
    D. 副溶血性弧菌　　　　E. 变形杆菌

73. 副溶血性弧菌属于下列哪一类细菌
    A. 喜温　　　B. 喜盐　　　C. 喜酸　　　D. 喜冷　　　E. 喜强碱

74. 霉变甘蔗的产毒真菌为甘蔗节菱孢霉,所产生的毒素为
    A. 赭曲霉毒素　　　　　B. 伏马菌素　　　　　　C. 脱氧雪腐镰刀菌烯醇
    D. 3-硝基丙酸　　　　　E. T-2毒素

75. 毒蕈中毒的常见原因
    A. 储藏时间过久　　　　B. 加热不充分　　　　　C. 有害化学物质污染
    D. 霉变　　　　　　　　E. 误食

76. 河豚中河豚毒素毒性最大的器官是
    A. 肌肉　　　B. 卵巢　　　C. 皮肤　　　D. 肝脏　　　E. 眼球

77. 食用河豚发生食物中毒是由于下列哪一项引起
    A. 腐败菌污染　　　　　B. 河豚含有的组胺　　　C. 河豚中的毒素
    D. 海水被"三废"污染　　E. 寄生虫感染

78. 人体内合成亚硝胺的主要场所是
    A. 口腔和胃　　B. 肝脏　　C. 小肠　　D. 膀胱　　E. 大肠

79. 亚硝酸盐急性中毒的机理是
    A. 形成亚硝胺　　　　　　　　　　B. 使亚铁血红蛋白氧化为高铁血红蛋白
    C. 转化为硝酸盐　　　　　　　　　D. 激活中枢神经系统
    E. 抑制乙酰胆碱酯酶

80. 我国已禁止使用的农药
    A. 有机磷　　　　　　　B. 有机氯　　　　　　　C. 氨基甲酸酯类
    D. 氨基糖苷类　　　　　E. 拟除虫菊酯类

81. 由食品污染引起的食物中毒是
    A. 木薯中毒　　　　　　B. 河豚中毒　　　　　　C. 发芽马铃薯中毒
    D. 肉毒中毒　　　　　　E. 毒蕈中毒

【A2型题】
病例摘要型最佳选择题:每一道试题是以一个小案例出现的,其下面都有A、B、C、D、E五个备选答案,请从中选择一个最佳答案。

1. 某2岁幼儿,出现皮肤粗糙、夜间不敢走路,且总爱揉眼睛的症状,据此判断,很可能是膳食中长期缺乏下列哪种营养素所致
    A. 蛋白质　　B. 维生素A　　C. 钙　　　　D. 维生素D　　E. 必需脂肪酸

2. 某3岁幼儿,夜间惊醒后啼哭不止、盗汗,囟门未闭合,据此,可判断该儿童很可能是
    A. 克汀病　　B. 坏血病　　C. PEM　　　D. 佝偻病　　E. 夜盲症

3. 某幼儿园生活老师注意到该班一儿童食欲较差,不爱吃饭,课外活动在地上捡拾粉笔头

吃,与家长沟通后得知其在外玩耍时还爱吃地上捡起来的小石子,那么该老师应该建议该儿童进行以下哪种营养素的检测

  A. 维生素A B. 维生素C C. 钙   D. 铁   E. 锌

 4. 胎儿神经管畸形是常见的胎儿先天畸形,为了预防其发生应该补充的是

  A. 蛋白质 B. 维生素E C. 叶酸   D. 维生素B_{12} E. 钙

 5. 乳母的合理膳食原则应充分考虑其营养需要特点,下列哪一项是**错误**的

  A. 食物品种多样化,数量充足   B. 蛋白质应全部来源于优质蛋白质

  C. 多摄入含钙丰富的食品   D. 多吃新鲜蔬菜和水果

  E. 少吃盐、腌制品和刺激性强的食物

 6. 某6月龄婴儿,完全人工喂养,所用奶粉一直购自某个体商贩,近来发现其哭闹不安,体重不增,且表现头大、身长短小;经检查发现其体重低于参考标准体重中位数的60%以下,血浆白蛋白明显低于正常,此患儿最可能发生的是

  A. 克汀病   B. 夜盲症   C. 脚气病

  D. 蛋白质—能量营养不良 E. 先天性苯丙酮尿症

 7. 膳食纤维可改善多种疾病的状况,**除外**

  A. 糖尿病   B. 肥胖   C. 胃肠道疾病

  D. 心血管疾病   E. 泌尿系统疾病

 8. 老年期的生理特点与成年期相比有较大变化,下列相关描述**不正确**的是

  A. 免疫功能下降   B. 体内氧化损伤加重

  C. 消化系统功能减退   D. 体脂增加、瘦体组织减少

  E. 合成代谢增加、分解代谢降低

 9. 肥胖治疗原则是达到能量负平衡,促进脂肪分解,下列关于控制成年肥胖者总能量摄入的叙述中,**错误**的是

  A. 能量摄入控制在1000kcal/d左右 B. 脂肪供能占总能量的10%

  C. 少吃肥肉和荤油   D. 每日食物总摄入量控制在300g以内

  E. 多吃含纤维丰富的食物

 10. 大量流行病学研究表明,膳食脂类的摄入量与动脉粥样硬化密切相关,在动脉粥样硬化的营养防治原则中,关于脂类摄入量的叙述,下列**错误**的是

  A. 控制总脂肪的摄入量

  B. 限制胆固醇的摄入量

  C. 限制饱和脂肪酸的摄入量

  D. 适当增加单不饱和脂肪酸和多不饱和脂肪酸的摄入量

  E. 限制磷脂的摄入量

 11. 我国一些大中城市巨大儿(体重>4000g)发生率呈逐渐上升趋势,巨大儿不仅在分娩中易造成产伤,给分娩带来困难,还可能与下列哪种成年后慢性病的发生密切相关

  A. 骨质疏松 B. 骨软化病 C. 慢性结肠炎 D. 痛风   E. 糖尿病

 12. 食品从生产、加工、贮存、运输、销售、烹调直至餐桌的各个环节,都有可能受到某些有毒有害物质污染,下列选项中哪一项**不是**上述环节中的污染物

  A. 二甲基亚硝胺 B. 多环芳烃   C. 河豚毒素

  D. 黄曲霉素   E. 大肠杆菌

13. 多家知名"鸭脖子"被国家质检总局检查出大肠杆菌明显超标。对此以下说法**错误**的是
    A. 该食品中的细菌含量是评价食品卫生质量的重要指标
    B. 因绝大多数大肠杆菌属致病菌,故摄入该食品会对人体健康产生较大危害
    C. 抵抗力较弱的消费者在不慎食用了该食物后,可能会引起腹泻、呕吐等胃肠道疾病
    D. 食品可能受到粪便污染
    E. 食品可能受到肠道致病菌的污染

14. 发生于20世纪40年代的日本"黄变米"事件,是因为食用了被哪种霉菌污染的大米而引起的食物中毒
    A. 青霉菌　　B. 黄曲霉　　C. 镰刀菌　　D. 绿色木霉　　E. 漆斑菌

15. 皮蛋是人们喜爱的蛋制品,但传统制作工艺中容易造成某种重金属的污染,对消费者的健康构成威胁,这种重金属是
    A. 铝　　　　B. 汞　　　　C. 砷　　　　D. 铅　　　　E. 镉

16. 2010年8月,美国发生了历史上规模最大的鸡蛋召回事件——"五亿枚鸡蛋"召回事件,是因为鸡蛋污染了
    A. 沙门菌　　　　　　B. 副溶血性弧菌　　　　　　C. 链球菌
    D. 黄曲霉毒素　　　　E. 葡萄球菌

17. 某居民从野外自采新鲜的野生蘑菇,食后全家人发生毒蕈中毒,表现为恶心、呕吐、腹泻、腹痛,并出现溶血性黄疸、肝脾肿大等表现,引起这种毒蕈中毒的有毒成分是
    A. 鳞柄毒素　　B. 毒蝇伞　　C. 光盖伞素　　D. 鹿花蕈素　　E. 毒肽类

18. 解放初期,我国新疆察布查尔地区由于食用面酱的半成品(米送乎乎),使许多妇女和儿童发生中毒,其症状为:眼肌麻痹,视力模糊,眼睑下垂,继之咽部肌肉麻痹,吞咽困难,咀嚼无力,声音嘶哑,头下垂等,严重者出现呼吸困难,呼吸衰竭而死亡,但患者神志始终清楚,此类中毒可能为
    A. 葡萄球菌肠毒素食物中毒　　　　　B. 肉毒中毒
    C. 蜡样芽孢杆菌食物中毒　　　　　　D. 雪腐镰刀菌烯醇中毒
    E. 变形杆菌食物中毒

【A3/A4型题】

病例组型最佳选择题:提供若干个案例,每个案例下设若干道试题。根据案例所提供的信息,在每一道试题下面的A、B、C、D、E五个备选答案中选择一个最佳答案。

(1~3题共用题干)

女,13月龄。因发疹15天而就诊。患儿出生后母乳喂养,并于3个月左右添加米糊等流质食物。大约3个半月前,患儿开始不愿吃奶,食量不断减少,日趋消瘦,哭声变细弱,腹部渐膨隆。近月头发脱落增多。大约15天前,双腋下出现紫褐色斑点,并逐渐增多、扩大、融合成片,背部、下肢亦出现类似皮疹。体检发现,患儿体重为5kg,神清、表情呆滞,全身皮肤皱缩,早老儿外观,双足背、踝部凹陷性水肿,实验室检查发现血清总蛋白42.76g/L(当地正常值62~80g/L)。

1. 根据以上描述,该患儿很可能是患下列哪种疾病
    A. 缺铁性贫血　　　　　　B. 蟾皮病　　　　　　C. 维生素B$_2$缺乏症
    D. 蛋白质-热能营养不良　　E. 神经系统疾病

2. 根据以上描述,可初步判定患儿患病的病因是
    A. 不明原因的进食减少　　B. 膳食供应不充足　　C. 膳食不平衡

D. 母乳喂养不当　　　　　E. 神经系统异常

3. 血清总蛋白的水平常用作下列哪种营养素缺乏的标志

　　A. 铁　　　　B. 维生素A　　　C. 维生素B₂　　　D. 蛋白质　　　E. 钙

（4~6题共用题干）

膳食中的钙、硫、磷、氯、铁、硒、铬、钴、锌、钠、钾、镁、铜、碘和钼等均称为矿物元素,它们参与构成人体组织结构、调节代谢以及维持生理功能,可分为常量元素和微量元素两种。

4. 以下的矿物元素组合中,属于常量元素的是

　　A. 铁、锌、铜　　　B. 钙、钠、氯　　　C. 钙、铁、锌　　　D. 碘、磷、硒　　　E. 铁、碘、氯

5. 中国人普遍缺乏的矿物元素是

　　A. 铁、锌、硒　　　B. 钙、钠、氯　　　C. 钙、铁、锌　　　D. 硒、磷、硒　　　E. 铁、碘、氯

6. 有利于膳食中钙吸收的因素是

　　A. 草酸　　　　B. 植酸　　　　C. 膳食纤维　　　D. 脂肪酸　　　E. 乳糖

（7~8题共用题干）

25岁妇女,孕30周,每日膳食蛋白质摄入量为70g,脂肪摄入占总能量的20%~30%。

7. 膳食蛋白摄入中,优质蛋白应至少为

　　A. 20g　　　　B. 24g　　　　C. 28g　　　D. 32g　　　E. 36g

8. 在所摄入的脂类中,亚油酸和α-亚麻酸的供能百分比应分别为

　　A. 3%,0.5%　　B. 3%,0.6%　　C. 4%,0.5%　　D. 4%,0.6%　　E. 5%,0.5%

（9~10题共用题干）

一孕妇,经顺产顺利产下一名健康男婴,孕妇及胎儿生命体征正常平稳,医生建议孕妇产后一小时后即可少量进食流质或半流质食物,并建议孕妇母乳喂养,特别强调了喂哺初乳对胎儿免疫功能重要性。

9. 初乳是指

　　A. 产后2小时分泌的乳汁　　　　　　　B. 产后12小时分泌的乳汁

　　C. 产后第一天分泌的乳汁　　　　　　　D. 产后第一周分泌的乳汁

　　E. 产后第一个月分泌的乳汁

10. 初乳富含何种免疫物质

　　A. 分泌性免疫球蛋白A和乳铁蛋白　　　B. 分泌性免疫球蛋白D和乳铁蛋白

　　C. 分泌性免疫球蛋白E和乳铁蛋白　　　D. 分泌性免疫球蛋白G和乳铁蛋白

　　E. 分泌性免疫球蛋白M和乳铁蛋白

（11~13题共用题干）

在婴幼儿和学龄前儿童中缺铁性贫血发病率较高。虽然婴儿出生后体内有一定量的铁储备,但由于母乳含铁不高,婴儿在适当月龄后需从膳食中补充铁以预防缺铁性贫血的发生。

11. 婴幼儿缺铁性贫血患病高峰年龄在

　　A. 0月龄~3月龄　　　B. 3月龄~6月龄　　　C. 0月龄~2岁

　　D. 3月龄~2岁　　　　E. 6月龄~2岁

12. 婴儿出生后体内有一定量的铁储备,可供几个月之内使用

　　A. 1~2　　　　B. 2~3　　　　C. 3~4　　　D. 4~5　　　E. 5~6

13. 母乳含铁不高,婴儿在几月龄后需从膳食中补充铁

　　A. 1~2　　　　B. 2~4　　　　C. 4~6　　　D. 6~8　　　E. 8~10

（14~16题共用题干）

由于老年人胆汁分泌减少和酯酶活性降低而对脂肪的消化功能下降,因此,脂肪的摄入不宜过多,脂肪供能占膳食总能量的20%~30%为宜,其中饱和脂肪酸、单不饱和脂肪酸、多不饱和脂肪酸提供的能量应分别占膳食总能量的适宜比例以发挥健康促进作用。

14.饱和脂肪酸提供的能量占膳食总能量的多少为宜
　　A.2%~4%　　　B.4%~6%　　　C.6%~8%　　　D.6%~10%　　　E.8%~10%

15.单不饱和脂肪酸提供的能量占膳食总能量的多少为宜
　　A.6%　　　　　B.8%　　　　　C.10%　　　　　D.12%　　　　　E.14%

16.多不饱和脂肪酸提供的能量占膳食总能量的多少为宜
　　A.2%~4%　　　B.4%~6%　　　C.6%~8%　　　D.6%~10%　　　E.8%~10%

（17~19题共用题干）

营养膳食因素在动脉粥样硬化的发病中起着极为重要的作用。

17.作为动脉粥样硬化独立危险因素的是
　　A.同型半胱氨酸　　　　　　B.牛磺酸　　　　　　　　C.缬氨酸
　　D.亮氨酸　　　　　　　　　E.苯丙氨酸

18.能够升高血低密度脂蛋白胆固醇(LDL-C)水平的是
　　A.顺式脂肪酸　　B.油酸　　　C.反式脂肪酸　　D.EPA　　　E.亚油酸

19.高胆固醇血症者胆固醇的摄入量(mg/d)应低于
　　A.400　　　　　B.250　　　　　C.300　　　　　D.200　　　　　E.500

（20~23题共用题干）

于某,男,49岁,以多食、多饮、多尿、消瘦就医,血糖检查空腹血糖≥7.0mmol/L或餐后血糖≥11.1mmol/L。

20.该患者膳食的首要原则是
　　A.保证蛋白质的摄入量　　　　　　B.适当提高碳水化合物摄入量
　　C.合理控制总能量摄入　　　　　　D.限制脂肪摄入量
　　E.调节维生素和矿物质的平衡

21.为了满足加工工艺和患者对口感的需求,可选择的甜味剂为
　　A.乳糖　　　　B.麦芽糖　　　C.木糖醇　　　D.果糖　　　　E.海藻糖

22.该患者膳食中,碳水化合物能量供给量以占多少为宜
　　A.50%~60%　　B.55%~70%　　C.40%~60%　　D.45%~55%　　E.20%~30%

23.下列关于该患者营养治疗措施中错误的是
　　A.保证蛋白质的摄入量,约占总能量的12%~20%
　　B.保证摄入足够的膳食纤维
　　C.保证摄入足够的维生素和矿物质,纠正代谢紊乱和并发症
　　D.总能量摄入量应根据患者的标准体重、生理条件、劳动强度、工作性质而定
　　E.控制蛋白质的摄入量是糖尿病营养治疗的首要原则

（24~25题共用题干）

1960年英国的一家养鸡场,在短短的几个月中突然死掉了10万只火鸡。这些火鸡都患有同一种疾病:先是食欲缺乏,不吃东西;后是羽翼下垂,头向后仰,昏睡而死。解剖时发现,其肝脏均坏死出血。后经多方研究分析证明,在死亡的火鸡中有80%发生在伦敦周围80~100英里

内,与伦敦一工厂供应的商品饲料有关。饲料中含有由巴西进口的花生粉,这些花生粉被有毒物质污染。

24. 据以上推测污染花生粉的有毒物质可能为
    A. 金黄色葡萄球菌　　　　B. 有机砷　　　　　　C. 汞
    D. 黄曲霉毒素　　　　　　E. 肉毒毒素

25. 除了花生外,该毒素还有可能污染哪种食品
    A. 玉米　　　　B. 牛肉　　　　C. 鱼　　　　　D. 贝类　　　　E. 白酒

（26~28题共用题干）

王某一家四口,某天午饭后半小时王某和他的两个儿子就发病。其中两个儿子的主要症状为:大汗、吐白沫、瞳孔缩小、昏迷,2小时后死亡;王某症状较轻,主要为恶心、呕吐、浑身无力、多汗等。据悉王某一家午饭吃的主食为米饭。两个儿子的副食以蒸蛋(所用豆油较多)为主,王某以用少量豆油炒的青椒木耳为主,而王某妻子只吃了米饭和加了几滴香油的小葱拌豆腐。

26. 请您根据对这起突发事件进行现场调查的记录,指出可能的毒物
    A. 青椒、木耳　　B. 鸡蛋　　　　C. 豆油　　　　D. 豆腐　　　　E. 米饭

27. 该根据以上症状判断本次食物中毒可能是
    A. 有机磷　　　　　　　　B. 黄曲霉毒素　　　　C. 亚硝酸盐中毒
    D. 肉毒梭菌食物中毒　　　E. 金黄色葡萄球菌

28. 该类型中毒的主要毒作用机制为
    A. 抑制枸橼酸合成酶活性　　B. 抑制己糖激酶活性　　　C. 抑制琥珀酸脱氢酶活性
    D. 抑制胆碱酯酶活性　　　　E. 抑制丙酮酸脱氢酶活性

（29~31题共用题干）

某工地12名工人在食堂进餐后10~40分钟后,就有一人头晕呕吐并晕倒,其余11人也先后出现食物中毒症状。其余11位症状几乎一样均出现口唇和指尖青紫,并伴有头晕、无力、恶心、呕吐、腹痛、腹泻等症状。

29. 根据以上症状应首先考虑的是
    A. 亚硝酸盐中毒　　　　　B. 肉毒梭菌食物中毒　　　C. 鲜黄花菜中毒
    D. 毒蕈中毒　　　　　　　E. 发芽马铃薯中毒

30. 其特效解毒剂为
    A. 阿托品　　　　　　　　B. 二巯基丙磺酸钠　　　　C. 1%亚甲蓝
    D. 亚硝酸钠　　　　　　　E. 1%盐酸士的宁

31. 治疗时还可采用的辅助药物是
    A. 维生素A　　B. 维生素B_2　　C. 维生素E　　　D. 维生素C　　　E. 维生素B_6

（32~33题共用题干）

几位中学生周末到一餐馆为其同学庆祝生日,进食后2~4小时内相继恶心,剧烈而频繁的呕吐,呕吐物为胃内容物、胆汁、黏液或血,上腹部剧烈疼痛,同时有腹泻,体温正常。

32. 该根据以上症状判断本次食物中毒可能是
    A. 葡萄球菌肠毒素食物中毒　　　　　B. 副溶血性弧菌食物中毒
    C. 肉毒毒素中毒　　　　　　　　　　D. 沙门氏菌属食物中毒
    E. 致病性大肠杆菌食物中毒

33. 中毒食品最可能是

A. 蔬菜   B. 水果   C. 奶油蛋糕   D. 豆制品   E. 未烧开的水

（34~35题共用题干）

某家庭6人在一日午餐进食后20分钟始出现面部、颈部及全身皮肤潮红，眼结膜充血，并伴有头痛，恶心、腹痛、腹泻、心慌、胸闷，心跳加快，呼吸急促等症状，采取了抗过敏、补液等办法治疗，病情基本得以控制。午餐食物包括大米饭、肉末豆腐、蒸茄子、蒜蓉空心菜和红烧鲐鲅鱼。

34. 根据以上症状这很可能是一起
    A. 沙门菌食物中毒   B. 组胺中毒   C. 副溶血性弧菌食物中毒
    D. 河豚中毒   E. 亚硝酸盐中毒

35. 引起此次事件最可能的食物为
    A. 大米饭   B. 肉末豆腐   C. 蒸茄子   D. 蒜蓉空心菜   E. 红烧鲐鲅鱼

（36~38题共用题干）

某一村庄王某举办婚宴，结婚前两日自农贸市场购得生牛肉10kg，当晚加工成酱牛肉，放于未经消毒的大瓷盆中待用。两天后未作安全处理将瓷盆中的酱牛肉制作冷盘待客，32名就餐者于5小时后陆续全部发病，主要临床表现为恶心、呕吐、阵发性脐周绞疼；腹泻，水样便，6~15次/天；头晕、体温在38~40℃。全部患者诊断明确后立即静脉输注5%葡萄糖盐水、阿米卡星、西咪替丁、山莨菪碱及诺氟沙星。经1~3天治疗全部痊愈。

36. 根据以上症状判断本次食物中毒可能是
    A. 沙门菌食物中毒   B. 副溶血性弧菌食物中毒   C. 金黄色葡萄球菌食物中毒
    D. 肉毒梭菌食物中毒   E. 李斯特菌食物中毒

37. 该病原体加热多长时间可以杀灭
    A. 55℃ 1小时   B. 56℃ 20分钟   C. 60℃ 7分钟   D. 75℃ 1分钟   E. 90℃ 5秒

38. 该类食物中毒的治疗和预防措施方面描述**错误**的是
    A. 立即停止食用可疑中毒食品
    B. 及时纠正水、电解质紊乱
    C. 重症患者可应用抗菌药物
    D. 防止肉类食品在储藏、运输、加工、销售等环节的污染
    E. 避免食物放置高温环境，以防止毒素产生

（39~42题共用题干）

一对夫妻，准备怀孕生子，因该地区神经管畸形发生率较高，特来医院门诊咨询。

39. 为预防神经管畸形的发生，该妇女应在什么时间开始时间特别注意补充何种维生素
    A. 至少孕前4个月，叶酸   B. 至少孕前3个月，叶酸   C. 至少孕前2个月，叶酸
    D. 至少孕前1个月，叶酸   E. 至少孕前1周，叶酸

40. 经过一段时间，该夫妻顺利怀上孩子，在一次例行产检中，发现该孕妇有轻度贫血，膳食应注意补充
    A. 铁、铜、锌   B. 铁、硒、锌   C. 铁、铜、硒
    D. 铁、硒、叶酸   E. 铁、叶酸、维生素B$_{12}$

41. 随着孕龄的增长，该孕妇又为体重不断升高，身体日渐臃肿而烦恼不已，决定控制饮食来达到控制体重的目的。医生听闻后，对其进行了孕期知识普及，告知其每个妊娠期的母体体重均会发生明显变化，平均增重
    A. 8kg   B. 10kg   C. 12kg   D. 14kg   E. 16kg

42. 若该孕妇不听劝告,执意减肥,最有可能导致出生婴儿发生
    A. 低出生体重儿　　　　B. 巨大儿　　　　　　C. 无脑儿
    D. 脊柱裂　　　　　　　E. 无眼、小头畸形

【B1型题】

标准配伍题: 提供若干组试题,每组试题共用在试题前列出的A、B、C、D、E五个备选答案,从中选择一个与问题关系最密切的答案。

(1~5题共用备选答案)
    A. 估计平均需要量　　　　B. 推荐摄入量　　　　C. 适宜摄入量
    D. 可耐受最高摄入量　　　E. 特定建议值

1. EAR指的是

2. 可以满足某一特定性别、年龄及生理状况群体中绝大多数个体的需要量的某营养素摄入水平,可用上述哪个指标表示

3. 基于观察或实验所获得的健康人群某种营养素的摄入量水平,可用上述哪个指标表示

4. 对所有个体健康无任何副作用和危害的某营养素每日最高的摄入量,指的是

5. SPL指的是

(6~10题共用备选答案)
    A. 呆小症　　　B. 地图舌　　　C. 夜盲症　　　D. 佝偻病　　　E. 侏儒症

6. 膳食中长期缺乏锌,可导致上述哪种疾病的发生

7. 膳食中长期缺乏维生素B_2,出现的症状包括

8. 膳食中长期维生素A缺乏,可出现的症状包括

9. 我国内陆长期缺碘的山区,容易发生

10. 每天保证一定量的户外活动,可预防儿童发生

(11~15题共用备选答案)
    A. 150mg/d　　　B. 200mg/d　　　C. 4mg/d　　　D. 1000mg/d　　　E. 12mg/d

11. 妊娠全过程均要补钙,中国营养学会建议孕妇在孕中期和孕晚期钙的推荐摄入量应在同龄人群参考基础上额外增加多少

12. 中国营养学会建议孕妇铁的每日适宜摄入量在同龄人群参考基础上额外增加,其中孕中期增加多少

13. 为保证乳汁中正常的钙含量,并维持母体钙平衡,应增加乳母钙的摄入量。中国营养学会推荐乳母钙RNI为非孕妇女的基础上增加多少

14. 老年人的钙吸收率低,对钙的利用和储存能力也明显降低,容易发生钙摄入不足或缺乏而导致骨质疏松症。中国营养学会推荐老年人每日膳食钙的RNI男、女均为多少

15. 老年人对铁的吸收利用率下降且造血功能减退,血红蛋白含量减少,易出现缺铁性贫血。老年人铁的RNI男女均为

(16~20题共用备选答案)
    A. 同型半胱氨酸　　　B. 维生素C　　　C. 烟酸
    D. 镁　　　　　　　　E. 叶酸

16. 具有预防动脉粥样硬化作用的是

17. 可诱发动脉粥样硬化的独立的危险因素是

18. 在药用剂量下可降低血清胆固醇和甘油三酯、升高HDL的是

19. 具有降压作用的膳食因素是

20. 可降低高血浆同型半胱氨酸对血管损伤的是

（21~25题共用备选答案）

    A. B族维生素 　　　　　　B. 膳食纤维 　　　　　　　C. 12%~20%

    D. 20%~30% 　　　　　　　E. 50%~60%

21. 可减慢糖在肠内的吸收，从而降低空腹血糖和餐后血糖，改善葡萄糖耐量的是

22. 与糖尿病关系最密切的维生素是

23. 蛋白质的摄入量应占总热能供给量的

24. 脂类的摄入量应占总热能供给量的

25. 碳水化合物的摄入量应占总热能供给量的

（26~28题共用备选答案）

    A. 鱼、虾等海产品 　　　　　　　　　　B. 霉变食品

    C. 淀粉类食品、剩米饭、奶制品 　　　　D. 自制发酵豆谷类制品

    E. 禽肉、乳类、蛋类

26. 引起沙门菌食物中毒的主要食物是

27. 副溶血性弧菌属食物中毒的中毒食品主要是

28. 肉毒梭菌食物中毒常见中毒食品为

（29~32题共用备选答案）

    A. 阿托品和胆碱酯酶复能剂 　　　　　B. 亚甲蓝+维生素C+葡萄糖

    C. 肉毒多效价抗毒血清 　　　　　　　D. 巯基解毒剂

    E. 盐酸苯海拉明

29. 肉毒毒素中毒的特效解毒剂是

30. 中重度有机磷农药中毒特效解毒药是

31. 肝损伤性毒蕈中毒的特殊治疗药物是

32. 亚硝酸盐食物中毒有效解毒剂是

（33~35题共用备选答案）

    A. 肉毒梭菌中毒 　　　　B. 镉中毒 　　　　　　C. 有机磷中毒

    D. 赤霉病麦中毒 　　　　E. 亚硝酸盐中毒

33. 引起中毒性中枢神经疾病"水俣病"的是

34. 有"醉谷病"临床表现的中毒是

35. 临床表现以运动神经麻痹症状为主的是

（36~38题共用备选答案）

    A. 神经毒 　　　B. 肝脏毒 　　　C. 肾脏毒 　　　D. 血液毒 　　　E. 原浆毒

36. 黄曲霉毒素急性毒性损害主要是

37. 河豚毒素属于

38. 肉毒毒素属于

（二）名词解释

1. 必需氨基酸

2. 必需脂肪酸

3. 营养素参考摄入量

4. 膳食纤维

5. 体质指数

6. 平衡膳食

7. 食物热效应

8. 蛋白质互补作用

9. 限制性氨基酸

10. 宏量营养素可接受范围

11. 预防非传染性慢性病的建议摄入量

12. 营养调查

13. 营养状况评价

14. 膳食结构

15. 早孕反应

16. 妊娠期高血压病

17. 妊娠糖尿病

18. Kwashiorkor病

19. 肥胖

20. 糖尿病

21. 营养相关性疾病

22. 常规膳食

23. 治疗膳食

24. 食品安全

25. 食品安全风险评估

26. 菌落总数

27. 食品污染

28. 食品腐败变质

29. 食品农药残留

30. 食品添加剂

31. 保健食品

32. 转基因食品

33. 食源性疾病

34. 食物中毒

(三)简答题

1. 简述如何评价食物蛋白质的营养价值。

2. 简述营养调查的基本内容。

3. 简述中国居民膳食指南的主要内容。

4. 简述合理膳食的要求。

5. 简述维生素A缺乏的临床症状。

6. 妊娠期营养不良对胎儿的影响。

7. 乳母的合理膳食原则。

8. 简述老年人的合理膳食原则。

9. 常用的诊断或判定肥胖的方法有哪些？

10. 简述动脉粥样硬化的营养防治。

11. 糖尿病患者的营养治疗中,三大产能营养物质摄入应遵循的原则是什么？

12. 简述膳食结构与癌症发生的关系。

13. 简述脂肪制剂的基本特点。

14. 简述肠内营养的适应证和禁忌证。

15. 简述普通膳食的营养调配原则。

16. 简述食物中毒技术处理总则。

17. 简述细菌性食物中毒与化学性食物中毒的区别。

18. 简述粮豆类食品的卫生及管理。

19. 简述大肠菌群的定义及其食品卫生学意义。

20. 举例说明细菌性食物中毒的类型。

21. 简述食物中毒的流行病学特点。

(四)论述题

1. 试述营养缺乏病的营养评价。

2. 以一种营养缺乏病为例,谈谈预防措施。

3. 试述妊娠期的营养需要。

4. 试述母乳喂养的优点。

5. 糖尿病的营养防治原则。

6. 肥胖症的饮食治疗与预防原则。

7. 试述预防癌症的膳食建议。

8. 以围术期患者为例,谈谈如何给予其营养支持。

9. 试述金黄色葡萄球菌肠毒素中毒的流行病学特点、临床表现和预防及治疗措施。

10. 试述NOC的来源、对人体的危害及预防措施。

11. 试述转基因食品安全性评价的"实质等同"原则。

12. 论述黄曲霉毒素对食品的污染及毒性。

13. 试述食品腐败变质的原因和条件及防止食品腐败变质的措施。

三、参考答案

(一)选择题

【A1型题】

1. A	2. D	3. B	4. B	5. A	6. B	7. E	8. B	9. E	10. A
11. A	12. A	13. B	14. B	15. E	16. E	17. D	18. E	19. D	20. C
21. A	22. B	23. A	24. E	25. E	26. C	27. A	28. E	29. C	30. D
31. A	32. C	33. E	34. D	35. E	36. C	37. C	38. E	39. A	40. E
41. C	42. D	43. E	44. D	45. E	46. E	47. E	48. E	49. C	50. E
51. C	52. E	53. C	54. C	55. A	56. D	57. D	58. C	59. B	60. C
61. B	62. C	63. C	64. E	65. A	66. C	67. A	68. D	69. B	70. E
71. B	72. D	73. B	74. D	75. E	76. B	77. C	78. A	79. B	80. B
81. D									

【A2型题】

1. B	2. D	3. E	4. C	5. B	6. D	7. E	8. E	9. D	10. E
11. E	12. C	13. B	14. A	15. D	16. A	17. D	18. B		

【A3型题】

1. D	2. A	3. D	4. B	5. C	6. E	7. B	8. C	9. D	10. A
11. E	12. C	13. C	14. C	15. D	16. E	17. A	18. D	19. D	20. C
21. C	22. B	23. E	24. D	25. A	26. C	27. D	28. D	29. A	30. D
31. D	32. C	33. C	34. B	35. D	36. A	37. A	38. E	39. B	40. E
41. C	42. A								

【B1型题】

1. A	2. B	3. C	4. D	5. E	6. E	7. B	8. A	9. A	10. D
11. B	12. D	13. D	14. D	15. E	16. B	17. A	18. A	19. D	20. E
21. B	22. A	23. D	24. D	25. E	26. B	27. D	28. A	29. C	30. A
31. D	32. B	33. B	34. D	35. A	36. B	37. A	38. A		

(二)名词解释

1. 必需氨基酸: 在体内不能合成或合成速度不能满足机体需要,必须从食物中获取的氨基酸称为必需氨基酸。

2. 必需脂肪酸: 是指人体不可缺少而自身又不能合成,必须通过食物供给的脂肪酸,如亚油酸(C18 : 2, n-6)和 α-亚麻酸(C18 : 3, n-3)。

3. 营养素参考摄入量: 是为了保证人体合理摄入营养素,防止营养不足、降低慢性疾病风险而设定的一组每日平均膳食营养素摄入量的参考值。

4. 膳食纤维: 是指植物性食物中不能被人体小肠消化和吸收,但对机体可产生健康效应的碳水化合物,具有吸水膨胀和促进肠蠕动的作用,有利于预防便秘、大肠疾病、某些癌症、心血管病、糖尿病、胆石症和肥胖症等。

5. 体质指数: 体质指数(BMI)＝体重(kg)/[身高(m)]^2。

6. 平衡膳食: 又称平衡膳食(balanced diet)是指能够给机体提供种类齐全、数量充足、比例适宜的营养素和能量,并与机体的需要保持平衡,进而达到合理营养、促进健康、预防疾病的膳食。

7. 食物热效应: 是指人体在摄食过程中所引起的能量消耗额外增加的现象,其与食物营养成分、进食的量和频数有关。

8. 蛋白质互补作用: 同时摄入两种以上的食物,相互补充食物间必需氨基酸数量的不足,提高蛋白质营养价值的作用称为蛋白质互补作用。

9. 限制性氨基酸: 因某种必需氨基酸含量相对较低,影响了食物蛋白质在体内的消化利用,该种必需氨基酸称为限制性氨基酸。

10. 宏量营养素可接受范围: 是指产能营养素(包括脂肪、蛋白质和碳水化合物)理想的摄入量范围,该范围可以提供人体对这些营养素的需要,并有利于降低慢性病的发生危险,常常采用占能量摄入量的百分比表示。该值具有上限和下限值,即一个体的摄入量高于或低于推荐的范围,可能增加罹患慢性病的风险或增加导致必需营养素缺乏的可能性。

11. 预防非传染性慢性病的建议摄入量: PI-NCD或简称建议摄入量(PI)是以非传染性慢性疾病的一级预防(病因预防)为目标,提出的必需营养素的每日摄入量。当易感人群的某些营养素的摄入量接近或达到该值时,可降低发生该病的风险。

12. 营养调查:是指运用多种方法或手段准确地了解某人群或特定个体各种营养指标的水平,以判断其当前的人群膳食结构和营养与健康状况。

13. 营养状况评价:是通过膳食调查及营养评价、人体测量及其分析、营养相关疾病临床体征及症状检查和人体营养水平的生化检验方面,对人体进行营养与代谢状态的综合评定,旨在了解营养不良的类型及程度,确定相应的营养改善计划或方案,并监测营养治疗效果和预测营养相关疾病的转归。

14. 膳食结构:是指膳食中各类食物的数量及其在膳食中所占的比重。

15. 早孕反应:是指在妊娠早期(停经6周左右),由于孕妇体内HCG增多,胃酸分泌减少及胃排空时间延长,易出现头晕、乏力、食欲缺乏、喜酸食物或厌恶油腻、恶心、晨起呕吐等一系列反应。

16. 妊娠期高血压病:是妊娠期特有的疾病,包括妊娠期高血压、子痫前期、子痫、慢性高血压并发子痫前期以及慢性高血压病。该病的主要临床表现为妊娠20周后出现高血压、水肿、蛋白尿。妊娠高血压严重影响母婴健康,是孕产妇和围生儿发病和死亡的主要原因之一。

17. 妊娠糖尿病:妊娠糖尿病是指妊娠前的糖代谢正常或有潜在糖耐量减退者,妊娠期均有可能出现糖尿病,又称为妊娠期糖尿病。糖尿病孕妇中80%以上为妊娠期糖尿病。多数妊娠期糖尿病患者糖代谢可以在产后恢复正常,但此类患者后期患2型糖尿病的机会增加。妊娠糖尿病对母婴均有较大危害,必须引起重视。

18. Kwashiorkor病:婴幼儿正处于生长阶段,应供给足量优质的蛋白质,以维持机体蛋白质的合成和更新。婴幼儿如喂养不当,尤其是膳食蛋白质供给不足时,可造成蛋白质缺乏症影响生长发育,特别是大脑发育减慢、体重增长缓慢、肌肉松弛、贫血、免疫功能降低,甚至发生营养不良性水肿,即Kwashiorkor病。

19. 肥胖:肥胖症是一种由多种因素引起的慢性代谢性疾病,以体内脂肪细胞的体积和细胞数增加,导致体脂占体重的百分比异常增高并在某些局部过多沉积脂肪为特点。

20. 糖尿病:糖尿病是一组以高血糖为特征的代谢性疾病。高血糖则是由于胰岛素分泌缺陷或其生物作用受损,或两者兼有引起。糖尿病时长期存在的高血糖,导致各种组织,特别是眼、肾、心脏、血管、神经的慢性损害、功能障碍。

21. 营养相关性疾病:受膳食因素影响或由于营养不平衡而引起的疾病。

22. 常规膳食:与一般健康人日常所用的膳食基本相同,膳食结构、能量与各种营养素和餐次均应遵守平衡膳食的原则,使能量及营养素数量和质量达到合理营养的要求。

23. 治疗膳食:是指根据不同的病理与生理状况,调整患者膳食的营养成分和性状,治疗或辅助治疗疾病、促进患者康复的膳食。

24. 食品安全:指食品无毒、无害,符合应当有的营养要求,对人体健康不造成任何急性、亚急性或者慢性危害。

25. 食品安全风险评估:是指对食品、食品添加剂中生物性、化学性和物理性危害对人体健康可能造成的不良影响所进行的科学评估,包括危害识别、危害特征描述、暴露评估、风险特征描述等。

26. 菌落总数:指在被检样品的单位质量(g)、容积(ml)或表面积(cm²)内,所含能在严格规定的条件下(培养基及其pH值、培育温度与时间、计数方法等)培养所生成的细菌菌落总数,以菌落形成单位表示。

27. 食品污染：食品从种植、养殖到生产、加工、贮存、运输、销售、烹调直至餐桌的整个过程中的各个环节，出现某些有害因素，降低了食品卫生质量或对人体造成不同程度的危害，称为食品污染。

28. 食品腐败变质：泛指在微生物为主的各种因素作用下，食品降低或失去食用价值的一切变化。或食品腐败变质就是食品失去商品价值。

29. 食品农药残留：由于使用农药而对食品造成的污染（包括农药本体物及其有毒衍生物的污染）称之为食品农药残留。

30. 食品添加剂：为改善食品品质和色、香、味以及防腐和加工工艺的需要加入食品中的化学合成或天然物质。

31. 保健食品：是一类具有特定保健功能的食品，即适宜于特定人群食用，具有调节机体功能，不以治疗疾病为目的的食品。

32. 转基因食品：系指以利用基因工程技术改变基因组构成的动物、植物和微生物而生产的食品。

33. 食源性疾病：是指由摄食进入人体内的各种致病因子引起的、通常具有感染性质或中毒性质的一类疾病。

34. 食物中毒：系指摄入含有生物性、化学性有毒有害物质的食品或把有毒有害物质当做食品摄入后所出现的非传染性（不同于传染病）的急性、亚急性疾病。

（三）简答题

1. 简述如何评价食物蛋白质的营养价值。

答：主要从食物蛋白质的含量（或数量）、被人体消化吸收的程度和被人体利用的程度进行全面评价食物蛋白质的营养价值。常用评价食物蛋白质消化、吸收和利用程度的指标包括蛋白质表观消化率、蛋白质生物价、蛋白质净利用率、蛋白质功效比值以及氨基酸评分等。

2. 简述营养调查的基本内容。

答：①膳食调查；②营养相关性疾病临床体征及症状检查；③人体测量；④营养水平的生化检查。

3. 简述中国居民膳食指南的主要内容。

答：食物多样、谷类为主，粗细搭配；多吃蔬菜、水果和薯类；每天吃奶类、大豆或其制品；常吃适量的鱼、禽、蛋和瘦肉；减少烹调油用量，吃清淡少盐膳食；食不过量，天天运动，保持健康体重；三餐分配要合理，零食要适当；每天足量饮水，合理选择饮料；如饮酒应限量；吃新鲜卫生的食物。

4. 简述合理膳食的要求。

答：（1）提供种类齐全、数量充足、比例合适的营养素。

（2）确保食物安全。

（3）科学的烹调加工方法。

（4）合理的进餐制度和饮食习惯。

5. 简述维生素A缺乏的临床症状。

答：（1）眼部症状表现为暗适应能力下降，严重者可致夜盲症，有的则出现干眼症，甚至失明。

（2）儿童缺乏的典型症状是存在于角膜两侧和结膜外侧的毕脱氏斑。

（3）皮肤症状表现为皮肤干燥、毛囊上皮角化、毛囊性丘疹与皮脂腺分泌减少等，呈现蟾皮样和鱼鳞样的改变。

（4）细胞免疫功能下降，儿童易发生呼吸道感染及腹泻症状。

6. 妊娠期营养不良对胎儿的影响。

答:（1）胎儿生长发育迟缓: 妊娠期，尤其是中、晚期的能量、蛋白质和其他营养素摄入不足时，易使胎儿生长发育迟缓，导致低出生体重。

（2）巨大儿: 孕妇过量进食或进补，可能造成能量与某些营养素摄入过多，进而导致胎儿生长过度。

（3）先天性畸形: 妊娠早期的妇女因某些矿物质、维生素摄入不足或摄入过量，常可导致各种各样的先天畸形儿。

（4）胎儿脑细胞数的快速增殖期是从妊娠第30周至出生后1年左右，随后脑细胞数量不再增加而只是细胞体积增大。因此，妊娠期的营养状况，尤其是妊娠后期母体蛋白质和能量的摄入量是否充足，直接关系到胎儿的脑发育，还可影响婴幼儿以后的智力发育。

7. 乳母的合理膳食原则。

答:（1）食物品种多样，同时摄入食物的数量也要相应增加。

（2）供给足够的优质蛋白质，保证每日摄入的蛋白质应保证1/3以上是来源于动物性食物的优质蛋白质或大豆及其制品。

（3）多食含钙丰富食品，注意钙的补充。

（4）增加新鲜蔬菜、水果的摄入，以促进食欲，以防止便秘，并促进乳汁分泌。

（5）少吃盐、腌制品和刺激性强的食物，避免对婴儿产生不利影响。

（6）烹调方法应多用炖、煮、炒，少用油煎、油炸，食用时要同时喝汤，以增加营养，促进乳汁分泌。

8. 简述老年人的合理膳食原则。

答:（1）平衡膳食维持能量摄入与消耗的平衡，饮食饥饱适中，保持理想体重，预防肥胖，BMI在18.5~23.9为宜。

（2）控制脂肪摄入，脂肪产能占总能量的20%~30%。

（3）蛋白质要以优质蛋白质为主，荤素合理搭配，提倡多吃奶类、豆类和鱼类。

（4）碳水化合物以淀粉为主，重视膳食纤维和多糖类物质的摄入。

（5）保证充足的新鲜蔬菜和水果摄入，补充老年人机体所需的抗氧化营养素。

（6）重视钙、铁、锌等矿物质的补充。

（7）食物选择荤素搭配、粗细搭配，烹调要讲究色香味、细软易于消化。少吃或不吃油炸、烟熏、腌渍的食物。

（8）少食多餐，不暴饮暴食，饮食清淡少盐，不吸烟，少饮酒。

9. 常用的诊断或判定肥胖的方法有哪些?

答: 可分为以下三类:

（1）人体测量法: ①身高标准体重法; ②体质指数（BMI）法; ③腰围和腰臀比; ④皮褶厚度法。

（2）物理测量法。

（3）化学测量法。

10. 简述动脉粥样硬化的营养防治。

答: 动脉粥样硬化或动脉粥样硬化性冠心病的防治原则是在平衡膳食的基础上，控制总能

量和总脂肪,限制膳食饱和脂肪酸和胆固醇,保证充足的膳食纤维和多种维生素,保证适量的矿物质。具体包括:

（1）限制总能量摄入,保持理想体重。

（2）限制脂肪和胆固醇摄入。

（3）提高植物性蛋白的摄入,少吃甜食。

（4）保证充足的膳食纤维摄入。

（5）供给充足的维生素和矿物质。

（6）饮食清淡,少盐和少饮酒。

（7）适当多吃保护性食品。

11. 糖尿病患者的营养治疗中,三大产能营养物质摄入应遵循的原则是什么?

答: 合理控制总能量,控制总能量摄入是糖尿病饮食调控的首要原则; 碳水化合物的供给应占总能量的50%~60%; 限制脂肪的摄入,使脂肪供能占总热能的20%~30%; 保证蛋白质的摄入量,供给量占总热能的12%~20%。

12. 简述膳食结构与癌症发生的关系。

答: 当前世界上采用不同膳食结构的国家,其癌症的发生有明显的不同。

（1）东方膳食模式: 以谷类食物为主,动物性食物比例很低、罹患癌症以消化道的胃癌、食管癌发病率较高,乳腺癌、前列腺癌发生率较少。

（2）经济发达国家膳食模式: 以动物性食物为主,谷类、蔬菜摄入量较低,脂肪占总能量36%~37%,以乳腺癌、前列腺癌、结肠癌发病率较高,而胃癌、食管癌发生率较低。

（3）地中海膳食模式: 蔬菜、水果、豆类摄入量较多,小麦是能量的主要来源; 富含单不饱和脂肪酸的橄榄油食用量较多,其癌症、心血管病的死亡率比西欧北美国家都低。

13. 简述脂肪制剂的基本特点。

答: ①能量密度高; ②是一种等渗溶剂; ③可作为脂溶性营养素的载体; ④适用于外周静脉营养。

14. 简述肠内营养的适应证和禁忌证。

答:（1）肠内营养适应证: 适应于无法经口摄食或摄食量不足,但营养素需要量增加者,包括: ①胃肠道外疾病者,口腔和咽喉炎症或手术、肿瘤及其化疗或放疗、烧伤或化学性损伤、慢性营养不良或吸收不良综合征、慢性消耗性疾病和肝肾衰竭者等; ②胃肠道疾病者,胃肠道瘘（如低位小肠瘘、结肠瘘及胃十二指肠瘘）、短肠综合征、炎性和溃疡性肠炎、胃肠癌症及其手术者; ③中枢神经系统相关疾病者,神经性厌食症、抑郁症以及脑血管疾病等。

（2）肠内营养禁忌证: ①完全性肠梗阻或胃肠蠕动严重减慢者; ②胃肠瘘,无论瘘上端或下端有渗漏现象者; ③严重应激状态、上消化道出血、应激性溃疡、顽固性呕吐或严重腹泻急性期、急性胰腺炎者; ④严重吸收不良综合征及长期少食者; ⑤小肠广泛切除后4~6周以内者; ⑥年龄小于3月龄婴儿。

15. 简述普通膳食的营养调配原则。

答: 膳食接近正常人饮食,膳食结构符合平衡膳食原则,即①食物种类多样化; ②满足能量与各种营养素需要; ③合理烹调和餐次能量分配。

16. 简述食物中毒技术处理总则。

答:（1）对患者采取紧急处理,并及时报告当地食品卫生监督检验所: ①停止食用中毒食品; ②采集患者血液、尿、吐泻物等标本,以备送检; ③对患者进行急救治疗: a急救: 催吐、洗胃、清肠;b对症治疗:如纠正水、电解质紊乱,防止各脏器损伤等;c特殊治疗,如使用特效解毒剂等。

(2)对中毒食品控制处理:①保护现场,封存中毒食品或疑似中毒食品;②采集剩余的可疑中毒食品,以备送检;③追回售出的中毒食品或疑似中毒食品;④对中毒食品进行无害化处理或销毁。

(3)根据不同的中毒食品,对中毒场所采取相应的消毒处理。

17. 简述细菌性食物中毒与化学性食物中毒的区别。

答:(1)发病率和病死率:细菌性食物中毒发病率高,病死率低;化学性食物中毒发病率低,病死率高。

(2)发病季节:细菌性食物中毒,夏秋季节明显高;化学性食物中毒,无明显季节性,但近年亦呈夏秋季高发的特点,主要是该季节施用农药不当所致。

(3)好发食品:细菌性食物中毒,好发食品为动物性食品。化学性食物中毒,好发食品为植物性食品和误食。

(4)临床症状:细菌性食物中毒:潜伏期较长,临床症状主要有恶心、呕吐、腹痛、腹泻、发热等胃肠道症状,症状相对较轻。化学性食物中毒:潜伏期较短,少有恶心、呕吐、腹泻等症状,但有腹痛;主要是中枢神经系统损害症状,症状相对较重。

18. 简述粮豆类食品的卫生及管理。

答:粮豆类食品的主要卫生问题:霉菌和霉菌毒素的污染;农药残留;有毒有害物质的污染;仓储害虫;其他污染,包括无机夹杂物和有毒种子的污染。

粮豆的管理:粮豆的安全水分;仓库的卫生要求;粮豆运输、销售的卫生要求;防止农药及有害金属的污染;防止无机夹杂物及有毒种子的污染;执行GMP和HACCP。

19. 简述大肠菌群的定义及其食品卫生学意义。

答:大肠菌群是来自人和温血动物的肠道,需氧与兼性厌氧,不形成芽胞,在35~37℃下能发酵乳糖产酸产气的革兰氏阴性杆菌。大肠菌群的食品卫生学意义是:大肠菌群可作为食品受到粪便污染的标志和作为肠道致病菌污染食品的指示菌。

20. 举例说明细菌性食物中毒的类型。

答:(1)感染型:因病原菌污染食品并在其中大量繁殖,随同食品进入机体后,直接作用于肠道而引起的食物中毒。如沙门氏菌食物中毒和链球菌食物中毒等。

(2)毒素型:由致病菌在食物中产生毒素,因食用该毒素而引起食物中毒,如葡萄球菌肠毒素,魏氏梭菌毒素引起的食物中毒及肉毒毒素引起的食物中毒等。

(3)混合型:有的细菌性食物中毒即具有感染型食物中毒的特征,又具有毒素型食物中毒的特征,称为混合型食物中毒,如副溶血性弧菌引起的食物中毒。

21. 简述食物中毒的流行病学特点。

答:(1)潜伏期短、来势急剧、短时间内可能有多人同时发病。

(2)中毒患者一般具有相似的临床表现。

(3)患者在近期内收食用过同样食物。

(4)人与人之间不直接传染。

(5)发病曲线呈现突然上升又迅速下降的趋势。

(四)论述题

1. 试述营养缺乏病的营养评价。

答:(1)通过膳食调查,分析患者的膳食结构,推测可能缺乏的营养素。

（2）根据特定营养缺乏疾病的营养素缺乏对应的临床症状或体征检查,确定可能缺乏的营养素;如维生素A的缺乏经常出现皮肤干燥、毛囊角化、眼部出现毕脱氏斑、夜盲,维生素C的缺乏常出现毛囊四周出血点、淤血、出血;蛋白质-能量营养不良常致腹部膨胀。

（3）通过实验室生化检查可早期发现营养缺乏或营养过剩的类型和程度,有助于作出客观的营养评价,为制定合理的预防或治疗营养相关性疾病方案提供直接的依据。检测项目包括血液、尿液、毛发和指甲等组织中的营养素及其代谢产物的含量、排出速率以及某些营养素相关酶活力等。如血清铁和血清铁蛋白可反映人体的铁储藏状况。

2. 以一种营养缺乏病为例,谈谈预防措施。

答: 以缺铁性贫血为例,其预防主要有以下几点:

（1）注意日常膳食的选择,应包括含铁丰富的食物,如红肉等。

（2）避免膳食中影响铁吸收的因素,例如膳食纤维、植酸等。

（3）配合维生素C含量丰富的食物,以促进铁的吸收。

（4）对易感人群进行监测,及早发现。

（5）适当选择膳食补充剂,预防铁缺乏。

3. 试述妊娠期的营养需要。

答:（1）能量与蛋白质: 适宜的能量和蛋白质对孕妇机体以及正在发育的胎儿都很重要。中国营养学会建议妊娠期膳食能量需要量（EER）为孕中、晚期在非孕妇女能量推荐摄入量的基础上增加$1.26\sim1.88$MJ/d（$300\sim450$kcal/d）。由于地区、民族、气候、生活习惯以及劳动强度等不同,孕妇对能量的需要和供给也不同,一般建议根据体重的增减来调整。孕妇蛋白质推荐摄入量为孕中、晚期分别增加15g/d、30g/d。中国营养学会建议妊娠期膳食中优质蛋白质至少占蛋白质总量的1/3以上;

（2）脂类: 是胎儿神经系统的重要组成部分。脑细胞在增殖、生长过程中需要一定量的必需脂肪酸。孕妇膳食中应有适量脂类,包括饱和脂肪酸、n-3和n-6系列长链多不饱和脂肪酸,以保证胎儿和自身的需要。中国营养学会推荐妊娠期膳食脂肪的供能百分比为$20\%\sim30\%$,其中亚油酸的供能百分比为4%, α-亚麻酸为0.6%, EPA+DHA的适宜摄入量为0.25g/d;

（3）矿物质: ①钙: 由于我国居民膳食中钙摄入普遍不足,母体平时储存钙不多,而胎儿需从母体摄取大量的钙以供生长发育,故妊娠全过程都要补充钙。中国营养学会建议孕妇在孕中期和孕晚期钙的推荐摄入量应在同龄人群参考基础上额外增加200mg/d。建议奶类摄入较少的孕妇,宜补充钙制剂; ②铁: 孕期铁的需要量显著增多,中国营养学会建议孕妇铁的每日适宜摄入量在同龄人群参考基础上额外增加,其中孕中期增加4mg/d、孕晚期9mg/d; ③锌: 孕早期、中期和晚期锌的推荐摄入量为同龄人群参考基础上额外增加2mg/d; ④碘: 碘能促进胎儿生长发育,因此孕期碘需要量增加,我国建议孕妇碘的推荐摄入量为同龄人群参考基础上额外增加110μg/d;

（4）维生素: ①维生素D: 维生素D缺乏可致婴儿佝偻病和孕妇骨质软化症,过量可致婴儿产生高钙血症,中国营养学会建议孕中期和孕晚期维生素D的推荐摄入量为10μg/d; ②维生素B_1: 维生素B_1具有维持孕产妇的食欲、正常的肠道蠕动和促进产后乳汁分泌的作用,如不足易引起便秘、呕吐、倦怠、肌肉无力,以致分娩时子宫收缩缓慢,使产程延长,分娩困难。中国营养学会建议孕妇维生素B_1的推荐摄入量为孕中期1.4mg/d,孕晚期1.5mg/d; ③维生素B_2: 维生素B_2是机体中许多重要辅酶的组成成分,这些辅酶与热能代谢有密切关系,故我国孕妇维生素B_2推荐每日摄入量分别为孕中期1.4mg/d,孕晚期1.5mg/d; ④维生素A: 我国孕妇维生素A每日推荐摄入量,在妊娠中期与晚期为同龄人群参考基础上额外增加70μgRAE/d。一般妇女维持叶酸正平衡的量为400μg/d,建议孕期增加200μg/d;⑤维生素C:胎儿生长发育需要大量的维生素C,它对胎儿骨骼和牙齿的正常发育、造血系统的健全和机体的抵抗力等都有促进作用。孕妇缺乏维生素C时易患贫血、出血,也可引起早产、流产,新生儿有出血倾向。我国孕妇在孕中期和孕晚期维生素C的每日推荐摄入量应为同龄人群参考基础上额外增加15mg/d。

4. 试述母乳喂养的优点。

答:母乳是出生至6个月以内婴儿最适宜的天然食物,也是最能满足婴儿生长发育所需的食物。母乳喂养的优点包括:

(1)含有大量免疫物质,有助于增强婴儿抗感染的能力:母乳中的免疫物质有:各种免疫球蛋白,包括IgA、IgG、IgM、IgD,其中IgA占总量的90%,多为分泌型IgA,具有抗肠道微生物和异物的作用;乳铁蛋白是一种能与三价铁离子结合的乳清蛋白,通过与在繁殖中需要游离铁离子的病原微生物竞争铁,从而抑制这些病原微生物的代谢和繁殖;溶菌酶是一种由上皮细胞、中性粒细胞和单核巨噬细胞产生的低分子单链蛋白,其在母乳中的含量比牛乳中高300倍以上,可通过水解细胞壁中的乙酰氨基多糖而使易感菌溶解,发挥杀菌抗炎作用;免疫活性细胞,增强免疫功能;双歧杆菌因子是一种含氮多糖,能促进双歧杆菌生长,降低肠道pH,抑制腐败菌生长。母乳中的多种免疫物质在婴儿体内构成了有效的防御系统,保护婴儿免受感染。

(2)营养成分最适合婴儿的需要,消化吸收利用率高:母乳蛋白质含量低于牛奶,但利用率高。母乳以乳清蛋白为主,其在胃酸作用下形成的乳凝块,细小而柔软,容易为婴儿消化吸收。母乳中必需氨基酸比例适当,牛磺酸含量较高,是牛乳的10倍;母乳中含有的脂肪颗粒小,并且含有乳脂酶,比牛奶中的脂肪更易被消化吸收,且含丰富的必需脂肪酸、长链多不饱和脂肪酸及卵磷脂和鞘磷脂等,有利于中枢神经系统和大脑发育;母乳中富含乳糖,不仅促进乳酸杆菌生长,有效抑制大肠杆菌等的生长,还有助于铁、钙、锌等吸收;母乳中的矿物质含量明显低于牛乳,可保护婴幼儿尚未发育完善的肾功能,钙磷比例适宜(2∶1),钙的吸收率高,母乳铁和锌的生物利用率都高于牛奶。

(3)不容易发生过敏:母乳喂养儿极少发生过敏。

(4)经济、方便、卫生:母乳自然产生,无须购买,故母乳喂养与人工喂养相比可节省大量的资源;乳母任何时间都可有温度适宜的乳汁喂哺婴儿,十分方便;母乳本身几乎是无菌的,且可直接喂哺,不易发生污染。

(5)促进产后恢复、增进母婴交流:哺乳可帮助子宫收缩、推迟月经复潮以及促使脂肪消耗等。哺乳过程中母亲通过与婴儿的皮肤接触、眼神交流、微笑和语言以及爱抚等动作等可增强母婴间的情感交流,有助于促进婴儿的心理和智力发育。母乳喂养除对婴儿和母亲近期的健康产生促进作用以外,对她们的远期健康也有一定的保护效应。如母乳喂养的儿童肥胖、糖尿病等疾病的发病率较低;哺乳可以能降低母亲以后发生肥胖、骨质疏松症及乳腺癌的可能性。

5. 糖尿病的营养防治原则。

答:糖尿病的营养治疗的总原则是因人而异、合理的饮食结构、合理的餐次分配和持之以恒。具体措施包括:

(1)能量:合理控制总能量摄入是糖尿病营养治疗的首要原则。总能量应根据患者的标准体重、生理条件、劳动强度、工作性质而定。

(2)碳水化合物:碳水化合物供给量以占总能量的50%~60%为宜。糖尿病患者应选择血糖指数低的碳水化合物。

（3）脂肪：为防止心脑血管并发症，糖尿病患者必须限制膳食脂肪摄入量，尤其是饱和脂肪酸不宜过多。脂肪摄入量占总能量较合适的比例为20%~25%，最高不应超过30%。饱和脂肪酸的比例应小于10%。虽然多不饱和脂肪酸有降血脂和预防动脉粥样硬化的作用，但由于多不饱和脂肪酸在体内代谢过程中容易氧化，可对机体产生不利影响。因此也不宜超过总能量的10%。

（4）蛋白质：糖尿病患者应保证蛋白质的摄入量，约占总能量的12%~20%，其中至少1/3来自高生物价的蛋白质，如乳、蛋、瘦肉及大豆制品。

（5）膳食纤维：糖尿病患者应保证摄入足够的膳食纤维。

（6）维生素和矿物质：糖尿病患者应保证足够的维生素和矿物质，有利于纠正代谢紊乱、防治并发症。

（7）饮酒：糖尿病患者应避免空腹饮酒、长期饮酒，血糖控制不佳的糖尿病患者不应饮酒。

（8）饮食分配及餐次安排：少食多餐是糖尿病患者饮食的原则之一，每日至少3餐，如加餐，应保证总能量不变。

6. 肥胖症的饮食治疗与预防原则。

答：肥胖的控制与治疗过程都是围绕机体能量摄入与消耗之间的能量平衡这一中心而进行的，饮食控制是各种治疗的基础。

（1）控制能量摄入：能量的摄入应减少到20~25kcal/（kg·d）。

（2）控制产能营养素的摄入：应以多糖摄入为主，减少单、双糖的摄入。

（3）应供给充足的矿物质、维生素：目前认为补充钙、硒等有助于减肥，而且还能改善代谢紊乱，促进机体物质代谢。

（4）酒精是纯能量物质：应不饮或少饮酒，包括白酒、红酒、啤酒等。

（5）补充某些植物化学物：花色苷、异黄酮、皂苷等植物化学物在减肥和治疗代谢综合征方面有一定的效果。

7. 试述预防癌症的膳食建议。

答：（1）食物多样化。

（2）避免体重过轻或过重。

（3）坚持体力活动。

（4）坚持每天吃各种蔬菜和水果。

（5）每天吃谷类、豆类、根茎类多种食物，尽量多吃粗加工的谷类，限制摄入精制糖。

（6）鼓励不饮酒。

（7）控制肉的摄入量每天在80g以下，最好选用鱼、禽肉，取代红肉（猪、牛、羊肉）。

（8）限制脂肪含量高，特别是动物性脂肪含量高的食物。

（9）减少腌制食物和食盐的摄入量，每天食盐不超过6g。

（10）避免食用被霉菌毒素污染又在室温下长期储存的食物。

（11）易腐败食物应用冷藏或其他适当方法保存。

（12）控制食物中的食品添加剂、农药及其残留物在安全限量水平以下，并且实行适当有效的监督管理。

（13）不要吃烧焦的食物，避免把肉、鱼烧焦。

（14）一般不需要补充营养补充剂。

8.以围术期患者为例,谈谈如何给予其营养支持。

答:围术期患者营养不良发生的主要原因包括膳食摄入不足、营养吸收障碍、营养素需要增加或丢失增加,应针对这些因素,从患者的营养状况、临床体征和症状、血生化指标检测及体格检查资料,分析患者可能出现的营养问题,合理选择营养支持的方式、制剂,进行营养支持。

9.试述金黄色葡萄球菌肠毒素中毒的流行病学特点、临床表现和预防及治疗措施。

答:(1)金黄色葡萄球菌肠毒素中毒的流行病学特点:①季节:全年皆可发生,多见于夏秋季;②中毒食品:国内最常见的中毒食品为乳及乳制品,蛋及蛋制品,各类熟肉制品,其次为含有乳制品的冷冻食品,个别也有含淀粉类食品;③金黄色葡萄球菌广泛分布于自然界,如空气、土壤、水、食具等。人和动物的鼻腔、咽、消化道带菌率均较高。

(2)临床表现:起病急,潜伏期短,一般为2~5小时。主要症状表现为剧烈呕吐,可吐出胆汁和血性胃液,并有头痛、恶心、腹痛、腹泻等。儿童发病较成年人多,且病情严重。体温一般正常。葡萄球菌中毒病程较短,一般数小时或1~2天症状消失痊愈,很少死亡。

(3)治疗与预防:①对症治疗,及时纠正脱水、电解质紊乱。②防止金黄色葡萄球菌污染食物,对乳和乳制品进行消毒和低温保存,从业人员定期健康检查。③防止肠毒素形成,食物应冷藏,冰箱内存放的食品要及时食用,常温下剩饭应放置在阴凉、通风条件下,不要超过4小时。

10.试述NOC的来源、对人体的危害及预防措施。

答:(1)NOC的来源:食物中N-亚硝基化合物(N-nitroso-compound,NOC)主要来源于鱼、肉制品、乳制品、不新鲜的蔬菜和水果及啤酒,但是近年来由于生产工艺的改进,许多大型啤酒企业已很难检测出亚硝胺类化合物。人体也能合成一定量的NOC,作为NOC前体物的硝酸盐、亚硝酸盐和胺类物质,广泛存在于环境和食品中,在适宜的条件下,这些前体物质可通过化学或生物学途径合成各种各样的NOC。口腔和胃是合成亚硝胺的主要场所。

(2)NOC的危害:人类许多的肿瘤都与NOC有关,如胃癌、食管癌、结直肠癌、膀胱癌、肝癌。亚硝胺类化合物性质较稳定,进入机体需经肝脏微粒体P450的代谢活化,生成烷基偶氮羟基化合物,此类化合物具有高度的致癌和致突变性。而亚硝酰胺类化合物为直接致癌物和致突变物,不需要经过机体的代谢活化。

(3)防止NOC可能对人带来的危害措施:①食品应冷藏,以保证其新鲜度,防止含蛋白质高的食物如鱼、肉、贝壳等腐败变质;②合理食用咸菜、泡菜,一般应在腌制一周后再食用,因为这时亚硝酸盐含量已明显下降;③经常摄取一定量的新鲜蔬菜、水果等含维生素C和胡萝卜素较高的食物,可以阻止前体在胃内合成NOC;④不要长期大量饮用啤酒;⑤注意口腔卫生,饭后要刷牙,以防止食物残渣经细菌作用合成NOC。

11.试述转基因食品安全性评价的"实质等同"原则。

答:"实质等同"原则即在评价方法和安全性的可接受水平上应与传统对等物保持一致。有以下几个基本点:

(1)如果某一转基因食品与传统食品具有实质等同,那么考虑更多的安全和营养方面的问题就没有意义,可以认为是等同安全的。

(2)如果某一转基因食品在化学成分、组织结构和生物学特性方面没能确定为实质等同,那么安全性评价的重点应放在有差别的项目上,应当认真考虑和设计研究方案,参考该食品的有关特征逐一进行安全性评价。

(3)如果某一转基因食品没有相对应的或类似的传统食品与之相比较,那么就应根据其自身的成分和特征性进行全面的卫生和营养评价。

12. 试述黄曲霉毒素对食品的污染及毒性。

答:(1)黄曲霉毒素对食品的污染:黄曲霉毒素(aflatoxin,AF或AFT)是黄曲霉菌和寄生曲霉菌的代谢产物,黄曲霉是我国粮食和饲料中常见的真菌,但我国寄生曲霉罕见。AF广泛存在于污染的食品中,尤以霉变的花生、玉米及谷类含量最多,其次是稻谷、小麦、大麦、豆类等。除粮油食品外,我国还有干果类食品,动物性食品等以及干辣椒中也有AF污染的报道。

(2)黄曲霉毒素的毒性:AF是到目前为止所发现的毒性最强的真菌毒素。目前已分离鉴定出的有二十余种,其中毒性较强的有6种,凡二呋喃环末端有双键者毒性较强并有致癌性,AF的毒性顺序如下:$B_1>M_1>G_1>B_2>M_2$。其中以AFB_1的毒性和致癌性较强,比氰化钾大100倍。AF有很强的急性毒性,也有明显的慢性毒性与致癌性。AF具有较强的肝脏毒,对肝脏有特殊亲和性并有致癌作用。它主要强烈抑制肝脏细胞中RNA的合成,破坏DNA的模板作用,阻止和影响蛋白质、脂肪、线粒体、酶等的合成与代谢,干扰动物的肝功能,导致突变、癌症及肝细胞坏死。同时,饲料中的毒素可以蓄积在动物的肝脏、肾脏和肌肉组织中,人食入后可引起慢性中毒。

13. 试述食品腐败变质的原因和条件及防止食品腐败变质的措施。

答:食品腐败变质(food spoilage)是指食品在微生物为主的各种因素作用下,造成其原有化学性质或物理性质发生变化,降低或失去其营养价值和商品价值的过程。例如肉、鱼、禽、蛋的腐臭、粮食的霉变、蔬菜水果的溃烂、油脂的酸败等。

(1)食品腐败变质的原因和条件:食品腐败变质是以食品本身的组成和性质为基础,在环境因素影响下,主要由微生物的作用而引起;是食品本身、环境因素和微生物三者互为条件、相互影响、综合作用的结果。食品中水分含量是影响微生物繁殖及引起腐败变质的重要因素,一般情况下,食品的水分活性(water activity,A_w)值越小,微生物越不易繁殖,食品越不易腐败变。此外,食品的营养成分、氢离子浓度、渗透压、状态等均会影响食品的腐败变质。

(2)防止食品腐败变质的措施:针对食品腐败变质采取的控制措施常是对食品进行加工处理,延长食品可供食用的期限,即进行有效的食品保藏。食品保藏的基本原理是改变食品的温度、水分、氢离子浓度、渗透压以及采用其他抑菌杀菌的措施,将食品中的微生物杀灭或减弱其生长繁殖的能力,从而达到防止食品腐败变质的目的。常见的食品保藏方法包括有食品的化学保藏、低温保藏、高温保藏、干燥保藏和辐照保藏。

(杨　燕　余焕玲　张绪梅)

第五章 社会因素与健康

一、学习要点及内容要点

(一)学习要点

1. **掌握** 社会因素的内涵及影响健康的特点;健康社会决定因素的定义及其分类;重要的社会发展指标(人类发展指数、生活质量指数、美国社会卫生协会指标)的含义及应用;经济发展与人群健康之间的相互作用;文化的概念、类型及其影响健康的途径;人口老龄化带来的健康及卫生问题;社会性别的概念;社会阶层的含义及对健康的影响;社会关系和人际关系的概念;社会资本的定义、类型及功能;家庭的类型与功能。

2. **熟悉** 经济发展水平的常用衡量指标(GDP/人均GDP、GNP/人均GNP、收入、基尼系数);文化的特点;教育对人群健康的影响;家庭对健康和疾病的影响。

3. **了解** 社会因素对健康的作用机制;经济发展政策和模式对健康的影响;风俗习惯、思想意识对人群健康的影响;人口规模对健康的影响;人口流动带来的健康问题;社会性别与健康的关系;人际关系的类型,社会支持的评价;社会资本与健康的关系,社会资本对卫生服务和筹资的影响;医患关系的类型,影响医患关系的主要因素,医患关系发展趋势和改善途径。

(二)内容要点

1. 概述

(1)基本概念: 社会因素。

(2)重点内容: 社会因素的内涵,健康社会决定因素框架的内容;社会因素影响健康的特点,社会因素影响健康的作用机制。

2. 社会发展因素与健康

(1)基本概念: 人类发展指数(HDI)、生活质量指数(PQLI)、美国社会卫生协会指标(ASHA)、基尼系数、文化、主文化、亚文化、反文化、跨文化、社会化、生活方式、人口老龄化、社会性别、社会阶层、人口流动。

(2)重点内容: 重要的社会发展指标:人类发展指数、生活质量指数、美国社会卫生协会指标的含义及应用。经济发展与健康相关指标,经济发展与人群健康之间的双向作用以及经济发展对健康带来的新问题。文化的特点、类型及影响健康的途径,教育、风俗习惯、思想意识对人群健康的影响。人口规模对健康的影响,人口的年龄结构、性别结构与健康的关系。社会阶层的内涵及分类,社会阶层对健康的影响。人口流动的规模,人口流动带来的健康问题(农民工的生活质量、卫生服务需求,医疗保障情况,农民工及留守人员的健康问题)。

3. 社会关系与健康

(1)基本概念: 社会关系、人际关系、社会支持、服务性社会网络、个人社会网络、社会资本、家庭、医患关系。

(2)重点内容: 人际关系的类型。获取社会支持的基本条件,社会支持的评价(人际关系指数、社会支持量表)。社会资本的层次、类型和功能,社会资本与健康关系(宏观社会资本与健康的关系,微观社会资本与健康的关系),社会资本与卫生服务和筹资的关系。家庭的类型及功能,家庭对健康和疾病的影响。医患关系的类型,影响医患关系的主要因素,医患关系发展趋势和改善途径。

二、习题

(一)选择题

【A1型题】

单句型最佳选择题:每一道试题下面有A、B、C、D、E五个备选答案,请从中选择一个最佳答案。

1. 下列哪项**不是**影响健康的社会因素

    A. 经济状况   B. 人口   C. 文化   D. 自然环境   E. 社会关系

2. 健康社会决定因素框架中尤为强调健康和疾病的主要影响因素是

    A. 物质环境   B. 贫困和不公平   C. 社会支持

    D. 行为生活方式   E. 卫生服务条件

3. 按照世界卫生组织的观点,人们工作和生活环境中引发疾病的"原因的根源"是

    A. 环境卫生   B. 行为方式   C. 社会因素   D. 工作条件   E. 卫生服务条件

4. 以下哪项**不是**社会因素影响健康的特点

    A. 社会因素对健康的影响具有特异性   B. 社会因素的作用是发散性的

    C. 社会因素对健康的影响呈交互作用   D. 社会因素对健康的作用具有持久性

    E. 许多社会因素与健康的关系是互为因果的双向关系

5. **不属于**社会因素影响健康的特点是

    A. 非特异性   B. 灵活性   C. 持久性   D. 交互作用   E. 发散性

6. 人类发展指数的计算中**不包含**以下指标

    A. 预期寿命   B. 婴儿死亡率   C. 成人识字率

    D. 综合入学率   E. 人均国内生产总值

7. 关于PQLI,下列说法**错误**的是

    A. 高优指标   B. 综合性指标

    C. 衡量社会发展的重要指标之一   D. 适用于发达国家间的比较

    E. 强调了卫生和教育质量在社会发展中的作用

8. PQLI是评价人口素质的重要指标之一,其含义是

    A. 生活变化单位   B. 质量调整生存年   C. 健康相关生命质量

    D. 生活质量指数   E. 期望寿命指数

9. PQLI是评价人口素质的一个综合指标,下列哪项指标**没有**被包括在PQLI的计算中

    A. 婴儿死亡率   B. 成人识字率   C. 15岁及以上人口识字率

    D. 1岁平均期望寿命   E. 就业率

10. 计算生活质量指数(PQLI)需要的三个指标是

    A. 出生率、死亡率、1岁平均期望寿命

    B. 出生率、婴儿死亡率、就业率

    C. 婴儿死亡率、成人识字率、1岁平均期望寿命

    D. 婴儿死亡率、成人识字率、就业率

E. 孕产妇死亡率、成人识字率、人均国民生产总值

11. 经济水平的提高对健康影响
    A. 无影响   B. 有利,无弊   C. 有弊,无利
    D. 既有利,亦有弊   E. 以上都不对

12. 通常反映社会经济发展水平的指标是
    A. 人均收入   B. GDP/人均GDP   C. 死亡率
    D. 出生率   E. 平均期望寿命

13. 反映收入分配公平的指标是
    A. GDP   B. 人均GDP   C. GNP   D. 人均GNP   E. 基尼系数

14. 居民收入的增加对健康水平的提高主要影响的环节是
    A. 文化水平提高   B. 居住条件改善
    C. 有钱看病住院   D. 可以更合理讲究营养
    E. 影响个人生活行为

15. 关于基尼系数,下列说法**错误**的是
    A. 反映居民收入分配公平的重要指标   B. 实际值介于0~1之间
    C. 等于1表示收入分配绝对平均   D. 0.4被认为是收入分配不均的警戒线
    E. 定量指标

16. 经济发展对健康的作用是
    A. 经济发展对健康起到促进作用
    B. 经济发展对健康起到阻碍作用
    C. 经济发展对健康既有促进作用,又有阻碍作用
    D. 经济通过生活资料作用于健康
    E. 经济通过文化教育作用于健康

17. 经济发展与人群健康的双向作用是
    A. 经济发展从两方面影响健康
    B. 经济发展与人群健康相互影响与作用
    C. 经济发展对健康既有促进作用,又有阻碍作用
    D. 人群健康从两方面影响经济发展
    E. 经济发展决定人群健康水平

18. 经济发展对健康的作用主要表现在
    A. 提高居民物质生活水平、增加卫生投资
    B. 提高卫生服务水平、改善卫生服务状况
    C. 提高居民生活水平、改变人群危害健康行为
    D. 提高卫生服务技术水平、增强服务能力
    E. 提高卫生资源的使用效率、增强人群健康素质

19. 以下哪项**不是**经济发展对健康的影响途径
    A. 通过提高教育水平   B. 通过改变营养状况   C. 通过改善公共卫生条件
    D. 通过生物遗传   E. 通过影响个人生活方式

20. 社会因素影响健康的途径有
    A. 身体、心理、社会适应   B. 神经、内分泌、免疫   C. 神经、心理、社会适应

D. 身体、心理、免疫　　　　E. 神经、免疫、社会适应

21. 经济发展带来的新问题是

    A. 现代社会病、心理紧张因素、环境污染

    B. 人口增长、现代社会病、环境污染

    C. 人口流动、心理紧张因素、资源消耗

    D. 现代社会病、劳动力不足、人口寿命降低

    E. 环境污染、人口老龄化、营养不良

22. 健康对经济发展的作用主要表现在

    A. 保护环境、促进经济发展　　　　B. 促进卫生技术的进步、提高服务质量

    C. 提高人群整体素质、增加国民收入　　D. 促进社会生产力发展

    E. 提高劳动生产率、减少卫生资源消耗

23. 以下哪项**不是**文化的基本特征

    A. 历史性　　　B. 相互渗透性　　C. 现实差异性　　D. 社会性　　　E. 继承性

24. 不同文化之间的相互影响性,指的是文化的

    A. 历史性　　　B. 相互渗透性　　C. 现实差异性　　D. 社会性　　　E. 继承性

25. 人类总是生活在一定的文化模式之中,指的是文化的

    A. 历史性　　　B. 相互渗透性　　C. 现实差异性　　D. 社会性　　　E. 继承性

26. 文化对人们的行为产生潜移默化的影响,体现了文化对健康影响的

    A. 本源性　　　B. 无形性　　　C. 稳定性　　　D. 社会性　　　E. 民族性

27. 在文化系统中较宽泛且处于从属地位的文化类型是

    A. 主文化　　　B. 亚文化　　　C. 反文化　　　D. 智能文化　　　E. 跨文化

28. 很多研究显示,对健康状况的影响作用最强的是

    A. 教育　　　B. 收入　　　C. 支出　　　D. 职业　　　E. 生活条件

29. 从文化在社会中所起的作用来看,可以将文化分为

    A. 主文化、亚文化、反文化　　　　B. 主文化、亚文化、跨文化

    C. 智能文化、主文化、反文化　　　D. 智能文化、科技文化、思想文化

    E. 智能文化、思想文化、规范文化

30. 从文化在社会中所起的地位来看,可以将文化分为

    A. 主文化、亚文化、反文化　　　　B. 主文化、亚文化、跨文化

    C. 智能文化、主文化、反文化　　　D. 智能文化、科技文化、思想文化

    E. 智能文化、思想文化、规范文化

31. 智能文化影响人类健康的主要途径是

    A. 行为和生活方式　　　　　　　　B. 心理和生活方式

    C. 生活环境和劳动条件　　　　　　D. 物质生活和精神条件

    E. 劳动能力和劳动条件

32. 规范文化影响人类健康的主要途径是

    A. 支配人类的行为生活方式　　　　B. 影响人类的生活和工作环境

    C. 干扰人们的心理过程　　　　　　D. 提高卫生资源的使用效率

    E. 影响人类的劳动条件

33. 思想文化影响人类健康的主要途径是

A. 影响人类的劳动条件　　　　　　　B. 影响人类的科学技术水平

C. 支配人们的行为生活方式　　　　　D. 生活环境和劳动条件

E. 干扰人们的心理过程和精神生活

34. 教育主要通过什么影响人们的健康

　　A. 生活环境　　　　　　B. 劳动条件　　　　　　C. 行为与生活方式

　　D. 心理状态　　　　　　E. 医疗卫生服务条件

35. 语言主要通过什么影响人们的健康

　　A. 生活环境　　　　　　B. 劳动条件　　　　　　C. 行为与生活方式

　　D. 心理状态　　　　　　E. 医疗卫生服务条件

36. 风俗习惯主要通过什么影响人们的健康

　　A. 生活环境　　　　　　B. 劳动条件　　　　　　C. 行为与生活方式

　　D. 心理状态　　　　　　E. 医疗卫生服务条件

37. 研究风俗习惯对人群健康的影响,实际上是研究

　　A. 思想文化对健康的影响　　　　　B. 行为生活方式对健康的影响

　　C. 地区性亚文化对健康的影响　　　D. 主文化对健康的影响

　　E. 物质文化对健康的影响

38. 文学艺术主要通过什么影响人们的健康

　　A. 行为和生活方式　　　　　　　　B. 精神生活和心理状态

　　C. 生活环境和劳动条件　　　　　　D. 物质生活和精神条件

　　E. 劳动能力和劳动条件

39. 判断受教育程度对人们健康影响的两个重要指标是

　　A. 学历和社会职位　　　　　　　　B. 社会职位与事业成就

　　C. 消费结构和闲暇时间　　　　　　D. 事业成就与消费水平

　　E. 消费水平和消费方式

40. 根据世界卫生组织规定,一个国家或地区老龄化的标准为

　　A. 60岁及以上的人口占到总人口的5%及以上

　　B. 60岁及以上的人口占到总人口的7%及以上

　　C. 60岁及以上的人口占到总人口的10%及以上

　　D. 65岁及以上的人口占到总人口的5%及以上

　　E. 65岁及以上的人口占到总人口的10%及以上

41. 下列哪一项**不是**我国人口老龄化的特点

　　A. 人口老龄化速度快,来势猛,绝对数量大

　　B. 人口老龄化地区发展不平衡

　　C. 低出生、低死亡、低增长

　　D. 人口老龄化超前于社会经济发展

　　E. 人口老龄化在时间上的不规则性和累进性

42. 下列哪一项**不属于**人口的老龄化带来的健康及卫生问题

　　A. 慢性非传染性疾病的主要患者群

　　B. 消耗较多的卫生资源,增加社会经济负担

　　C. 需要较多的家庭及社会照料,增加社会人口负担

D. 对传统的医疗保健服务提出了新的要求

E. 导致医疗费用不断上涨

43. 男性和女性的健康差异主要是因为

A. 生理性别因素的影响

B. 社会因素的影响

C. 生理性别因素的影响,社会因素的影响以及两者的相互影响

D. 生理性别因素的影响以及社会因素的影响

E. 以上均不正确

44. 女性报告相对多的健康问题主要是因为

A. 女性的性别和婚姻角色的相互作用对女性产生的压力较小

B. 女性对能够促进健康的物质和社会资源的可及性差

C. 女性的社会角色的需求和义务水平较低

D. 女性更倾向于不均衡饮食以及超重

E. 女性更倾向于活跃的生活方式

45. 受过良好教育的母亲可以降低婴儿的死亡率,这体现的是人口的

A. 道德素质　　　B. 健康素质　　　C. 文化素质　　　D. 职业素质　　　E. 思想素质

46. 较之女性,男性长期的健康状况更倾向于受以下哪种因素的影响

A. 社会生活压力　　　　　B. 孩子(老人)压力　　　　　C. 环境压力

D. 经济压力　　　　　E. 家庭健康压力

47. 划分社会阶层的主要指标是

A. 个人文化水平　　　　　B. 职业　　　　　C. 经济地位

D. 生活条件　　　　　E. 受教育程度

48. 社会阶层对健康的影响主要表现在

A. 几乎所有的健康危险因素与社会经济状况均呈负相关

B. 在社会经济状况较差的人群中,健康相关因素严重缺乏

C. 不同社会阶层中患病的社会经济后果不同

D. 同样的暴露在不同社会阶层中产生的健康影响是一致的

E. 不同社会阶层中健康相关因素的暴露是一致的

49. 社会关系的主要表现形式是

A. 人际交往　　　B. 人际沟通　　　C. 社会活动　　　D. 人际关系　　　E. 社会参与

50. 人们获取社会支持的基本条件是

A. 社会网络结构的健全或合理性　　　　　B. 建立良好的社会关系

C. 社会规范的健全或合理性　　　　　D. 建立良好的社会凝聚力

E. 拥有一定的人际关系

51. 社会支持网络是

A. 社会为人们提供使用的支持系统

B. 政府为贫困家庭提供的支持系统

C. 单位为职工构建的救济支持系统

D. 政府与企事业单位之间形成的相互支持体系

E. 一个人在社会中所形成的人际关系

52. 关于社会支持,以下说法**错误**的是

　　A. 从社会支持的角度可以评价社会关系状况

　　B. 获得社会支持是一个互动的过程

　　C. 社会支持主要指来自情感上的帮助,不包括物质帮助

　　D. 社会支持的评价可以从社会网络的状况来进行

　　E. 获得社会支持的基本条件是社会网络的健全或合理性

53. 关于社会资本,以下说法**错误**的是

　　A. 是一个多维度的概念

　　B. 涵盖了个人家庭/机构组织/地区国家三个层次

　　C. 社会资本是人与生俱来就拥有的

　　D. 社会资本就是一种社会关系网络

　　E. 社会资本可以为个人或团体提供各种资源和支持

54. 关于社会资本的功能,以下**错误**的是

　　A. 使公民比较容易解决集体问题

　　B. 减少交易成本

　　C. 拓展人们对于自己各方面的认识从而改善命运

　　D. 设立时宜的规范,帮助受压迫群体参与到主流社会当中

　　E. 通过心理和生物过程来改善个人的生活

55. 社会资本主要包括哪三个基本方面

　　A. 社会道德、社会团体和社会网络　　　　B. 社会规范、社会凝聚力、社会组织网络

　　C. 社会行为、社会准则、社会网络　　　　D. 社会行为、社会规范、社会网络

　　E. 社会团体、社会准则、社会网络

56. 以下**不属于**家庭功能的是

　　A. 医疗　　　　B. 养育子女　　　　C. 休息和娱乐　　　D. 赡养老人　　　E. 生产和消费

57. 家庭内部只有一个权力中心和一个活动中心的家庭是

　　A. 主干家庭　　　B. 联合家庭　　　C. 核心家庭　　　D. 异常家庭　　　E. 单身家庭

【A2型题】

病例摘要型最佳选择题:每一道试题是以一个小案例出现的,其下面都有A、B、C、D、E五个备选答案,请从中选择一个最佳答案。

1. McKeown分析了英格兰和威尔士在1840年到1950年结核病死亡率变化情况,研究结果显示,随着时间的变化,结核病的死亡率也在不断地下降。在这期间,19世纪末人类发现了结核病的病原体是结核分枝杆菌,在20世纪中期人类开始采用生物治疗方法和预防接种。从现代医学模式来看,导致结核病死亡率下降的主要原因是

　　A. 医疗条件的改善　　　　B. 化学因素的控制　　　　　C. 物理因素的控制

　　D. 社会经济条件的改善　　E. 生物因素的控制

2. 成都市1990—2010年GDP增长了24倍,同期统计数据显示,成都市户籍人口期望寿命1990年为71.62岁,到2006年达到78.34岁,随后有所降低,到2010年为75.36岁,说明

　　A. 经济增长,必然导致健康状况改善

　　B. 经济增长,必然导致健康状况恶化

　　C. 经济增长与健康状况没有明显关系

  D. 经济发展到一定程度,经济增长与健康没有必然的联系

  E. 经济增长越快,健康状况越好

  3. 美国的一项研究显示,在控制了其他因素之后,单身男性死亡率比已婚男性高60%。该案例说明

  A. 家庭对成年人的健康影响很大

  B. 单身男性健康危险因素高于已婚男性

  C. 婚姻对男性的健康影响很大

  D. 社会性别对健康的影响不容忽视

  E. 社会资本对健康的影响很大

  4. 一项研究指出:受过教育16年以上的母亲,其生育的低出生体重儿的比例为4.9%,而受过教育不到9年的则为9.9%。这体现的是人口的

  A. 道德素质 B. 健康素质 C. 文化素质 D. 职业素质 E. 思想素质

  5. 在现实生活中,大多数女性在家庭领域中扮演着重要角色,而在政治、经济、社会等领域扮演辅助角色,这种"男主外,女主内"的分工模式是基于

  A. 两性生理基础上的分工   B. 符合两性特点的分工

  C. 两性各取特长的分工   D. 社会构建的两性分工

  E. 两性生理和社会共同作用的分工

  6. 有一项研究发现某一个小镇居民的死亡率比邻镇的死亡率低,该研究的结论为,小镇人群良好的健康状况主要是与他们有紧密联系的社会关系、小镇平均主义的特征以及人们的互助精神有关。这些导致小镇居民健康状况良好的因素属于

  A. 经济因素   B. 文化因素   C. 社会支持因素

  D. 政治因素   E. 受教育水平因素

  7. 以孕妇为例,妊娠期间的社会支持和陪伴可以减少并发症,缩短分娩时间,分娩的情绪也更好。因此,社会支持对健康的影响

  A. 社会支持是健康的必要条件   B. 社会支持是健康的决定因素

  C. 有助于个人应对负性生活事件   D. 社会支持是健康的重要内容

  E. 以上均正确

  8. 近年来,医患关系紧张的问题引起社会广泛关注。患者感到"看病难、看病贵";医生反映工作压力大,工作紧张,待遇不高。医患关系直接影响到医患双方的心身健康。关于医患关系,下列哪种说法是错误的

  A. 医患关系是指医护人员与患者(患者)的关系

  B. 医患关系广义包括以医生为主体的人群与以"求医者"为中心的人群之间的关系

  C. 医患关系本质是一种社会关系

  D. 由于信息不对称,患者是弱势群体,医患关系的主导权应在医护人员

  E. 医疗保障体系不健全、医疗资源配置平衡等也是医患关系的影响因素

【A3型题】

  病例组型最佳选择题:提供若干个案例,每个案例下设若干道试题。根据案例所提供的信息,在每一道试题下面的A、B、C、D、E五个备选答案中选择一个最佳答案。

  (1~3题共用题干)

  据估计目前世界上大约有7.4亿的国内流动人口,2.14亿国际移民。作为发展中国家,中国

经济社会呈现出明显的二元特征。改革开放以来,大量农村剩余劳动力冲破传统城乡二元体制的束缚,向城镇流动。形成规模庞大的"农民工群体"。

1. 上述"农民工群体"主要属于哪种人口流动类型
    A. 垂直流动　　　B. 结构流动　　　C. 集体流动　　　D. 代际流动　　　E. 水平流动

2. 关于"农民工群体",以下叙述正确的是
    A. 我国农村劳动力的流动完全是受社会经济因素的影响
    B. 我国农村劳动力的流动主要是由国家组织的
    C. 他们是城市社会中居于边缘地位的弱势群体
    D. 大量农村人口涌入城市,只有负面影响,无积极作用
    E. 大量农村人口涌入城市,只有积极的一面,无负面影响

3. 以下哪项不是"农民工群体"的主要健康问题
    A. 水土不服症
    B. 是寄生虫病或传染病的患者和重要的传染源
    C. 慢性非传染性疾病患病率高
    D. 食品安全问题存在诸多隐患
    E. 精神健康问题较多

【B1型题】

标准配伍题: 提供若干组试题,每组试题共用在试题前列出的A、B、C、D、E五个备选答案,从中选择一个与问题关系最密切的答案。

（1~3题共用备选答案）
    A. 多因多果　　　B. 交互作用　　　C. 持久性　　　D. 综合性　　　E. 互为因果

与生物因素与健康的关系相比,社会因素与健康的关系更加复杂,以下情况各反映了社会因素影响健康的哪项特点:

1. 经济因素可以影响营养状况作用于健康,同时经济因素还可以影响教育水平,教育水平可以影响人们健康知识水平,从而影响健康

2. 贫困人口较高的婴儿死亡率,可能与营养不良、母亲缺乏相关知识、卫生服务条件较差等因素均有关

3. 较低社会阶层的人群健康状况往往较差,而不良的健康状况也阻碍着他们社会阶层的转化

（4~6题共用备选答案）
    A. 主文化　　　B. 亚文化　　　C. 思想文化　　　D. 智能文化　　　E. 规范文化

4. 通过影响人的生活环境和生活条件而作用于人群健康的文化类型是

5. 通过支配人们的行为来影响人群健康的文化类型是

6. 通过干扰人们的心理过程和精神生活来影响人群健康的文化类型是

（7~12题共用备选答案）
    A. 联合家庭　　　B. 核心家庭　　　C. 主干家庭　　　D. 单身家庭　　　E. 其他家庭

7. 一个人独自生活的家庭属于哪种家庭类型

8. 父母与其子女组成的家庭属于哪种家庭类型

9. 直系双偶家庭属于哪种家庭类型

10. 一对夫妇,无子女的家庭属于哪种家庭类型

11. 四世同堂家庭属于哪种家庭类型
12. 未婚同居家庭属于哪种家庭类型
（13~15题共用备选答案）
　　A. 共同参与型　B. 指导合作型　C. 主动被动型　D. 指导决策型　E. 主动权威型
13. 对于"昏迷、休克或其他严重损伤的患者",哪种模式的医患关系是必要的
14. 对于"病情危重或发病不久的急性患者",哪种模式的医患关系是必要的
15. 在以"患者为中心"的政策导向下,哪种模式的医患关系是提倡的

(二)名词解释

1. 社会因素
2. 人类发展指数(HDI)
3. 生活质量指数(PQLI)
4. 美国社会卫生协会指标(ASHA)
5. 文化
6. 主文化
7. 亚文化
8. 反文化
9. 跨文化
10. 生活方式
11. 风俗习惯
12. 人口老龄化
13. 社会性别
14. 社会阶层
15. 人口流动
16. 社会关系
17. 人际关系
18. 社会支持
19. 社会资本
20. 家庭
21. 核心家庭
22. 主干家庭
23. 医患关系

(三)简答题

1. 简述社会因素影响健康的特点。
2. 简述经济发展如何增进人群健康。
3. 简述经济发展对健康带来的新问题。
4. 人群健康是怎样作用于经济发展的?
5. 简述文化影响居民健康的主要途径。
6. 风俗习惯如何对人群健康产生影响?
7. 简述人口老龄化会带来哪些新的健康和卫生问题。
8. 社会阶层如何对健康产生影响?

9. 简述农民工的主要健康问题。

10. 简述留守人员的健康问题。

11. 如何评价社会支持?

12. 简述社会资本的概念及功能。

13. 简述家庭的功能。

14. 简述影响医患关系的主要因素。

15. 如何构建和谐医患关系?

(四)论述题

1. 论述经济发展与健康的关系。

2. 试述教育如何通过人们的生活方式对人群健康产生影响。

3. 论述社会性别与健康的关系。

4. 论述我国人口流动对人群健康的影响。

5. 试述社会资本与健康的关系。

三、参考答案

(一)选择题

【A1型题】

1. D	2. B	3. C	4. A	5. B	6. B	7. D	8. D	9. E	10. C
11. D	12. B	13. E	14. E	15. C	16. C	17. B	18. A	19. D	20. B
21. A	22. E	23. D	24. B	25. C	26. B	27. C	28. A	29. E	30. A
31. C	32. A	33. E	34. C	35. C	36. C	37. C	38. B	39. C	40. C
41. C	42. E	43. C	44. B	45. C	46. D	47. C	48. C	49. D	50. A
51. E	52. C	53. C	54. D	55. B	56. A	57. C			

【A2型题】

1. D	2. D	3. A	4. C	5. D	6. C	7. C	8. D

【A3型题】

1. E	2. C	3. C

【B1型题】

1. B	2. A	3. E	4. D	5. E	6. C	7. D	8. B	9. C	10. B
11. A	12. E	13. C	14. B	15. A					

(二)名词解释

1. 社会因素:指人类社会生活环境中的各项构成要素,内容非常广泛,涉及人们生活的各个环节。社会环境因素包括以生产力发展水平为基础的经济状况、社会保障、教育、人口、科学技术和以生产关系为基础的社会制度、法律、文化、社会关系等。

2. 人类发展指数(HDI):反映一个国家人类发展水平的一项指数,由预期寿命指数、教育指数和收入指数三个指数构成。

3. 生活质量指数(PQLI):是一个综合评价居民健康状况、文化素质的指标,由婴儿死亡率指数、1岁平均期望寿命和成人识字率三项指标构成,突出强调了卫生与教育质量在经济、社会发展中的作用,弥补了仅用国内生产总值指标评价社会发展的不足。

4. 美国社会卫生协会指标(ASHA):由成人识字率、就业率、人均国民生产总值增长率、平均期望寿命、出生率与婴儿死亡率等多个反映一个国家或地区居民教育、卫生、人口变动及经济发展的指标组成的综合评价指标。

5. 文化：广义的文化包括人类在其生产和生活活动中所创造的一切物质产物和精神产物。而狭义的文化即精神文化，指人类精神财富的总和，包括思想意识、观念形态、宗教信仰、文学艺术、社会道德规范、法律、习俗、教育以及科学技术和知识等。

6. 主文化：是指以政权作基础、侧重权力关系的主导文化；或经社会发展长期造就的、占据文化整体的主要部分的文化；或对一个时期产生主要影响，代表主要趋势，表现为当前的思想潮流和社会生活风尚的主流文化。

7. 亚文化：是相对于主文化而言的，它所包含的价值观和行为方式有别于主文化，在权力关系上处于从属地位，在文化整体里占据次要部分。

8. 反文化：是一种特殊的亚文化，这种亚文化所代表的价值观和行为方式处于主文化的对立面，其在性质上与主体文化极端矛盾。

9. 跨文化：是由于文化背景的变化所形成的文化现象。

10. 生活方式：人们采取的生活模式或式样，它以经济为基础，以文化为导向。

11. 风俗习惯：人们在长期的共同生活中约定俗成的，是人的承继性行为。风俗习惯属于规范文化的范畴，主要通过作用于人的日常生活活动和行为影响人的健康。

12. 人口老龄化：根据WHO规定，一个国家或地区60岁及以上的人口占到总人口的10%及以上，或65岁及以上人口占到总人口的7%及以上，称为人口老龄化。

13. 社会性别：男女两性在社会文化的建构下形成的性别差异，即社会文化形成的对男女差异的理解，以及在社会文化中形成的属于男性或女性的群体特征和行为方式。

14. 社会阶层：指由财富、权力和威望不同造成的社会地位、生活方式等方面不同的基本层次。

15. 人口流动：指人口在地理空间位置上的变动和阶层职业上的变动。

16. 社会关系：人们在社会的共同活动中所形成的各种各样的相互联系。

17. 人际关系：在一定的社会团体中，人们之间直接的、可察觉到的，并受心理特征所制约的相互交往关系。

18. 社会支持：指一个人从社会网络所获得的情感、物质和生活上帮助。

19. 社会资本：是建立在信任、互惠、互助基础之上的社会关系网络；借助于这样的社会关系网络，个人或团体能够获得各种资源和支持。

20. 家庭：以婚姻与血缘关系为基础建立起来的一种社会生活群体。

21. 核心家庭：指具有社会承认的性关系的两性别不同的成年人及他们的未婚子女居住在一起的家庭，即由父母与其子女组成的家庭，为两代人，两种关系。

22. 主干家庭：由两个或更多的住在一起的核心家庭组成，即除一对夫妻和他们的子女之外，还有上代或上几代的人口或同辈未婚人口共同组成。

23. 医患关系：医务人员与患者在医疗实践过程中产生的特定关系，是医疗过程中最重要的人际关系。狭义的医患关系是指医护人员与患者的关系。广义的医患关系是指以医生为主体的人群(包括医生、护士、医技人员、医院行政管理人员、后勤保障人员)与以"求医者"为中心的人群(患者、患者亲属、朋友、患者单位人员)之间的关系。

（三）简答题

1. 简述社会因素影响健康的特点。

答:(1)社会因素与健康多因多果的关系:社会因素对健康的影响具有非特异性,同时社会因素的作用又是发散的。

(2)社会因素对健康的影响呈交互作用:社会因素既可以直接影响健康,自身也可以作为其他社会因素的中介影响健康,因素间互相影响并最终产生健康结果。

(3)社会因素对健康的作用具有持久性。

(4)社会因素与健康互为因果的关系。

2.简述经济发展如何增进人群健康。

答:社会经济状况是国力的综合反映,经济发展对居民健康的影响是通过多渠道综合作用的结果,包括:①提高教育水平;②改变营养状况;③改善公共卫生条件;④提高医疗保障水平;⑤改善卫生服务条件;⑥影响个人生活方式;⑦改善生活环境和劳动条件。

3.简述经济发展对健康带来的新问题。

答:①现代社会病的产生;②心理紧张因素增加;③环境污染的出现。

4.人群健康是怎样作用于经济发展的?

答:(1)人力资本作用:健康可以提高人力资本的数量和素质,通过为市场提供充足和合格的劳动力,保证经济活动的正常运行。

(2)物质资本积累作用:健康状况可以通过影响投资而对经济发展产生作用。

(3)经济效益作用:低收入国家因为支付不起昂贵的医疗费用解决健康问题,可能陷入疾病贫困"陷阱",影响经济效益。同时,由于健康不公平的存在,也可能影响社会稳定,从而影响经济增长。

5.简述文化影响居民健康的主要途径。

答:(1)智能文化通过影响人的生活环境和生活条件而作用于人群健康。

(2)规范文化则通过支配人们的行为来影响人群健康。

(3)思想文化主要是通过干扰人们的心理过程和精神生活来影响人群健康。

6.风俗习惯如何对人群健康产生影响?

答:风俗习惯属于规范文化的范畴,主要通过作用于人的日常生活活动和行为而影响人的健康。风俗习惯贯穿了人们的衣、食、住、行、娱乐、体育、卫生等各个环节。不良的风俗习惯可导致不良的行为,直接危及人群生理健康。

7.简述人口老龄化会带来哪些新的健康和卫生问题。

答:(1)老年人口的患病率高于其他年龄人群,并且以慢性非传染性疾病为主。一旦患有慢性非传染性疾病经常多种疾病并存,需要消耗较多的卫生资源,增加社会经济负担。

(2)老年人的身体机能衰退,行动能力、自我照顾能力降低,需要较多的家庭及社会照料,增加社会人口负担。

(3)老年人的疾病及照料需求不同于年轻人,对传统的医疗保健服务也提出了新的要求。

8.社会阶层如何对健康产生影响?

答:社会阶层的划分决定了不同阶层间社会经济和文化环境的差异,以及个体在社会中所拥有的权力、资源及威信。社会阶层在很大程度上影响着健康危险因素在不同社会阶层中的分布:

(1)不同社会阶层中健康相关因素的暴露不同。

(2)同样的暴露在不同社会阶层中产生的健康影响不同。

(3)不同社会阶层中患病的社会经济后果不同。

9. 简述农民工的主要健康问题。

答:(1)"水土不服"症。

(2)既是寄生虫病或传染病的患者,也是重要的传染源。

(3)食品安全问题屡有发生。

(4)生殖健康与孕产妇保健问题较为普遍。

(5)由于环境改变,以及生活和工作上的巨大压力,心理健康问题较多。

10. 简述留守人员的健康问题。

答: 留守人员包括留守儿童、留守老人和留守妇女,农村留守老人健康状况较差,生活起居缺乏照料,经济缺乏保障,劳动负担重,有病后没有子女照料的多。留守妇女既要承担繁重的农业生产劳动,又要料理家庭事务,还要承担抚养下一代和照顾老人的双重重担,身患疾病时面对庞大的医疗开支往往无能为力。留守儿童往往由于缺乏照料,存在普遍的生理和心理健康问题。

11. 如何评价社会支持?

答: 社会支持的评价主要从社会网络的状况来进行。可以采用人际关系指数和社会支持量表进行评价。

12. 简述社会资本的概念及功能。

答: 社会资本是建立在信任、互惠、互助基础之上的社会关系网络,借助于这样的社会关系网络,个人或团体能够获得各种资源和支持。社会资本具有积极和消极两个方面的功能。社会资本的五个积极功能包括: ①使公民比较容易解决集体问题; ②减少交易成本; ③拓展人们对于自己各方面的认识从而改善命运; ④构成社会资本的网络关系是有助于人们实现目标的信息沟通渠道; ⑤社会资本也通过心理和生物过程来改善个人的生活。社会资本有时也会产生负面的影响。包括: ①将外部人员排斥于网络成员控制的资源之外; ②在一个高度团结的团体里,搭便车者和不努力的新成员对成功的成员索取过多; ③限制个人的自由(尤其在那些纽带关系密切的网络中); ④设立不合时宜的规范,阻碍受压迫群体参与到主流社会当中。

13. 简述家庭的功能。

答: ①养育子女;②生活和消费;③赡养;④提供休息娱乐的特殊环境。

14. 简述影响医患关系的主要因素。

答:(1)信息不对称: 患者对医疗服务及其提供者缺乏信息。

(2)患者对"自身权利"把握失度: 患者只强调"维权",不注重"自律"现象普遍。

(3)卫生体系因素: 包括医疗保障体系不健全,现行医疗机构运行机制包括激励机制不合理,医疗资源配置不平衡。

(4)其他因素: 包括医患之间诚信缺失,医患关系中的人文关怀缺失,医患双方沟通意识薄弱以及医务人员工作压力过大无暇顾及沟通,缺乏沟通技巧。

15. 如何构建和谐医患关系?

答:(1)合理分配卫生资源,提高卫生事业发展的水平。

(2)医疗卫生机构提升医疗服务水平,重视对医务人员的素质培养。

(3)拓展医患沟通渠道,加强医患交流。

(4)建立和完善医疗纠纷的处置机制,加强社会监督。

(5)营造改善医患关系的社会环境。

(四)论述题

1.论述经济发展与健康的关系。

答:经济发展与健康水平提高是双向的关系,即经济发展促进健康水平提高,而健康水平提高又促进经济发展。

(1)经济发展促进人群健康水平的提高:提供充足的生活资料,提高居民生活水平;促进卫生事业的发展,改善就医条件,向人们提供良好的医疗保健服务;减少死亡,延长寿命;改善人们的物质文化生活,提高生活质量;为人们提高优越的劳动工作条件;保护环境、减少和控制环境污染;改善各种卫生条件,使有关传染病、寄生虫病与地方病的发病率明显下降。

(2)人群健康水平提高促进经济发展:人群健康水平的提高有利于延长劳动者的工作年限。身体健康还能通过提高工作效率对社会经济的发展起着积极的作用。资源耗费减少。

(3)一般情况下,经济发展可促进健康水平提高。但有两点值得注意:一是经济增长与健康水平提高不存在必然的联系,或者说联系是有一定限度的。二是尽管富国与穷国在收入上的差距与日俱增,但二者健康水平的差距却不断缩小。因为,经济增长并不意味着良好的社会福利和卫生政策以及资源的公平分配。

(4)经济发展带来的新问题:对健康产生负面影响,如现代社会病的产生、心理紧张因素增加、环境污染的出现等。

2.试述教育如何通过人们的生活方式对人群健康产生影响。

答:教育主要通过培养人的文化素质来指导人的生活方式,不同文化程度的人其生活方式不同,反映在他们的消费结构和闲暇时间利用上不同。

(1)在收入一定的条件下,文化程度不同的人对生活资料的支配方式也不同,从而产生不同的健康效果:比如知识型、享乐型、堕落型的人群消费结构是不一样的,积极型和发展型人群能比较合理地安排消费结构,在保证基本生活条件的基础上合理安排娱乐、智力开发和体育锻炼方面的支出,从而产生较好的健康效果。高知识层人群中,知识型和发展型所占比例较大;低知识层人群中,享乐型和堕落型较多。因此,不同文化程度人群的健康差异可部分地从消费结构中找到原因。

(2)闲暇时间的消磨方式与人群健康有密切的关系:不同文化程度的人对闲暇时间的消磨方式是不同的。由于闲暇时间的消磨方式不同,因而接触致病因素的机会也不同,最终带来的健康效果也必然不同。

3.论述社会性别与健康的关系。

答:社会性别是指"男女两性在社会文化的建构下形成的性别差异,即社会文化形成的对男女差异的理解,以及在社会文化中形成的属于男性或女性的群体特征和行为方式"。在许多社会中,包括中国,作为男人或者女人不仅仅反映了生理差别,同时还面对着来自社会不同的表现、特征、行为和工作期望。社会性别与健康密切相关。社会规定女性和男性在不同的社会环境承担不同的角色,女性和男性可获得的机会和资源以及他们做出决定和履行自身人权(包括与保持健康以及在健康不良情况下求医相关的人权)的能力也有差别。性别角色及不平等的性别关系与其他社会和经济变量发生相互作用,可以造成两性在疾病的易感性、健康状况、对预防服务和卫生服务的可及性,以及疾病负担及治疗质量等方面的不平等和不公平。

4.论述我国人口流动对人群健康的影响。

答:我国人口流动形成了规模庞大的"农民工群体",由于受城乡二元的户籍制度和公共服务体制的限制,农民工成为城市化发展进程中的弱势人群,其在居住条件、物质生活、教育、

健康生活方式等方面都与城镇常住人口存在较大差距。总的来看,农民工的健康问题包括以下几个方面:

（1）"水土不服"症。

（2）既是寄生虫病或传染病的患者,也是重要的传染源。

（3）食品安全问题屡有发生。

（4）生殖健康与孕产妇保健问题较为普遍。

（5）由于环境改变,以及生活和工作上的巨大压力,心理健康问题较多。此外,农村流动人口还形成了一个规模庞大的农村留守群体——留守儿童、留守老人和留守妇女。这些人均普遍存在生理和心理健康问题。

5. 试述社会资本与健康的关系。

答:社会资本是建立在信任、互惠、互助基础之上的社会关系网络;借助于这样的社会关系网络,个人或团体能够获得各种资源和支持。鉴于健康概念的扩展,个体社会适应亦是健康的主要内容之一。社会资本从宏观层次上看即是指社会制度,社会制度中的社会规范和道德标准对人们的行为起着强制性的约束作用。而微观水平的社会资本包括个人、家庭以及社区社会资本。从个人角度讲,能否从社会网络(家庭成员、邻里、朋友、同事等)获得相应的物质、情感和信息支持对于个人应对负性生活事件,保持良好的生活质量和心理状态有着重要的意义。从家庭角度讲,家庭结构的破坏(离婚、丧偶、子女或同胞死亡等),家庭功能的失调(如儿童或老年人缺乏家庭支持),家庭关系的失调(如夫妻关系失调)都会对家庭成员的健康产生不良影响。社区对健康的影响主要表现在,影响健康相关行为,影响服务和设施的可及性以及影响社会心理作用过程。此外,社会资本还可能直接引起机体应激生理反应而影响健康。

（高　博）

第六章　心理行为因素与健康

一、学习要点及内容要点

（一）学习要点

1. **掌握**　应激、生活事件、健康相关行为、心身疾病的概念。

2. **熟悉**　应激和生活事件对健康的作用，心身医学的基本理论。

3. **了解**　常见健康相关行为及其对健康的危害，心身疾病分类及其判断依据，常见心身疾病及心身疾病的诊断及治疗。

（二）内容要点

1. 心理因素与健康

（1）基本概念：应激、生活事件。

（2）重点内容：应激因素及应激对健康的作用，生活事件对健康的作用。

2. 行为与健康

（1）基本概念：健康相关行为、促进健康行为、危害健康行为。

（2）重点内容：吸烟对健康的危害，吸烟危害健康的机制，吸烟人群的特征及动机，戒烟和控烟措施；酗酒的危害，饮酒人群特征及动机，限酒措施；膳食对健康的作用，合理膳食；运动对健康的作用，合理运动；性行为对健康的作用，综合防控。

3. 心身疾病

（1）基本概念：心身医学、心身疾病、心理治疗。

（2）重点内容：心身医学基本理论，心身疾病的分类，心身疾病的判断依据，常见的心身疾病，心身疾病的诊断和治疗。

二、习题

（一）选择题

【A1型题】

单句型最佳选择题：每一道试题下面有A、B、C、D、E五个备选答案，请从中选择一个最佳答案

1. 下列哪一项**不属于**应激因素

    A. 工作负担过重　　　　B. 水灾　　　　　　　　C. 父母离异

    D. 安静环境　　　　　　E. 人际关系不融洽

2. 下面关于应激因素对健康的作用描述正确的是

    A. 应激可动员机体特异性适应系统

    B. 过度的应激使人心情愉快

    C. 所有应激均能提高人体对疾病的抵抗能力

    D. 适度应激能增强体质与适应能力

    E. 过度的应激能提高记忆力

3. 下面选项中关于生活事件描述正确的是

    A. 只有重大生活事件造成的心情紧张、精神压力才是应激源

    B. 生活事件对疾病的发生仅起到间接的作用

    C. 紧张性生活事件是一种主观精神刺激

    D. 不同性质、强度、频度的紧张性生活事件对健康会产生相同的作用

    E. 紧张性生活事件引起的心理紧张在一定时间范围内具有叠加作用

4. 促进健康行为是指

    A. 客观上有利于自身和他人健康的行为

    B. 主观上有利于自身和他人健康的行为

    C. 客观上有利于自身而不利于他人健康的行为

    D. 主观上有利于自身而不利于他人健康的行为

    E. 客观上有不利于自身而利于他人健康的行为

5. 危害健康行为是指

    A. 偏离自身和他人的期望方向的行为

    B. 偏离自身、他人和社会的期望方向的行为

    C. 偏离自身、家人和社会的期望方向的行为

    D. 偏离家人、他人和社会的期望方向的行为

    E. 偏离自身、他人和家人的期望方向的行为

6. 下面选项中属于危害健康行为主要特点的是

    A. 该行为对己、对人、对整个社会的健康仅有直接的危害作用

    B. 该行为对健康的危害有绝对的稳定性

    C. 该行为对健康的影响具有一定作用强度和持续时间

    D. 该行为是个体天生具有的

    E. 表现形式单一

7. 下面选项中有关危害健康行为的主要特点描述正确的是

    A. 该行为对己、对人、对整个社会的健康仅有直接的危害作用

    B. 该行为对健康的危害有绝对的稳定性

    C. 该行为对己、对人、对整个社会的健康仅有间接的危害作用

    D. 该行为是个体在后天生活经历中习得的

    E. 表现形式单一

8. 心理动力学派认为导致心身疾病的主要原因是

    A. 未解决的潜意识的冲突　　　　　　B. 心理社会刺激引起的情绪

    C. 生理生化变化　　　　　　　　　　D. 心理生理障碍

    E. 心理生理反应

9. 下面哪种理论对现代心身医学的发展起着决定性作用

    A. 心理动力学　B. 心理生理学　C. 动力心理学　D. 生理心理学　E. 生理动力学

10. 下面哪一项是心理因素影响躯体内脏器官功能的中介途径

    A. 情绪　　　　B. 性格　　　　C. 生活事件　　D. 个体易感性　E. 应激

11. 心理应激主要通过什么系统再影响到自主神经系统、内分泌系统和免疫功能,作为中介机制来影响内脏器官

A. 周围神经系统　　　　　B. 交感神经系统　　　　　C. 中枢神经系统

D. 副交感神经系统　　　　E. 内脏神经系统

12. 心身疾病的中介作用主要包括哪三个系统

A. 自主神经系统、周围神经系统和内分泌系统

B. 自主神经系统、交感神经系统和内分泌系统

C. 中枢神经系统、自主神经系统和内分泌系统

D. 自主神经系统、内分泌系统和免疫系统

E. 中枢神经系统、内分泌系统和免疫系统

13. 心身疾病是指哪一类疾病

A. 社会病　　　　　　　　　　　　　B. 精神病

C. 心理功能紊乱　　　　　　　　　　D. 无形态学改变的生理功能紊乱

E. 器质性疾病

14. 下面哪一项**不属于**心身疾病

A. 疑病症　　　　　　　　B. 冠心病　　　　　　　C. 支气管哮喘

D. 消化性溃疡　　　　　　E. 甲状腺功能亢进

15. 下面选项中有关心理情绪因素引起哮喘发作的发病机制叙述正确的是

A. 情绪通过边缘系统影响下丘脑功能,直接刺激交感神经引起兴奋

B. 情绪通过边缘系统影响下丘脑功能,直接刺激副交感神经引起兴奋

C. 情绪通过中枢神经系统影响下丘脑功能,直接刺激副交感神经引起兴奋

D. 情绪通过自主系统影响下丘脑功能,直接刺激副交感神经引起兴奋

E. 情绪通过免疫系统影响下丘脑功能,直接刺激副交感神经引起兴奋

16. 社会心理因素与溃疡性结肠炎的发病关系叙述正确的是

A. 不良的社会心理因素引起性格变化→刺激副交感神经→结肠运动亢进,分泌增加,发生腹泻

B. 不良的社会心理因素引起情绪变化→刺激交感神经→结肠运动亢进,分泌增加,发生腹泻

C. 不良的社会心理因素引起情绪变化→刺激副交感神经→结肠运动亢进,分泌增加,发生腹泻

D. 不良的社会心理因素引起人格变化→刺激交感神经→结肠运动亢进,分泌增加,发生腹泻

E. 不良的社会心理因素引起情绪变化→刺激副交感神经→结肠运动减弱,分泌增加,发生腹泻

17. 在童年期家庭教养和境遇、青年期学校教育和社会活动、成年期社会环境和生活环境受到的各种事件,称为

A. 不良事件　　B. 生活事件　　C. 意外事件　　D. 社会事件　　E. 恶性事件

【A2型题】

病例摘要型最佳选择题: 每一道试题是以一个小案例出现的,其下面都有A、B、C、D、E五个备选答案,请从中选择一个最佳答案

1. 最近一段日子,大学二年级学生小丽的心情糟透了。先是父母突然失业,让小丽感到一种无形的压力,既害怕因经济困难中断学业,又担心继续上学给父母带来负担; 接着是期末考

试失利,一向成绩优秀的小丽,居然有两门课没及格;如今,小丽和相处了三年的男友之间关系也日趋紧张,看来分手的日子也快到了。小丽生活上遇到这些事情属于

　　A. 恶性事件　　B. 生活事件　　C. 意外事件　　D. 社会事件　　E. 不良事件

　　2. 张某对爱情具有强烈而矛盾的渴望,他经常感觉胃部不适,最近一次体检时发现患有胃溃疡病。该现象可以应用哪种心身医学的理论解释

　　A. 心理动力学　　B. 心理生理学　　C. 动力心理学　　D. 生理心理学　　E. 生理动力学

　　3. 某女,50岁,两年前出现更年期综合征的症状,主要表现为潮热、出汗,月经周期不规则,经期延长,经量增多等症状。对该患者的治疗原则是

　　A. 以躯体对症治疗为主,辅之以心理治疗

　　B. 在实施常规躯体治疗的同时,重点安排好心理治疗

　　C. 仅给予药物治疗

　　D. 仅给予心理治疗

　　E. 先心理治疗,后药物治疗

　　4. 某男,55岁,10年前患有十二指肠溃疡,虽然经过反复治疗,但是病情一直反复。对该患者的治疗原则是

　　A. 以躯体对症治疗为主,辅之以心理治疗

　　B. 在实施常规躯体治疗的同时,重点安排好心理治疗

　　C. 仅给予药物治疗

　　D. 仅给予心理治疗

　　E. 先心理治疗,后药物治疗

　　5. 某男,45岁,突然发生急性心肌梗死。对该患者的治疗原则是

　　A. 以躯体对症治疗为主,辅之以心理治疗

　　B. 在实施常规躯体治疗的同时,重点安排好心理治疗

　　C. 仅给予药物治疗

　　D. 仅给予心理治疗

　　E. 先心理治疗,后药物治疗

　　6. 某女,45岁,突然发生过度换气综合征。对该患者的治疗原则是

　　A. 以躯体对症治疗为主,辅之以心理治疗

　　B. 在实施常规躯体治疗的同时,重点安排好心理治疗

　　C. 仅给予药物治疗

　　D. 仅给予心理治疗

　　E. 先心理治疗,后药物治疗

【A3型题】

　　病例组型最佳选择题:提供若干个案例,每个案例下设若干道试题。根据案例所提供的信息,在每一道试题下面的A、B、C、D、E五个备选答案中选择一个最佳答案

　　(1~2题共用题干)

　　某女,其行为表现为雄心勃勃、竞争性强、爱显示其才能、比较急躁和难于克制等特点。

　　1. 该女子的行为属于

　　A. A型行为　　B. B型行为　　C. C型行为　　D. D型行为　　E. E型行为

　　2. 该女子较别人可能更易患

A. 冠心病   B. 糖尿病   C. 关节炎   D. 耳聋   E. 乳腺癌

（3~4题共用题干）

某女性，核心行为表现是自我克制和不善于宣泄，并长期处于孤独、矛盾、忧郁和失望状态。

3. 该女性的行为属于

A. A型行为   B. B型行为   C. C型行为   D. D型行为   E. E型行为

4. 该女性比别的女性可能易患

A. 胃癌   B. 胃溃疡   C. 冠心病   D. 糖尿病   E. 不孕症

（5~8题共用题干）

王先生今年刚40岁，由于工作繁忙，常常加班工作，每天只能睡5个小时。再加上经常在外面应酬，平时常常感觉很累，但是没有什么其他症状，所以从不看医生。有一天早上，王先生刚到公司，突然感到心前区剧烈疼痛、憋气、大汗淋漓，很快就不省人事。

5. 王先生所患疾病属于

A. 社会病   B. 以躯体疾病为主的心身疾病

C. 以心理症状为主的心身疾病   D. 心理生理疾病

E. 疑病症

6. 王先生发病前，"由于工作繁忙，常常加班工作"，属于

A. 恶性事件   B. 生活事件   C. 意外事件

D. 社会事件   E. 不良事件

7. 王先生发病前，"每天只能睡5个小时，经常在外面应酬"，属于

A. 生活事件   B. 危害健康行为   C. 意外事件

D. 社会事件   E. 不良事件

8. 对王先生的治疗原则是

A. 以躯体对症治疗为主，辅之以心理治疗

B. 在实施常规躯体治疗的同时，重点安排好心理治疗

C. 仅给予药物治疗

D. 仅给予心理治疗

E. 先心理治疗，后药物治疗

【B1型题】

标准配伍题：提供若干组试题，每组试题共用在试题前列出的A、B、C、D、E五个备选答案，从中选择一个与问题关系最密切的答案

（1~4题共用备选答案）

A. 喜欢竞争，对人怀有潜在的敌意和戒心   B. 情绪好压抑，性格好自我克制

C. 合理营养、适度睡眠、积极锻炼   D. 不洁性行为

E. 宁静、敏感、内向，并有洁癖、求全及刻板

1. 属于A型行为的是

2. 属于C型行为的是

3. 属于促进健康行为的是

4. 属于危害健康行为的是

（5~8题共用备选答案）

  A. 心情烦躁、易怒、记忆力减退等心理症状

  B. 情绪好压抑,性格好自我克制

  C. 焦虑、愤怒、恐惧

  D. 紧张、焦虑、忧伤、怨恨

  E. 依赖性强、较被动、懦弱而敏感、情绪不稳和自我中心

5. 属于原发性高血压病患者心理特征的是

6. 属于支气管哮喘性格特点的是

7. 属于消化性溃疡伴有的不良情绪是

8. 属于溃疡性结肠炎发病前常暴露的负性情绪是

(二)名词解释

1. 生活事件

2. 健康相关行为

3. 促进健康行为

4. 危害健康行为

5. 心身医学

6. 心身疾病

7. 心理治疗

(三)简答题

1. 心理和行为因素致病机制。

2. 简述应激因素的主要来源。

3. 简述应激对健康的作用。

4. 简述促进健康行为。

5. 简述危害健康行为的特点。

6. 简述青少年吸烟人群的特征及动机。

7. 简述酗酒引起的社会损害。

8. 简述心身疾病的中介作用机制。

9. 简述心身疾病的判断依据。

10. 简述心身疾病治疗原则。

(四)论述题

论述生活事件对健康的作用。

三、参考答案

(一)选择题

【A1型题】

1. D 2. D 3. E 4. A 5. B 6. C 7. D 8. A 9. B 10. A

11. C 12. D 13. E 14. A 15. B 16. C 17. B

【A2型题】

1. B 2. A 3. B 4. B 5. A 6. A

【A3型题】

1. A 2. A 3. C 4. A 5. B 6. B 7. B 8. A

【B1型题】

　1. A　　2. B　　3. C　　4. D　　5. A　　6. E　　7. D　　8. C

(二)名词解释

1. 生活事件:指在童年期家庭教养和境遇、青年期学校教育和社会活动、成年期社会环境和生活环境中受到的各种事件。

2. 健康相关行为:影响人类健康的行为有多种,通常把人所表现出来的与健康和疾病有关的行为称为健康相关行为。

3. 促进健康行为:指客观上有利于自身和他人健康的行为。

4. 危害健康行为:也称不良行为,指偏离自身、他人和社会的期望方向的行为。

5. 心身医学:狭义的心身医学,是主要研究心身疾病的病因、病理、临床表现、诊治和预防的学科。广义的心身医学是研究人类和疾病斗争中一切心身相关的现象,涉及医学、生物学、心理学、教育学和社会学等多个学科。

6. 心身疾病:由于社会心理因素的刺激引起的持久生理功能紊乱并导致的器质性疾病称之为心身疾病。

7. 心理治疗:是医学工作者在密切医患关系的基础上,通过心理学的语言和非语言的交往及其他心理学的技术改变治疗对象的心理活动,从而治疗疾病的过程。

(三)简答题

1. 心理和行为因素致病机制。

答:目前认为心理和行为因素致病机制是,心理和行为因素刺激主要通过中枢神经、内分泌和免疫系统对机体产生作用,从而影响健康。心理和行为因素刺激会引起人的情绪反应,作用于大脑皮层、边缘系统、下丘脑等中枢神经,引起自主神经系统调节紊乱,神经递质(去甲肾上腺素、5-羟色胺)释放,可直接作用于器官、内分泌腺体,导致内分泌紊乱,免疫功能下降。

2. 简述应激因素的主要来源。

答:(1)工作或学习环境因素:如工作负担过重、兼职过多形成角色冲突、事业上成就很少、升学竞争、学习负担过重、各种考试压力、人际关系不融洽等。

(2)社会环境因素:如水灾、火灾、地震、交通事故、工业噪音、环境污染等。

(3)家庭内部因素:如离异、亲子关系恶劣,家庭成员之间关系紧张,子女远离父母形成"空巢"状态,家中重大经济困难、家庭成员死亡等。

3. 简述应激对健康的作用。

答:(1)应激对健康的有利方面是动员机体非特异性适应系统,产生对疾病的抵抗,增强体质与适应能力,这可以给人带来激励和振奋,使人心情愉快、精力充沛,心身健康。

(2)应激对健康的不利方面是由于适应机制失效而导致不同程度的心理、行为和躯体障碍,使人产生焦虑、恐惧、抑郁等情绪。情绪不稳、易激惹、易疲劳等会造成注意力分散、记忆力下降、工作效率降低等不良后果。

4. 简述促进健康行为。

答:促进健康行为指客观上有利于自身和他人健康的行为,主要有合理营养、适度睡眠、积极锻炼、缓解心理压力和保持心态平稳、定期体检、不吸烟、不酗酒、不滥用药物、平衡膳食、适度运动、积极应对突发事件、正确看待疾病和死亡等。

5. 简述危害健康行为的特点。

答:(1)危害健康行为对己、对人、对整个社会的健康有直接或间接的、明显或潜在的危害作用。

（2）该行为对健康的危害有相对的稳定性，即对健康的影响具有一定作用强度和持续时间。

（3）该行为是个体在后天生活经历中习得的，表现多种多样。

6. 简述青少年吸烟人群的特征及动机。

答：青少年吸烟的主要动机是觉得吸烟神气，有男子汉的阳刚风采，或者是没事做，心里烦闷，吸烟解心烦。而有的人则把吸烟作为结识朋友、交际联络的手段等。此外，青少年开始吸烟还有与以下原因有关：①朋友或家庭成员中有吸烟者；②对朋友吸烟评价较高；③具有冒险或叛逆个性；④社会支持较低；⑤喜欢烟草带来的药理效应。

7. 简述酗酒引起的社会损害。

答：（1）公共场合的无序与暴力行为。

（2）无法行使个人惯常承担的职责和角色。

（3）工作中的问题：包括生产能力下降直至完全失去劳动能力。

（4）事故：尤其酒后驾车发生的事故。

8. 简述心身疾病的中介作用机制。

答：心理应激主要通过中枢神经系统再影响到自主神经系统、内分泌系统和免疫功能，作为中介机制来影响内脏器官。心理应激引起的情绪变化，可通过边缘系统、下丘脑使自主神经功能发生明显改变，并引起有关脏器的功能活动过度或使之受到抑制。各种内分泌腺参与机体的各种代谢过程，它们本身的功能又受到下丘脑所分泌的相应激素的调节和控制。同时，各种内分泌的活动，还可通过反馈作用影响上一层的调节系统，形成了相互制约和不断平衡的复杂联系。所以在心理应激的作用下，也可通过内分泌系统引起机体的各种变化。在心理应激下，机体的免疫功能也可能发生变化。在发病过程中，上述各种因素是互相交织在一起的，共同影响着机体内环境的稳定，若防御机制遭受破坏则可导致疾病。

9. 简述心身疾病的判断依据。

答：（1）疾病特征：所患疾病是已被公认的心身疾病，或是受自主神经支配器官的器质性疾病，或已具有某种肯定的病理生理过程的病理状态等。

（2）心理特征：在疾病的发生发展过程中，由相关的生活事件所引起或使之恶化，但患者本人并未意识到。患者通常具有特殊的个性特点或行为模式，而这方面常是某种心身疾病的易患素质。

（3）躯体症状：患者都具有自主神经功能的不稳定性，如手指震颤、掌心出汗、皮肤划痕试验阳性、腱反射亢进、感觉过敏等。

（4）鉴别：不包括以躯体症状为主要表现的精神障碍（如由心理矛盾所致的癔症性转换障碍、疑病症等）。

10. 简述心身疾病治疗原则。

答：心身疾病应采取心、身相结合的治疗原则，但对于具体病例，则应各有侧重。

（1）对于急性发病而又躯体症状严重的患者，应以躯体对症治疗为主，辅之以心理治疗。

（2）对于以心理症状为主、躯体症状为次，或虽然以躯体症状为主但已呈慢性经过的心身疾病，则可在实施常规躯体治疗的同时，重点安排好心理治疗。

（四）论述题

论述生活事件对健康的作用。

答:(1)学习问题:在学习过程中成绩不理想或考试失败是较大的精神刺激,可造成应激状态,严重时则可能诱发精神和躯体疾病。

(2)恋爱婚姻问题:恋爱和婚姻是人生中的重大生活事件,若恋爱成功,婚姻美满,则由此类正性生活事件引起的心理活动张力增高,产生愉快的体验。相反,若恋爱失意、婚姻破裂,则在此过程中遇到的各种挫折都是负性生活事件,若不能维持精神活动的平衡,就会诱发各种精神和躯体疾病。

(3)健康问题:个人、家庭成员、亲戚好友罹患急性病、重病或遭受意外事故都是负性的紧张性生活事件,这些低频率高强度的心理刺激,若不能及时进行心理支持和心理治疗,加之心理和性格上的缺陷,很容易造成大脑精神活动的紊乱,发展为认知功能和情感活动的异常,最终罹患精神和躯体疾病。

(4)家庭问题:在家庭中子女管教困难、夫妻分居或感情不和、婆媳和翁婿之间关系不和睦、家庭成员发生意外或因病死亡等负性生活事件都可引起心理紧张,若其发生的频度较高,在一定时间范围内发生了叠加作用,则可影响心理健康,从而诱发各种疾病。

(5)工作与经济问题:失业、工作中遇到矛盾和困难等是发生频度较高的紧张性生活事件。家庭经济困难(如失窃、罚款或扣发奖金等)强度低而频度高的紧张性生活事件造成的应激状态长时间持续存在,通过多种心理社会因素综合作用,就有可能发生精神和躯体疾病。

(6)人际关系问题:工作、邻里和朋友间的不良人际关系会造成心理压力,是日常生活中常见的心理紧张刺激源。如果这些刺激源持续存在,超过了人的心理压力承受限度,就会影响到心理健康的水平。

(7)环境问题:在现代社会中各种噪音的干扰会使脑神经处于持续性紧张状态;生活环境受到了有害物质的污染会使人情绪不稳;本人受到严重惊吓和生活习惯的重大改变可使人焦虑、抑郁、易激惹;遭受严重的自然灾害更是急骤的、强烈的精神刺激,若不能得到及时有效的心理支持和物质援助,则可能使人体内环境活动失去平衡,发展严重就会罹患各种疾病。

(8)法律与政治问题:介入到法律纠纷中、在重大的政治运动中受牵累而使前途受到不可挽回的影响等都是令人难以承受的精神创伤。这类紧张性生活事件引起的超强心理紧张在一段时间持续叠加,有很大可能诱发各种精神障碍和躯体疾病。

(刘宝花)

第二篇 预防保健和疾病控制

第七章 预防保健策略

一、学习要点及内容要点

(一)学习要点

1. **掌握** WHO及我国为预防和控制疾病提出的人人享有卫生保健的全球战略目标、千年发展目标、全球卫生策略和全民健康覆盖等内容。医疗保险的概念、分类；医疗保险基金的概念、特征；医疗保险基金筹集的原则；医疗保险运营管理的内容；卫生法的含义及作用；卫生法的实施；卫生监督的概念、性质、功能。

2. **熟悉** 儿童及妇女健康问题、传染性疾病流行、慢性非传染性疾病负担加重、伤害增加、人口及环境压力、卫生人力危机等方面的全球卫生状况；我国卫生工作方针；医疗保险的特点；医疗保险费用的支付及医疗保险的控费机制；医疗保险的监督概念及作用；医疗保险的评价概念及作用；医疗保险模式特点及作用；卫生法的调整对象；卫生法的要素；卫生法的制定；卫生法律责任；卫生监督的特征、原则。

3. **了解** 我国公共卫生体系、医疗卫生体系的基本构成情况；新中国成立以来我国卫生事业取得的成就以及面临的主要问题和挑战；医疗保险系统及形成；医疗保险中各方关系及作用；补充医疗保险；卫生法的渊源和体系；卫生监督的作用。

(二)内容要点

1. 全球卫生策略

重点内容：全球卫生状况；卫生人力资源危机加大的具体表现；"2000年人人享有卫生保健"具体含义、核心社会准则、全球总目标和基本实施策略；21世纪前20年"人人享有卫生保健"的具体目标；8项千年发展目标的具体指标；全球卫生策略的具体内容。

2. 我国卫生体系和卫生策略

(1)基本概念：公共卫生；评价；制定政策；保障；医疗保健体系；非营利性医疗机构；营利性医疗机构。

(2)重点内容：我国的卫生工作方针；公共卫生的作用；实施全球卫生策略进程中存在的主要问题；2000年泛美卫生组织/世界卫生组织(PAHO/WHO)制定的11项公共卫生的基本职能；医疗保健的组织机构及其主要功能；我国卫生事业面临的问题和挑战。

3. 医疗保险概述

(1)基本概念：医疗保险、基本医疗保险、补充医疗保险、医疗保险监督、医疗保险评价。

(2)重点内容：医疗保险基金特征；医疗保险基金筹集原则；医疗保险基金管理；医疗保

险模式特点及作用; 我国基本医疗保险内容。

4. 卫生法与卫生监督

（1）基本概念: 卫生法; 卫生法的制度; 卫生监督。

（2）重点内容: 卫生法的含义及作用; 卫生法的实施; 卫生监督概念及性质; 卫生监督的功能。

二、习题

（一）选择题

【A1型题】

单句型最佳选择题: 每一道试题下面有A、B、C、D、E五个备选答案,请从中选择一个最佳答案。

1. WHO数据指出,营养不良导致儿童死亡大约占全世界儿童的

　　A. 1/2　　　　　B. 1/3　　　　　C. 1/4　　　　　D. 1/5　　　　　E. 1/6

2. 2012年,全球估计有感染疟疾的风险的主要人群是

　　A. 新生儿　　　　　　　B. 婴儿　　　　　　　　C. 5岁以下儿童

　　D. 青少年　　　　　　　E. 老年人

3. 当今世界慢性非传染性疾病的发病率和死亡率的发展趋势是

　　A. 发达国家上升,发展中国家下降　　　　B. 发达国家和发展中国家均上升

　　C. 发达国家下降,发展中国家上升　　　　D. 发达国家和发展中国家均下降

　　E. 发病率上升,死亡率下降

4. 死因顺位表中,第一顺位死因的是

　　A. 心血管疾病　　　　　B. 癌症　　　　　　　　C. 呼吸系统疾病

　　D. 消化系统　　　　　　E. 神经系统

5. 联合国预测,到2050年全球老年人口将增加

　　A. 100%　　　　B. 150%　　　　C. 200%　　　　D. 250%　　　　E. 300%

6. 全球卫生人力资源短缺比例最大的地区是

　　A. 南非　　　　B. 东南亚　　　　C. 西欧　　　　D. 北美　　　　E. 中东

7. 全球卫生人力资源短缺数量最多的地区是

　　A. 南非　　　　B. 东南亚　　　　C. 西欧　　　　D. 北美　　　　E. 中东

8. 从全球看,医务人员分布情况上表现为

　　A. 欧洲每千人口中医务人员人数最多

　　B. 发达国家卫生人力资源城乡分配合理

　　C. 发展中国家卫生人力资源向城市集中而农村短缺

　　D. 卫生人力资源性别上分布较合理

　　E. 卫生人力资源中医护比例较合理

9. 有关全民健康覆盖的叙述**错误**的是

　　A. WHO所有成员国均已作出承诺要实现全民覆盖

　　B. 指所有的人都应该有获得他们所需要的卫生服务

　　C. 指所有的人无遭受经济损失或陷入贫困的风险

　　D. 全民覆盖不可能超出卫生筹资、公共卫生和临床护理的专业范畴

E. 每个国家行动的时间表和重点允许存在差异

10. 中国已经进入世界上实施全民保健的国家行列的标志是基本医疗保障已经覆盖的人群有

A. 80%　　　　B. 85%　　　　C. 90%　　　　D. 95%　　　　E. 100%

11. **不属于**当前我国卫生工作原则的是

A. 坚持公共医疗卫生的公益性质　　　B. 坚持预防为主

C. 实行管办结合　　　　　　　　　　D. 实行医药分开

E. 强化政府责任和投入

12. 公共卫生的具体工作内容一般**不包括**

A. 对重大疾病的预防、监控　　　　　B. 对重大疾病的具体治疗措施

C. 对食品、药品的监督管制　　　　　D. 相关的卫生宣传

E. 免疫接种等

13. 中国基本公共卫生服务体系"十二五"规划的居民健康档案项目中,要求规范化电子建档率达到

A. 60%以上　　B. 65%以上　　C. 70%以上　　D. 75%以上　　E. 80%以上

14. 中国基本公共卫生服务体系"十二五"规划的健康教育项目中,要求城乡居民具备健康素养的人数达到总人数的比例是

A. 5%　　　　　B. 10%　　　　C. 15%　　　　D. 20%　　　　E. 25%

15. 中国基本公共卫生服务体系"十二五"规划的预防接种项目中,要求以街道(乡镇)为单位,适龄儿童免疫规划疫苗接种率应达到

A. 60%以上　　B. 70%以上　　C. 80%以上　　D. 90%以上　　E. 100%以上

16. 中国基本公共卫生服务体系"十二五"规划的传染病防治项目中,要求传染病报告率达到

A. 60%　　　　B. 70%　　　　C. 80%　　　　D. 90%　　　　E. 100%

17. 中国基本公共卫生服务体系"十二五"规划的儿童保健项目中,要求儿童系统管理率应达到

A. 70%以上　　B. 75%以上　　C. 80%以上　　D. 85%以上　　E. 90%以上

18. 中国基本公共卫生服务体系"十二五"规划的孕产妇保健项目中,要求孕产妇系统管理率应达到

A. 70%以上　　B. 75%以上　　C. 80%以上　　D. 85%以上　　E. 90%以上

19. 中国基本公共卫生服务体系"十二五"规划的老年人保健项目中,要求老年人居民健康管理率达到

A. 60%　　　　B. 70%　　　　C. 80%　　　　D. 90%　　　　E. 100%

20. 中国基本公共卫生服务体系"十二五"规划的慢性病管理项目中,要求高血压病和糖尿病患者规范化管理率应达到

A. 20%以上　　B. 0%以上　　C. 40%以上　　D. 50%以上　　E. 60%以上

21. 中国基本公共卫生服务体系"十二五"规划的重性精神疾病管理项目中,要求重性精神疾病患者管理率应达到

A. 60%　　　　B. 70%　　　　C. 80%　　　　D. 90%　　　　E. 100%

22. 中国基本公共卫生服务体系"十二五"规划的卫生监督协管项目中,要求目标人群覆

盖率应达到

　　A.70%以上　　　B.75%以上　　　C.80%以上　　　D.85%以上　　　E.90%以上

23.专业公共卫生服务机构**不包括**

　　A.区疾病预防控制中心　　B.市妇幼保健院　　　　　　C.乡镇卫生院

　　D.省健康教育所　　　　　E.市卫生监督所

24.医疗保险建立的标志事件

　　A.1601年英国《贫济法》的颁布　　　　　　B.1883年德国《疾病保险法》的颁布

　　C.1882年英国《贝弗里奇报告》的颁布　　D.1935年美国《社会保障法》的颁布

　　E.1931年美国《蓝十字计划》的通过

25.以下哪个是国家医疗保险模式的代表

　　A.美国　　　　B.新加坡　　　　C.日本　　　　D.中国　　　　E.瑞典

26.社会性医疗保险的优点表述**错误**的是

　　A.互济性强　　　　　　B.分散风险　　　　　　C.保障劳动力扩大在生产

　　D.权利与义务对应　　　E.能对应人口老龄化

27.英国的医疗保险面临的问题表述**错误**的是

　　A.医疗需求膨胀　　　　B.医疗供需矛盾大　　　C.医护人员工作积极性差

　　D.医疗保险覆盖面狭窄　E.筹资渠道单一

28.以下**不属于**医疗保险基金管理内容

　　A.基金筹集　　B.基金运行　　C.基金支付　　D.基金性质　　E.基金监督

29.以下**不属于**医疗保险基金管理原则

　　A.统一管理　　B.量入为出　　C.收支两条线　　D.政事分开　　E.政府直接管理

30.以下**不属于**医疗保险基金特征的是

　　A.储蓄性　　　　　　　B.福利性　　　　　　　C.自愿性

　　D.互济性　　　　　　　E.给付对象特定性

31.下列哪项**不属于**医疗保险基金筹集原则

　　A.遵守法制　　B.独立原则　　C.自愿原则　　D.科学原则　　E.安全原则

32.下列哪项**不属于**医疗保险费用测算角度

　　A.保险基金的筹集　　　B.保险基金的分配　　　C.保险基金的利用

　　D.保险基金的支出　　　E.以上都不属于

33.下列属于供方医疗保险费用支出方式的是

　　A.共付费支付方式　　　B.混合支付方式　　　　C.总额预付方式

　　D.最高限额方式　　　　E.起付线式

34.对供需方行为产生影响,不同的支付方式,将对需方医疗需求的增加和减少产生重要影响,属于医疗保险费用控制的哪个机制

　　A.供需方的激励机制　　B.供方支付机制　　　　C.监督和控制机制

　　D.供方竞争机制　　　　E.风险分担机制

35.**不属于**社会医疗保险监督的原则

　　A.目的性　　B.主动性　　C.监督性　　D.客观性　　E.成本效益性

36.下列属于医疗保险监督按照监督主体分类的是

　　A.一般监督　　B.财务监督　　C.经常性监督　　D.专题性监督　　E.物价监督

37. 下列**不属于**医疗保险基金监督的方式的是
    A. 人大组织监督　　　　　B. 行政监督　　　　　C. 社会监督
    D. 审计监督　　　　　　　E. 财政监督

38. 医疗保险基金管理的核心内容是
    A. 基金筹集管理　　　　　B. 基金支付管理　　　　C. 基金投资运行管理
    D. 基金风险管理　　　　　E. 基金预警管理

39. 医疗保险基金管理的重要内容是
    A. 基金筹集管理　　　　　B. 基金支付管理　　　　C. 基金投资运行管理
    D. 基金风险　　　　　　　E. 基金预警管理

40. 卫生法学是20世纪60年代后期随着哪种医学模式的出现而产生的一门新兴的边缘学科
    A. 社会-心理-生物　　　　B. 心理-生物-社会　　　C. 生理-心理-社会
    D. 生理-社会-心理　　　　E. 生物-心理-社会

41. 下列关于卫生法学提法**错误**的是
    A. 卫生法学是调整卫生社会关系的法律规范的总称
    B. 是以卫生法律现象及其发展规律为研究对象的一门学科
    C. 从法学角度理解,卫生法学属于应用法学
    D. 从医学角度理解,卫生法学属于理论医学范畴
    E. 是新型的交叉学科,涉及多个领域

42. 卫生法学的研究对象包括
    A. 卫生法的本质　　　　　B. 卫生法的实践　　　　C. 卫生法的理论
    D. 以上都是　　　　　　　E. 以上都不是

43. 从1982年至今,全国人大及其常委会制定颁布的卫生法律有
    A. 8部　　　　B. 9部　　　　C. 10部　　　　D. 11部　　　　E. 13部

44. 下列关于卫生法的概念提法**不正确**的是
    A. 卫生法的调整涉及生命健康活动中形成的社会关系
    B. 卫生法以卫生社会关系为调整对象
    C. 卫生法是卫生法律规范的总和
    D. 卫生法调整的对象是卫生法律关系
    E. 卫生法泛指一切法律规范

45. 卫生法律关系中最主要的主体是
    A. 卫生行政部门和社会团体　　　　　B. 卫生行政部门和卫生机构
    C. 卫生行政部门和其他国家机关　　　D. 卫生行政部门和企业事业单位
    E. 卫生行政部门和政府机构

46. 卫生法律关系的构成要素中**不包括**下列哪几个
    ①卫生法律关系的主体　②卫生法律关系的权利　③卫生法律关系的内容
    ④卫生法律关系的义务　⑤卫生法律关系的客体
    A. ①②　　　　B. ①⑤　　　　C. ②③④　　　　D. ①⑤　　　　E. ②④

47. 卫生法所调整的具有卫生权利义务内容的社会关系,称为
    A. 卫生社会关系　　　　　B. 卫生法律关系　　　　C. 卫生行政关系
    D. 卫生民事关系　　　　　E. 卫生刑事关系

48. 下列规范性法律文件中**不属于**我国卫生行政法规的是
　　A.《食品卫生法》　　　　　　　　　　B.《医疗事故处理条例》
　　C.《公共场所卫生管理条例》　　　　　D.《麻醉药品、精神药品管理条例》
　　E.《传染病防治法》

49. 下列组织中**不属于**卫生法律关系主体的是
　　A. 协和医院　　　　　B. 医疗卫生机构　　　　　C. 药品生产企业
　　D. 国家药品监督管理局　　　E. 世界卫生组织

50. 我国卫生法律的制定机关是
　　A. 全国人大及其常委　　　B. 国务院　　　　　　C. 国务院卫生行政部门
　　D. 省级人大　　　　　　E. 省级常委会

51. 卫生法实施的最基本最主要的形式是
　　A. 卫生守法　　B. 卫生执法　　C. 卫生司法　　D. 卫生法监督　　E. 卫生法完善

52. 卫生监督区别于其他行政执法部门的主要标志
　　A. 技术性　　　B. 法定性　　　C. 授权性　　　D. 行政性　　　E. 健康权

53. 卫生监督法律关系主体的权利义务
　　A. 是双方协商确定的　　　　　　B. 卫生监督主体是法定的
　　C. 卫生监督主体的是自己定的　　D. 双方都是法定的
　　E. 以上都不对

54. 监督前的准备工作是
　　A. 预防性卫生监督的一个重要环节　　　B. 日常行政管理的一个重要环节
　　C. 经常性卫生监督的一个重要环节　　　D. 许可证发放的一个重要环节
　　E. 一般性卫生监督的一个重要环节

55. 卫生监督责任是一种
　　A. 经济责任　　B. 政治责任　　C. 法律责任　　D. 行政责任　　E. 政府责任

56. 卫生立法程序排列正确的是
　　①法律议案的审议　　②法律的公布　　③法律议案的通过　　④法律议案提出
　　A.①②③④　　B.①④③②　　C.④③①②　　D.④③②①　　E.④①③②

57. 卫生民事责任的种类**不包括**
　　A. 警告　　　B. 赔礼道歉　　C. 恢复原状　　D. 赔偿损失　　E. 返还财产

58. 狭义的卫生法,仅指由全国人民代表大会及其常务委员会所制定的
　　A. 卫生制度　　B. 卫生条例　　C. 卫生章程　　D. 卫生办法　　E. 卫生法律

59. 下列属于卫生法的社会作用是
　　A. 评价作用　　　　　B. 教育作用　　　　　C. 预测作用
　　D. 公共管理作用　　　E. 指引作用

60. 能引起卫生法律关系产生、变更、消灭的客观事实称为
　　A. 法律事实　　B. 法律事件　　C. 法律行为　　D. 法律实践　　E. 法律终止

61. 卫生监督的最基本原则
　　A. 遵守法定程序原则　　　B. 教育促进为主的原则　　　C. 以事实为依据的原则
　　D. 独立审理的原则　　　　E. 依法行政的原则

62. 卫生监督是为了管理社会卫生事务过程中正确行使卫生管理方面的职权,卫生监督主

体资格的获得是一个复杂的法定过程,必须符合特定的条件,是卫生监督的哪个特征

  A. 健康权与合法权益保护性   B. 法定性与授权性

  C. 行政性与技术性   D. 广泛性与综合性

  E. 强制性和教育性

63. 卫生监督不仅是发现问题,还要发现工作中的薄弱环节和产生问题的根源,提出有针对性的弥补措施和解决办法,是卫生监督的

  A. 促进功能 B. 预防功能 C. 规范功能 D. 制约功能 E. 监督功能

(二)名词解释

1. 公共卫生

2. 评价

3. 制定政策

4. 保障

5. 医疗保健体系

6. 非营利性医疗机构

7. 营利性医疗机构

8. 基本医疗保险

9. 医疗保险系统

10. 医疗保险基金

11. 起付线

12. 最高限额方式

13. 医疗保险的评价

14. 补充医疗保险

15. 卫生法

16. 卫生法律责任

17. 卫生监督

18. 卫生监督管理相对人

19. 经常性卫生监督

20. 卫生法要素

21. 卫生立法

22. 卫生守法

(三)简答题

1. 简述卫生人力资源危机加大的具体表现。

2. 简述"2000年人人享有卫生保健"的具体含义。

3. 简述"人人享有卫生保健"的核心社会准则内容。

4. 简述21世纪"人人享有卫生保健"的全球总目标。

5. 简述21世纪"人人享有卫生保健"的基本实施策略。

6. 简述我国的卫生工作方针。

7. 简述公共卫生的作用。

8. 简述医疗保险的特点。

9. 简述医疗保险费用的控制机制。

10. 简述医疗保险监督的基本原则。

11. 简述医疗保险评价的原则。

12. 简述行政处罚与行政处分的主要区别。

13. 简述卫生法律责任的形式。

14. 简述按照卫生监督工作的内容,卫生行政执法的步骤或程序可分为的步骤。

15. 简述卫生法与卫生监督的区别。

16. 简述卫生监督的性质。

(四)论述题

1. 论述全球卫生状况。

2. 论述21世纪前20年"人人享有卫生保健"的具体目标。

3. 论述8项千年发展目标的具体指标。

4. 论述全球卫生策略的具体内容。

5. 论述在实施全球卫生策略进程中存在的主要问题。

6. 论述2000年泛美卫生组织/世界卫生组织(PAHO/WHO)制定的11项公共卫生的基本职能。

7. 论述医疗保健的组织机构及其主要功能。

8. 论述我国卫生事业面临的问题和挑战。

9. 论述医疗保险基金筹集的基本原则。

10. 论述四种国家医疗保险模式的特点及局限。

11. 论述我国基本医疗保险的内容。

12. 论述卫生法的含义。

13. 论述卫生监督的功能。

三、参考答案

(一)选择题

【A1型题】

1. B	2. C	3. B	4. B	5. E	6. A	7. B	8. C	9. D	10. D
11. C	12. B	13. D	14. B	15. D	16. E	17. D	18. D	19. A	20. C
21. B	22. A	23. C	24. B	25. E	26. E	27. D	28. D	29. A	30. C
31. C	32. D	33. C	34. E	35. C	36. A	37. B	38. B	39. C	40. E
41. A	42. D	43. C	44. D	45. B	46. E	47. B	48. A	49. E	50. A
51. A	52. E	53. D	54. C	55. C	56. E	57. E	58. A	59. D	60. A
61. E	62. B	63. A							

(二)名词解释

1. 公共卫生:是通过有组织的社区努力来预防疾病、延长寿命、促进健康和提高效益的科学和艺术(公共卫生就是组织社会共同努力,改善环境卫生条件,预防控制传染病和其他疾病流行,培养良好卫生习惯和文明的生活方式,提供医疗服务,达到预防疾病,促进人民身体健康的目的)。

2. 评价:即定期系统地收集、整理、分析社区的健康信息,包括反映健康状况的统计学资料,社区卫生需求以及有关健康问题的流行病学和其他研究的资料,作出社区诊断。

3. 制定政策:即推进公共卫生决策中科学知识的运用和引领公共卫生政策的形成,服务大众的利益。

4. 保障: 即通过委托、管理、或直接提供公共卫生服务来确保个人和社区获得必要的卫生服务,达到公众同意预设的目标。

5. 医疗保健体系: 是由向居民提供医疗保健和康复服务的医疗机构和有关保健的机构组成的系统。

6. 非营利性医疗机构: 指为公众利益服务而设置、不以营利为目的的医疗机构,其收入用于补偿医疗服务成本,实际运营中的收支结余只能用于发展。

7. 营利性医疗机构: 以投资获利为目的,可以更多地从事特需服务以及某些专科服务,中外合作合资医疗机构、股份制医院和私营医院都属于营利性医疗机构。

8. 基本医疗保险: 是在生产力、社会经济承受能力、卫生资源和卫生服务供给等达到一定水平的条件下,在国家或地区的基本健康保障范围内,为参保人获得基础性的、必不可少的医疗服务而提供的保险。

9. 医疗保险系统: 是指由相互作用和相互依存的若干要素所组合而成的,具有特定功能并处于一定环境中的有机集合体。

10. 医疗保险基金: 按照国家法律、法规,由参加医疗保险的企事业单位、机关团体和个人分别按缴费基数的一定比例缴纳以及通过其他合法方式筹集的为被保险人提供基本医疗保障的专项资金。

11. 起付线: 被保险人在接受门诊或住院服务时,需要自己支付一定数额的医疗费用。

12. 最高限额方式: 是与起付线相反的费用分担方式,它只对被保险人一次性或一年医疗费用补偿最高的保险限额的方法,即医疗保险机构确定对被保险人在一年或一次性补偿的最高额。

13. 医疗保险的评价: 对医疗保险的质量及社会效益、经济效益作出判断,从而为医疗保险的运作与管理提供决策依据。

14. 补充医疗保险: 广义的补充医疗保险是指基本医疗保险以外的所有医疗保险形式。狭义的补充医疗保险是指对现有基本医疗保险制度下支付水平的补充,补偿超过基本医疗保险封顶线部分的医疗服务费用,以及基本医疗保险未覆盖的服务项目费用。

15. 卫生法: 一般认为卫生法是指由国家制定、认可,并以国家强制力保障实施的,反映由特定物质生活条件所决定的国家意志,权利义务为内容,旨在确认、调整和保护人体生命健康活动中形成的社会关系和社会秩序为目的的行为规范体系。

16. 卫生法律责任: 指卫生法律规范的行为主体,对其违法行为所应承担带有强制性的法律后果。根据行为人违反卫生法律规范的性质和社会危害程度,违法行为主体承担的卫生法律责任主要分为行政责任、民事责任、刑事责任三种。

17. 卫生监督: 卫生行政部门依据公共卫生法规的授权,对公民、法人和其他组织贯彻执行卫生法律的情况进行督促检查,对违反卫生法规、危害人体健康的行为追究法律责任的一种卫生行政执法行为。

18. 卫生监督管理相对人: 是指在卫生监督管理法律关系中与卫生监督主体相对应的另一方当事人,即卫生监督管理行为影响其权益的个人、组织。

19. 经常性卫生监督: 指卫生行政机关定期或不定期地对管辖范围内的企事业单位、个人或有关社会组织遵守公共卫生法规的情况进行的日常性监督活动。

20. 卫生法要素: 是指卫生法在规范与人体生命健康相关活动中所形成的各种社会关系。

21. 卫生立法：是指有权国家机关依照法定职权和法定程序制定、修改、补充或废止卫生法律和其他规范性卫生法律文件的一种专门性活动。

22. 卫生守法：即卫生法的遵守是指国家机关、社会组织和全体公民依照卫生法律的规定,行使权利和履行义务的活动。

(三)简答题

1. 简述卫生人力资源危机加大的具体表现。

答：①总量不足；②分布不均衡；③技术结构不合理。

2. 简述"2000年人人享有卫生保健"的具体含义。

答：(1)人们在工作和生活场所都能保持健康。

(2)人们将运用更有效的办法去预防疾病,减轻不可避免的疾病和伤残带来的痛苦,并且通过更好的途径进入成年、老年,健康地度过一生。

(3)在全体社会员成员中均匀地分配一切卫生资源。

(4)所有个人和家庭,通过自身充分地参与,将享受到初级卫生保健。

(5)人们将懂得疾病不是不可避免的,人类有力量摆脱可以避免的疾病。

3. 简述"人人享有卫生保健"的核心社会准则内容。

答：(1)承认享有最高可能的健康水平是一项基本人权。

(2)公平：实施以公平为导向的政策和策略,并强调团结。

(3)伦理观：用伦理原则指导人人享有卫生保健计划制定和实施的所有方面。

(4)性别观：必须消除性别歧视,承认妇女和男子具有同等的卫生需求。

4. 简述21世纪"人人享有卫生保健"的全球总目标。

答：(1)到21世纪末,使全体人民增加期望寿命和提高生活质量。

(2)在国家之间和国家内部促进卫生公平。

(3)使全体人民得到由政府卫生系统提供的可持续发展的卫生保健服务。

5. 简述21世纪"人人享有卫生保健"的基本实施策略。

答：(1)将与贫困作斗争作为工作重点。

(2)全方位促进健康。

(3)动员各部门合作。

6. 简述我国的卫生工作方针：

答：(1)以农村为重点。

(2)预防为主。

(3)中西医并重。

(4)依靠科技与教育。

(5)动员全社会参与。

(6)为人民健康服务,为社会主义现代化服务。

7. 简述公共卫生的作用。

答：主要有6个方面：①预防疾病的发生和传播；②保护环境免受破坏；③预防意外伤害；④促进和鼓励健康行为；⑤对灾难作出应急反应,并帮助社会从灾难中恢复；⑥保证卫生服务的有效性和可及性。

8. 简述医疗保险的特点。

答：医疗保险基金使用的特定性和公平性,医疗保险的强制性,医疗保险基金的现收现付性,医疗保险费用控制复杂性,医疗保险服务的商品属性。

9．简述医疗保险费用的控制机制。

答：医疗保险费用的控制机制：①供方支付机制；②风险分担机制；③费用责任约束机制；④供方竞争机制；⑤供需方的激励机制；⑥监督和控制机制。

10．简述医疗保险监督的基本原则。

答：医疗保险监督的基本原则包括：目的性原则、客观性原则、主动性原则、成本效益原则、协作性原则。

11．简述医疗保险评价的原则。

答：医疗保险评价的原则包括：系统性原则,科学性原则,发展性原则,针对性原则,公平与效率相结合的原则。

12．简述行政处罚与行政处分的主要区别。

答：（1）性质：外部管理社会职能-内部管理权限。

（2）决定机关：卫生监督主体-所在机关,上级机关。

（3）对象行为：违法相对人-违法失职国家工作人员。

（4）依据：社会公共卫生法规-国家工作人员法规。

（5）形式：权利有关-职务相关。

（6）救济：行政复议行政诉讼-内部申诉。

13．简述卫生法律责任的形式。

答：卫生法律责任是指卫生法律规范的行为主体,对其违法行为所应承担带有强制性的法律后果。根据行为人违反卫生法律规范的性质和社会危害程度,违法行为主体承担的卫生法律责任主要分为行政责任、民事责任、刑事责任三种。

14．简述按照卫生监督工作的内容,卫生行政执法的步骤或程序步骤。

答：①卫生行政许可；②卫生行政监督检查；③卫生行政处罚；④卫生行政强制执行。

15．简述卫生法与卫生监督的区别。

答：（1）卫生法的基本概念,是卫生监督的依据之一。

（2）卫生监督的内涵,是卫生法得以实现的手段。

16．简述卫生监督的性质。

答：卫生监督的主体是卫生行政部门或由法律授权的卫生监督机关,对象是卫生监督管理相对人——公民、法人和其他组织。卫生监督是政府行为,具有行政性和技术性。行政性是其根本属性,技术性是卫生监督区别于其他许多行政工作的显著特点。其行政性和技术性是统一的。

（四）论述题

1．论述全球卫生状况。

答：（1）健康状况存在普遍的不公平性,儿童及妇女健康问题仍需高度关注。

（2）传染性疾病的流行不能忽视。

（3）慢性非传染性疾病负担加重。

（4）各类伤害不断增加。

（5）人口、环境压力越来越大。

（6）卫生人力资源危机加大。

2．论述21世纪前20年"人人享有卫生保健"的具体目标。

答:(1)增进卫生服务公平性:到2005年将在国家内和国家间使用健康公平指数检测和促进卫生公平,首先将儿童生长发育测定用于评价卫生公平性。

（2）生存指标:到2020年实现孕产妇死亡率100/10万以下,5岁以下儿童死亡率45‰以下,所有国家的出生期望寿命达到70岁以上。

（3）主要流行病的全球流行趋势:到2020年,全球结核、HIV/艾滋病、疟疾、烟草所致相关疾病和由暴力或意外损伤等引起的疾病发病率和残疾上升趋势得到控制。

（4）根除和消灭某些疾病:到2010年,恰加斯(Chagas)病(南美锥虫病)的传播将被阻断,麻风将被消灭;到2020年,麻疹、淋巴丝虫病、沙眼将被消灭,实现维生素A缺乏病和碘缺乏病的消除。

（5）水、食品、环境卫生和住房得到改善:到2020年,所有国家将通过部门间行动,在提供安全饮用水、适宜卫生的环境、数量充足和质量良好的食物和住房方面取得重大进展。

（6）健康促进措施:到2020年所有国家将通过管理、经济、教育、组织和以社区为基础的综合规划,推行并积极管理和检测能巩固促进健康的生活方式和减少有损健康的行为生活方式的策略。

（7）国家政策:到2005年,所有成员国已经制定、实施和检测与人人享有卫生保健政策相一致的各项具体规范和运行机制。

（8）卫生保健服务:到2010年,全体人民将能终生获得由基本公共卫生设施提供的综合、基本和优质的卫生保健服务。

（9）信息监测:到2010年,将建立起适宜的全球和国家卫生信息监测和报警系统。

（10）支持卫生研究:到2010年,卫生政策和体制运行机制的研究将在全球、区域和国家各级给予实施。

3.论述8项千年发展目标的具体指标。

答:(1)消除绝对贫困和饥饿:将每日以不到1美元为生的人口比例减半,将挨饿人口比例减半。

（2）普及小学教育:确保所有男童和女童都能完成全部小学教育课程。

（3）促进两性平等并赋予妇女权利:2015年前消除各级教育中的两性差异。

（4）降低儿童死亡率:将5岁以下儿童的死亡率降低2/3。

（5）提高产妇健康:将产妇死亡率降低3/4。

（6）防治艾滋病、疟疾和其他疾病:遏止并扭转这些疾病的蔓延。

（7）保护环境与可持续发展:将可持续发展原则纳入国家政策和规划,扭转环境资源的恶化趋势。

（8）建立全球发展伙伴关系促进发展。

4.论述全球卫生策略的具体内容。

答:(1)健康是每个人的基本权利,是全世界的一项共同目标。

（2）当前在人民健康状况方面存在着巨大的差异是所有国家共同关切的问题,这些差异必须大大地加以缩小,为此要求在各国内部和各国之间合理分配卫生资源,以便人人都能得到初级卫生保健及其支持性服务。

（3）人民有权利,也有义务单独或集体地参加他们的卫生保健计划和实施工作。

（4）政府对人民的健康负有责任。

（5）各国要使自己的全体人民都健康,就必须在卫生事业中自力更生,发挥本国的积极性,尽可能自给自足,卫生策略的制订和实施需要国际合作。

(6)实现"人人享有卫生保健",需要卫生部门与其他社会经济部门协调一致地工作,特别是同农业、畜牧业、粮食、工业、教育、住房、公共工程及交通等部门协作。

(7)必须更加充分和更好地利用世界资源来促进卫生事业的发展。

5.论述在实施全球卫生策略进程中存在的主要问题。

答:(1)有的国家对"人人享有卫生保健"的政治承诺不足。

(2)在获得初级卫生保健服务方面未能实现公平。

(3)妇女地位继续低微。

(4)社会经济发展缓慢。

(5)许多国家在协调卫生行动方面困难重重。

(6)资源分布不平衡及其支持的力度薄弱。

(7)健康促进活动普遍不足。

(8)环境污染、食品安全性差、缺乏安全水供应和环境卫生设施。

(9)人口老龄化和疾病流行模式迅速变化。

(10)昂贵技术的不适当使用。

(11)自然和人为灾害等。

6.论述2000年泛美卫生组织/世界卫生组织(PAHO/WHO)制定的11项公共卫生的基本职能。

答:(1)监督、评估和分析人群健康状况。

(2)监测、研究和控制威胁公众健康的危险因素。

(3)促进健康。

(4)社会参与公共卫生。

(5)发展公共卫生规划政策和管理制度。

(6)加强公众健康的管理和执行能力。

(7)评价和促进卫生服务利用的公平性。

(8)发展和培养公共卫生的人力资源。

(9)保障个人和公众卫生服务的质量。

(10)调查研究公共卫生问题。

(11)降低突发公共卫生事件和疾病对健康的影响。

7.论述医疗保健的组织机构及其主要功能。

答:我国医疗机构实行等级管理,共分三级:

(1)一级医院是直接为社区提供医疗、预防、康复、保健等综合服务的基层医院,是初级卫生保健机构。其主要功能是直接对人群提供预防保健服务,在社区管理多发病、常见病现症患者,并对疑难重症做好正确转诊,协助高层次医院做好中间或院后服务,合理分流患者。

(2)二级医院是为多个社区提供医疗卫生服务的地区性医院,是地区性医疗预防的技术中心。其主要功能是参与指导对高危人群的监测,接受一级转诊,对一级医疗机构进行业务技术指导,并能进行一定程度的教学和科研。

(3)三级医院是跨地区、省、市以及向全国范围提供医疗卫生服务的医院,是具有全面医疗、教学、科研能力的医疗预防技术中心。其主要功能是提供专科(包括特色专科)的医疗服务,解决危重疑难病症,接受二级转诊,对下级医院进行业务技术指导和培训人才;完成培养各种高级医疗专业人才的教学并承担科研项目的任务;参与和指导一、二级预防工作。

8. 论述我国卫生事业面临的问题和挑战。

答:(1)传染性疾病问题依然严峻: ①新发现的传染病: 其中大部分在我国有病例发生或造成流行,不但对我国人民的健康和生命构成了很大威胁,对我国政治、经济、社会安定等都有一定的影响; ②再出现的传染病: 目前又有多种传染病死灰复燃或卷土重来; ③常见多发传染病: 除新发现和再燃的传染病带来的公共卫生问题以外,常见的和多发的传染病目前仍是我国人民健康的主要危害之一。

(2)慢性非传染性疾病负担不容忽视: 慢性非传染性疾病已成为威胁人群健康的主要卫生问题。

(3)人口老龄化导致的压力: 老年人的高慢性病患病率,多种慢性病并存,特殊的心理、社会健康问题等对卫生保健服务、卫生资源配置提出了新的挑战,对社会负担造成了较大压力。

(4)我国现行医疗卫生服务体系存在的问题: ①卫生资源配置不合理; ②医疗卫生机构发展运行机制不健全; ③药品生产和流通秩序混乱; ④卫生保障体系尚待健全。

9. 论述医疗保险基金筹集的基本原则。

答: 医疗保险基金的筹集是社会医疗保险的物质基础和最核心的内容。

(1)与经济发展水平相适应原则: 社会医疗保险基金的筹集水平要遵循发展性原则,适时调整以保持相对稳定。

(2)体现政府责任原则: 政府承担社会风险的能力大于市场,政府具有某些强制力,在全社会范围内分担风险。

(3)保障基本原则: 社会允许再多层次的医疗需要,但从医疗保险的目的出发,其保障目标定位于基本保障。

(4)多渠道筹资,合理分担原则: 医疗保险的资金来源应该由多方共同分担。医疗保障基金按资金来源的不同可以分为政府提供、政府强制筹措和民间组织或个人自愿提供。

(5)互助共济原则: 医疗保险基金筹集,应充分考虑制度的互助共济功能,高度重视筹资的公平性。

10. 论述四种国家医疗保险模式的特点及局限。

答:(1)英国国家医疗保险模式: 特点: ①覆盖广; ②具有非歧视性; ③成本低。局限: ①政府承担、控制绝大部分医疗费用,筹资渠道单一; 医疗服务效率低下; ②部分高收入的社会群体可能选择购买商业保险。

(2)德国社会医疗保险模式: 特点: ①有较高的公平性和覆盖率; ②医疗服务效率较高。局限: ①对预防服务不够重视; ②医疗费用增长较快; ③不同医疗保险组织间存在负担水平和待遇水平的差异; ④不能解决医疗保险费用负担的代际转移问题。

(3)美国市场医疗保险模式: 特点: ①医疗保险项目多样化; ②能满足不同层次的医疗需求; ③参保者可以自愿参保; ④实行第三方支付的付费机制。局限: ①覆盖面有限; ②医疗费用高; ③公平性差。

(4)新加坡储蓄医疗保险模式: 特点: ①将个人储蓄保险与社会保险相结合的模式; ②资金纵向积累的特点,其筹资机制呈T形结构,个人纵向积累与横向的社会共济统筹相结合; ③个人的责任和患者对费用的分担,有利于抑制对医疗服务的过度利用和超前消费。局限: ①过分强调效率,而忽视了公平性; ②社会成员之间不能互助互济,共同承担风险。

11. 论述我国基本医疗保险的内容。

答:(1)城镇职工基本医疗保险制度: ①覆盖范围: 城镇所有用人单位; ②基本医疗保险费

来源:基本医疗保险费由用人单位和职工共同缴纳;③基本医疗保险费使用:采用基本医疗保险统筹基金和个人账户相结合的方式;④基本医疗保险基金的管理和监督:社会保险经办机构负责基本医疗保险基金的筹集、管理和支付;⑤医疗服务管理:劳动保险部门同卫生部、财政部等有关部门制定基本医疗保险的服务范围、标准和医药费用结算办法。

(2)我国城镇居民社会医疗保险:2007年城镇居民的基本医疗保险开始试点。①参保范围:包括学龄前儿童,大中专院校及中小学阶段的学生,18周岁以下非在校居民,男性年满60周岁、女性年满55周岁以上不属于城镇职工基本医疗保险覆盖范围的居民,残疾人和享受城市最低生活保险待遇的城镇居民;②特点:缴费低;以家庭为单位参保,参保成员有互补性,费用结算简便;③原则:低水平、广覆盖;以家庭(个人)缴费为主,政府补助、单位补贴为辅;居民自愿参保,权力与义务相对应。

(3)我国新型农村合作医疗制度:①组织管理,以县(市)为单位进行统筹;②筹资标准,实行个人缴费、集体扶持和政府资助相结合的筹资机制。③资金管理,必须专款专用,专户储存;④医疗服务管理,强化对农村医疗卫生机构的行业管理,积极推进农村医疗卫生体制的改革;⑤原则:自愿参加、多方筹资;以收定支,保险适度。

12.论述卫生法的含义。

答:卫生法在我国属于新兴的交叉学科,涉及诸多学科领域。一般认为卫生法是指由国家制定、认可,并以国家强制力保障实施的,反映由特定物质生活条件所决定的国家意志,权利义务为内容,旨在确认、调整和保护人体生命健康活动中形成的社会关系和社会秩序为目的的行为规范体系。

(1)卫生法是由国家制定、认可、解释或变更的,并具有普遍约束力的规范。

(2)卫生法具有国家意志性并以国家强制力保障实施。

(3)卫生法是以规定人体生命健康权利和义务为内容的法律规范。

(4)卫生法调整的是涉及人体生命健康活动中形成的社会关系。

(5)卫生法是卫生法律规范的总和。

13.论述卫生监督的功能。

答:(1)制约功能:通过卫生监督行为对相对人权力的限制和在具体行为上的制约,及时地纠正经营活动出现的偏差,从而实现卫生产业的健康发展,体现政府公共职能。

(2)规范功能:卫生监督作为抽象卫生法律的具体体现,则从直观上显示了法律的规范作用。它通过对守法者的认可和对违法者的惩罚,在人们的行为坐标上亮起了指示灯。指出了什么样的行为是合法的,或者是法定必须执行的;什么样的行为是非法的,必须禁止的。即有规范人们行为导向的作用。

(3)预防功能:卫生监督作为强制和规范社会卫生事务或行为的一种制度,它在对社会卫生事务或行为进行依法监督过程中,必须渗入到每项具体事务或行为之中,在参与中实施监督,积极主动地参与或渗透于监督对象的整个运作过程,提前发现和排除可能出现的危害健康的各种问题和潜在弊端。

(4)促进功能:卫生监督的目的不仅是发现问题,查处卫生违法行为,而且还要通过对问题或违法行为的分析,找出和发现工作中的薄弱环节和产生问题的根源,总结经验教训,提出有针对性的弥补措施和解决办法,进而在管理制度和立法上最终完善社会保护人类健康的运行机制。

(吴小南　欧阳静　姚　华　黄　芳)

第八章 健康教育与健康管理

一、学习要点及内容要点

(一)学习要点

1. **掌握** 健康教育的概念、健康教育的工作步骤、健康相关行为、健康传播特点、影响因素、健康教育评价以及影响健康教育评价的因素;健康促进的概念、基本框架、综合干预模式、健康促进计划设计原则、健康促进评价内容;健康管理的概念、主要环节及各自定义、目的、特点。

2. **熟悉** 健康教育的意义、健康教育相关行为、健康传播的概念、意义及方式;健康促进意义、策略及健康促进计划的实施;健康管理基本流程、意义。

3. **了解** 健康教育发展概况、健康教育计划制定,健康促进发展历程、问题及展望。

(二)内容要点

1. 健康教育

(1)基本概念:健康相关行为、健康传播、健康教育评价。

(2)重点内容:健康相关行为内容及种类,健康教育与健康传播的影响因素,健康教育评价种类和内容及影响评价的因素。

2. 健康促进

(1)基本概念:健康促进、健康项目促进评价、健康危险因素评价。

(2)重点内容:健康促进的基本框架,工作过程模式,健康促进计划设计需要遵循的原则,健康促进评价内容。

3. 健康管理

(1)基本概念:健康管理、健康监测、健康风险评估、健康干预。

(2)重点内容:健康管理主要环节,特点,健康监测目的,基本内容,健康风险评估种类、方法,健康干预形式。

二、习题

(一)选择题

【A1型题】

单句型最佳选择题:每一道试题下面有A、B、C、D、E五个备选答案,请从中选择一个最佳答案。

1. 健康促进工作过程包括
   - A. 需求评估
   - B. 确定优先项目
   - C. 确定目标、项目评价
   - D. 制定干预策略、项目实施
   - E. 以上均是

2. 下列属于促进健康行为的是
   - A. C型行为模式
   - B. 驾车时使用安全带
   - C. 抽烟
   - D. 未充足睡眠
   - E. 定期体检

3. 关于健康传播,下列说法正确的是
   A. 特定素质要求　　　　　　B. 传递健康信息　　　　　C. 目的明确
   D. 具有复合性　　　　　　　E. 以上均是

4. 在健康教育计划中,选择优先项目的原则是
   A. 重要性、严重性　　　　　B. 重要性、可行性　　　　C. 重要性、及时性
   D. 可行性、方便性　　　　　E. 重要性、有效性

5. 健康教育计划中健康教育干预框架包括
   A. 确定目标人群
   B. 确定组织和工作人员队伍
   C. 确定干预方法和内容
   D. 确定倾向因素、促成因素和强化因素干预策略
   E. 以上均是

6. 在健康教育评价中,形成评价是指
   A. 计划形成过程中实施的评价　　　　B. 计划实施前进行的评价
   C. 计划实行后进行的评价　　　　　　D. 计划实施开始之前进行的评价
   E. 即中期效果评价

7. 属于过程评价方法的是
   A. 查阅档案资料　　　　　B. 检测生理健康指标　　　C. 检测心理健康指标
   D. 档案、文献资料的回顾　E. 干预策略的确定

8. 影响健康教育评价的因素有
   A. 历史因素　　　　　　　B. 测试或观察因素　　　　C. 回归因素
   D. 选择因素、失访　　　　E. 以上均是

9. 下列**不属于**健康促进特点的是
   A. 涉及范围广泛　　　　　　　　　　B. 持久性和约束性
   C. 有效性和重要性　　　　　　　　　D. 融客观支持与主观参与于一体
   E. 以健康教育为基础

10. 培训效果评价包括三个层次分别是
    A. 过程评价、形成评价、效率评价
    B. 过程评价、形成评价、效应评价
    C. 过程评价、近期效果评价、远期效果评价
    D. 过程评价、效应评价、结局评价
    E. 过程评价、结局评价、效率评价

【A2型题】
病例摘要型最佳选择题:每一道试题是以一个小案例出现的,其下面都有A、B、C、D、E五个备选答案,请从中选择一个最佳答案。

1. 在社区高血压健康教育中,社区居民生理生化指标变化的评价属于
   A. 形成评价　　B. 结局评价　　C. 过程评价　　D. 总结评价　　E. 效应评价

2. 如要进行糖尿病健康促进规划的结局评价糖尿病患者应该评估
   A. 自测血糖技能的变化　　B. 血糖控制率的变化　　C. 有关糖尿病知识的变化
   D. 饮食行为的变化　　　　E. 饮食态度的改变

3. 某社区项目要进行一项长期的健康教育活动,应该着重考虑的可能干扰因素是

　　A. 回归因素　　　B. 选择因素　　　C. 测试因素　　　D. 时间因素　　　E. 观察因素

4. 社区内高血压病患者减少是社区健康教育的目标之一,每日食用盐的使用量控制在5g以内是措施之一。据此,健康教育的主要对象是

　　A. 社区工作人员　　　　　B. 高血压病患者及家属　　　C. 学校教师

　　D. 食堂工作人员　　　　　E. 副食店(品)工作人员

5. 某小区决定开展健康促进的工作,为了更好地进行,首先要完成的阶段是

　　A. 确定优先项目　　　　　B. 确定目标　　　　　C. 确定干预策略

　　D. 确定项目实施步骤　　　E. 建立需求评估

6. 某女士有高血压病,该社区医生建议她进行高血压病的预防,下列**不属于**高血压病行为危险因素的是

　　A. 遗传因素　　　B. 缺少锻炼　　　C. 吸烟　　　　　D. 高盐饮食　　　E. 紧张刺激

【A3型题】

病例组型最佳选择题: 提供若干个案例,每个案例下设若干道试题。根据案例所提供的信息,在每一道试题下面的A、B、C、D、E五个备选答案中选择一个最佳答案。

(1~4题共用题干)

艾滋病是一种感染艾滋病病毒引起的、危害性极大的传染病,严重危害人类健康与生存。2014年1~10月,我国艾滋病新报告的8.7万病例,性途径占91.5%,其中异性性传播占66%,同性性传播占25%。艾滋病对人类社会的极端危害性表现为普遍的易感性、威胁的长期性、控制与治疗的困难性、资源的消耗性等。

1. 艾滋病的健康教育计划中应首先确定的是

　　A. 计划目标　　　　　　　　　　B. 健康教育干预框架

　　C. 活动内容和项目　　　　　　　D. 干预活动预算

　　E. 优先项目和优先干预的行为因素

2. 下列属于艾滋高危人群的是

　　A. 青少年　　　B. 吸毒者　　　C. 流动人口　　　D. 年轻人　　　E. 汽车司机

3. 在艾滋病科普知识宣传、属于教育促进设计中遵循的原则是

　　A. 目标性原则　　　　　　　　　B. 实事求是原则

　　C. 前瞻性原则　　　　　　　　　D. 重点性、科学性、参与性原则

　　E. 以上均是

4. 与艾滋病患者或HIV感染者接触时,可能导致艾滋病病毒传播的行为是

　　A. 公用马桶　　　B. 共同进餐　　　C. 公用注射器　　　D. 公用游泳池　　　E. 握手

(5~8题共用题干)

根据WHO统计,全球每年至少有300万人死于与吸烟有关的疾病。吸烟导致大量死亡的不是老年人,主要是年富力强的中年人。WHO把每年的5月31日定为世界无烟日,并领导制定了《烟草控制框架公约》,专家学者也做了大量的控制吸烟的干预研究。

5. 烟草对人体健康的危害主要有

　　A. 增加了心血管疾病的发病机会　　　B. 与口腔、喉、食管的肿瘤发生相关

　　C. 对胎儿、青少年的发育生长的影响　　　D. 导致肺癌、慢性阻塞性肺病

　　E. 以上均是

6.临床患者戒烟的强化因素是

A.医生帮助和指导患者戒烟　　　　　B.患者使用帮助戒烟的产品

C.医生对患者戒烟表示肯定和赞许　　D.患者了解吸烟的危害

E.吸烟者很难买到香烟

7.在对控制吸烟干预研究中,对观看录像的参与单位数和参与人数的评估属于

A.过程评价　　　　　B.形成评价　　　　　C.近期效果评价

D.中期效果评价　　　E.远期效果评价

8.下列**不属于**吸烟控制健康干预促成因素的是

A.预防吸烟或促进戒烟　　　　　B.限制吸烟的法律法规

C.戒烟服务的提供　　　　　　　D.戒烟后生理状况得到改善

E.纸烟价格的控制

【B1型题】

标准配伍题:提供若干组试题,每组试题共用在试题前列出的A、B、C、D、E五个备选答案,从中选择一个与问题关系最密切的答案。

A.形成评价　　B.过程评价　　C.效应评价　　D.结局评价　　E.总结评价

1.某社区在健康教育评价计划中采用查阅档案、目标人群调查等方法进行,属于

2.评价内容涉及倾向因素、促成因素、强化因素、健康相关行为等方面,属于

3.在实施早期对计划内容所作的评价,是一个完善项目计划、避免工作失误的过程属于

4.评价内容主要包括健康状况和生活质量两大方面,涉及的指标有生理和心理健康指标(如身高、体重、血压等生理指标和人格、情绪等心理健康指标)、疾病与死亡指标等,属于

5.又称为远期效果评价

（二）名词解释

1.健康监测

2.健康风险评估

3.健康危险因素评价

4.健康相关生命质量

5.健康促进

6.健康传播

（三）简答题

1.健康教育评价种类包括哪几种?

2.健康相关行为包括什么?

3.健康教育计划的制订应遵循的步骤。

4.健康促进计划中应遵循的原则。

（四）论述题

1.影响健康教育评价结果的因素。

2.健康管理内容包括哪几个主要环节,并论述各环节目的和意义。

三、参考答案

（一）选择题

【A1型题】

1. E　　2. B　　3. E　　4. E　　5. E　　6. B　　7. A　　8. E　　9. C　　10. D

【A2型题】

1. B　　2. B　　3. D　　4. B　　5. E　　6. A

【A3型题】

1. E　　2. B　　3. E　　4. C　　5. E　　6. C　　7. A　　8. D

【B1型题】

1. B　　2. C　　3. A　　4. E　　5. D

(二)名词解释

1. 健康监测(health surveillance):是对特定人群或人群样本的健康状况的定期观察或不定期调查及普查。

2. 健康风险评估(health risk appraisal):健康风险评估指对某一个体评定未来发生某种特定疾病或因某种特定疾病导致健康损害甚至死亡的可能性。它是建立在健康风险识别、健康风险聚类和健康风险量化的基础上的一种评估方式。

3. 健康危险因素评价(health risk factor appraisal):是研究危险因素与慢性病发病及死亡之间数量依存关系及其规律性的一种技术方法。它研究各种危险因素对疾病的发生和发展的影响程度,通过改变生产和生活环境,改变人们不良的生活方式,降低危险因素对健康的影响,达到延长人们寿命的目的。

4. 健康相关生命质量(health related quality of life, HRQOL):是指在疾病、意外损伤及医疗干预的影响下,测量与个人生活事件相联系的健康状态和主观满意度。

5. 健康促进(health promotion):促使人们维护和提高自身健康的过程,是协调人类与环境的战略,它规定个人与社会对健康各自所负的责任。

6. 健康传播(health communication):指通过各种渠道,运用各种传播媒介和方法,为维护和促进人类健康而收集、制作、传递、分享健康信息的过程。

(三)简答题

1. 健康教育评价种类包括哪几种?

答:①形成评价;②过程评价;③效应评价;④结局评价;⑤总结评价。

2. 健康相关行为包括什么?

答:(1)促进健康的行为:①日常健康行为如合理膳食、充足睡眠;②预警行为如驾车时使用安全带,预防车祸;③保健行为如定期体检、预防接种。

(2)危害健康的行为:①不良生活方式吸烟、酗酒、熬夜等;②致病性行为模式;③不良疾病行为如疑病、瞒病、不及时就诊等;④违反社会法律法规、道德规范的危害健康行为药物滥用、性乱等。

3. 健康教育计划的制订应遵循的步骤。

答:①确定优先项目和优先干预的行为因素;②确定计划目标;③确定健康教育干预框架;④确定干预活动内容和日程;⑤确定干预活动组织网络与工作人员队伍;⑥确定干预活动预算;⑦确定监测与评价计划;⑧实施干预活动和质量控制。

4. 健康促进计划中应遵循的原则。

答:①目标性原则;②前瞻性原则;③实事求是原则;④重点性原则;⑤科学性原则;⑥参与性原则。

(四)论述题

1. 影响健康教育评价结果的因素。

答:(1)时间因素: 又称历史因素,指在计划执行或评价期间发生的重大的、可能影响目标人群健康相关行为及其影响因素产生影响的因素。

(2)测试或观察因素: 在项目评价过程中,需观察和测量项目的实施情况、目标人群的健康状况、健康相关行为等。

(3)回归因素: 指偶然情况下,个别被测试对象的某特征水平过高或过低,在以后又恢复到实际水平的现象。该因素不易被识别,可采用重复测量法来减少其对项目效果的影响。

(4)选择因素: 对照组选择时,应使其主要特征指标与干预组的保持一致。

(5)失访: 若目标人群失访比例高(超过10%)或非随机失访,可影响评价结果。

2. 健康管理内容包括的哪几个主要环节? 并论述各环节目的和意义。

答:(1)健康监测: 目的: ①获取健康管理对象的健康相关信息及动态变化情况; ②为分析健康相关危险因素和健康风险评估提供依据; ③根据健康风险评估结果,制定有计划的个性化健康指导方案; ④对健康危险因素实施早期干预; ⑤评价早期干预和健康改善效果。意义: 健康监测是获取健康相关信息的主要途径,可为健康风险评价提供基础数据和科学依据。因而,健康监测是健康管理的工作基础,对健康危险因素的早期干预和疾病早期发现。

(2)健康风险评估: 目的: ①识别健康危险因素和评估健康风险; ②制定健康指导方案和个性化干预措施; ③干预措施及健康管理效果评价; ④健康管理人群分类及管理。意义: 通过健康风险评估的方法和量化工具,对个体健康状况及未来患病和/或死亡危险性做量化评估。

(3)健康干预: 意义: ①降低疾病风险,据WHO调查研究,人类三分之一的疾病通过预防保健就可以避免,三分之一的疾病通过早期发现可以得到有效控制,三分之一的疾病通过积极有效的医患沟通能够提高治疗效果; ②控制疾病进展,健康干预可以有效降低疾病风险的同时,对患者群体的早期干预可以有效控制病情进展和并发症的出现; ③减少医疗费用,疾病一级预防和早期干预是疾病控制最为有效和性价比最高的手段,通过对一般人群和患者群体的健康干预,可以明显减少医疗费用和降低健康损失。

(牛丕业 孙志伟)

第九章　社区卫生服务

一、学习要点及内容要点

（一）学习要点

1. **掌握**　社区、社区卫生服务的概念；社区卫生服务的特点和基本内容；健康管理、临床预防服务、健康危险度评估以及社区诊断的概念；儿童身心发育以及青春期发育的基本特征；母乳喂养的意义和辅食添加的原则；新生儿疾病筛查的种类和筛查策略；儿童心理保健服务流程；儿童伤害的类型；婚前、孕前和孕产期的保健重点，孕产期保健服务流程；健康老龄化和积极老龄化的内涵。

2. **熟悉**　社区卫生服务的对象；健康管理的基本步骤；临床预防服务的基本内容以及实施步骤；慢性病自我管理的技能和方法；儿童口腔、视力和听力保健服务内容；儿童常见疾病综合管理的项目；妇女一生不同时期的身心变化特点；老年人身心变化一般特征。

3. **了解**　社区文化；社区卫生服务的目的；我国基本公共卫生服务的内容；社区预防服务中社区动员、社区诊断、确定需优先解决健康问题的重点、制订和实施干预计划以及评估的基本方法；国内外儿童的健康状况；暴力与伤害控制的社会生态学模型；儿童常见疾病综合管理的范围；妇女常见病筛查与群体防治策略；积极老龄化的政策框架内容；老年人身心保健与性保健。老年人护理内容。

（二）内容要点

1. 社区与社区卫生服务

（1）基本概念：社区、社区卫生服务。

（2）重点内容：社区卫生服务特点、服务对象以及服务的基本内容。

2. 社区卫生服务中的预防保健

（1）基本概念：健康管理、临床预防服务、疾病管理、慢性病自我管理、社区预防服务、社区动员、社区诊断。

（2）重点内容：健康危险度评估、临床预防服务的基本内容和实施步骤、慢性病自我管理的技能和方法、社区预防服务中社区动员、社区诊断、确定需优先解决健康问题的重点、制定和实施干预计划以及评估的基本方法。

3. 社区儿童保健

（1）基本概念：儿童、青春期、身高速度高峰、5岁以下儿童死亡率、计划免疫、儿童心理保健服务、伤害、非故意伤害、故意伤害。

（2）重点内容：儿童身心发育的基本特征，儿童社区保健的重点。

4. 社区妇女保健

（1）基本概念：月经初潮、育龄妇女、妊娠期、产褥期、节育期、围绝经期、婚前医学检查、计划生育、妇女常见疾病筛查。

（2）重点内容：育龄妇女几个重要时期的身心变化特点以及保健重点、孕产期保健服务流程。

5. 社区老年人保健

（1）基本概念: 健康老年化、积极老龄化。

（2）重点内容: 老年人身心变化一般特征与保健需求。

二、习题

（一）选择题

【A1型题】

单句型最佳选择题: 每一道试题下面有A、B、C、D、E五个备选答案,请从中选择一个最佳答案。

1. 社区得以存在和发展的内在要素是

A. 社区经济　　　B. 社区文化　　　C. 社区商业　　　D. 社区交通　　　E. 社区自然环境

2. 我国卫生发展战略在卫生服务模式上,强调

A. 积极发展医疗专科服务　　　　　　B. 积极发展综合三级医院服务

C. 积极发展社区卫生服务　　　　　　D. 积极发展优质门诊服务

E. 积极发展个性化的医疗服务

3. 下列哪项**不是**社区卫生服务的特点

A. 综合性服务　　B. 无偿性服务　　C. 连续性服务　　D. 协调性服务　　E. 可及性服务

4. 下面哪项**不是**社区卫生服务的基本内容

A. 健康教育和健康促进　　　B. 疾病预防和保健服务　　　C. 基本治疗

D. 专科医疗　　　　　　　　E. 社区康复

5. 以下关于健康管理,**不正确**的是

A. 健康管理指对个体或群体的健康进行全面监测、分析、评估、提供健康咨询、指导以及对健康危险因素进行干预的全过程

B. 健康管理的目的是有效地利用资源达到个人和人群的最大健康效果

C. 健康管理可以为个人和群体提供有针对性的健康信息

D. 健康管理仅能由健康管理师提供

E. 健康管理能有效地实现对慢性病的"三早"预防

6. 临床预防服务是

A. 一种临床治疗的服务

B. 一种社区卫生服务

C. 在临床环境下实施第一级和第二级预防结合的服务

D. 在临床环境下实施第三预防的服务

E. 在社区中实施的临床治疗服务

7. 临床预防服务的对象是

A. 患者　　　　　　　　　　　　　　B. 健康人

C. 无症状的"患者"　　　　　　　　　D. 患者和无症状的"患者"

E. 健康人和无症状的"患者"

8. 临床预防服务的内容**不包括**

A. 求医者的健康咨询　　　B. 免疫接种　　　　C. 传染病的报告

D. 健康筛检　　　　　　　E. 化学预防

9. 确定筛检频率的主要因素是

　　A. 筛检试验的灵敏度和疾病的进展

　　B. 疾病发生的危险度和疾病的进展

　　C. 筛检试验的灵敏度和疾病发生的危险度

　　D. 筛检试验的特异度和疾病的进展

　　E. 筛检试验的特异度和疾病发生的危险度

10. 采用化学预防的对象是

　　A. 已出现症状的人　　　　B. 正在康复的人　　　　C. 正在治疗的人

　　D. 有既往病史的人　　　　E. 无症状的人

11. 慢性病自我管理以哪项为主要内容

　　A. 帮助患者学会有效管理慢性病的基本技能和有效遵医嘱

　　B. 帮助患者学会有效遵医嘱和提高自信心

　　C. 帮助患者学会有效管理慢性病的基本技能和提高自信心

　　D. 帮助患者学会有效管理情绪和提高自信心

　　E. 帮助患者学会有效遵医嘱和管理情绪

12. 确定社区健康问题重点是根据

　　A. 社区的需要　　　　　　B. 社区的能力　　　　　　C. 社区的资源

　　D. 社区的环境条件　　　　E. 社区的社会条件

13. 社区动员是

　　A. 卫生宣传的过程　　　　　　　　B. 健康教育的过程

　　C. 发动社区人民群众广泛参与的过程　　D. 调动患者家属参与照料的过程

　　E. 鼓动本人自我管理的过程

14. 社区诊断是

　　A. 对社区的患者进行诊断　　　　　B. 对社区的疾病进行诊断

　　C. 对社区的疾病进行检查　　　　　D. 对社区健康问题进行诊断

　　E. 对社区突发问题进行调查

15. 社区诊断中资料收集的方法有

　　A. 定量方法和定位方法　　　　　　B. 定性方法和定位方法

　　C. 定向方法和定性方法　　　　　　D. 定量方法和定性方法

　　E. 定量方法和定向的方法

16. 判断是否为社区优先解决的健康问题的原则是

　　A. 重要性、可及性和可改变性　　　　B. 可改变性、可及性和可行性

　　C. 重要性、可行性和经济性　　　　　D. 重要性、经济性和可及性

　　E. 重要性、可改变性和可行性

17. 一个项目目标应达到如下要求,但**不包括**

　　A. 明确某关键结果和达到该结果的日期

　　B. 用数值定量地表达所预期达到的程度

　　C. 描述资金的来源和使用

　　D. 明确在何时干什么,不只是为什么和怎么样

　　E. 对于人群来说是易于理解接受的,并确实可行的和可达到的,但具有一定的难度

18. 社区预防服务的计划应采用哪几种策略相结合的方法,从而加强这三者间的作用
    A. 预防、治疗和康复三种策略　　　　　　B. 教育、政策和环境三种策略
    C. 教育、治疗和康复三种策略　　　　　　D. 预防、政策和环境三种策略
    E. 预防、治疗和政策三种策略
19. 社区预防服务项目的过程评价是
    A. 分析项目的合理性、可行性以及科学性
    B. 了解项目确定的目标以及工作计划与实际执行过程是否一致
    C. 确定项目实施后对中期目标如行为或政策改变的作用
    D. 确定项目实施后对最终目的或结果的作用
    E. 监测研究经费使用过程的合理性
20. 下面属于评价的类型,但**不包括**
    A. 形成评价　　B. 过程评价　　C. 程度评价　　D. 结局评价　　E. 效果评价
21. 以下现象与生长发育的一般规律**不符**的是
    A. 生长发育呈连续性与阶段性
    B. 生长发育的速度呈波浪式进展
    C. 生长发育涉及生理和心理两个密切联系的方面
    D. 脑、脊髓、视觉器官的发育具有两个生长突增期
    E. 在疾病的恢复期往往伴随有赶上生长现象
22. 儿童的身高低于同年龄、同性别参照人群值的正常范围,其类型属于
    A. 体重低下　　B. 生长迟缓　　C. 消瘦　　　D. 营养性水肿　　E. 以上都不是
23. 青春中期发育特征主要是
    A. 性腺基本发育成熟　　　　　　　　　　B. 出现月经初潮或首次遗精
    C. 第二性征发育成熟　　　　　　　　　　D. 骨骼基本愈合
    E. 体格发育基本停止
24. 坐高/身高的比值最小是出现在
    A. 婴儿期　　　　　　B. 童年期　　　　　　C. 青春发育早期
    D. 青春发育中期　　　E. 青春发育晚期
25. 婴儿添加离乳食品的一般顺序是
    A. 米糊、蛋黄、鱼泥、菜泥　　　　　　　B. 面条、蛋黄、肉泥、菜泥
    C. 蛋黄、豆腐、鱼泥、菜泥　　　　　　　D. 米汤、肉泥、菜泥、碎肝
    E. 米饭、肉泥、菜泥、鸡蛋
26. **不属于**良好饮食习惯的内容是
    A. 不挑食、不偏食　　　B. 定时定量进餐　　　C. 多吃蔬菜和水果
    D. 吃饭细嚼慢咽　　　　E. 不吃过多糖,适量摄入盐
27. **不属于**采用注射法接种的疫苗是
    A. 麻疹活疫苗　　　　B. 乙肝疫苗　　　　C. 脊髓灰质炎三型混合疫苗
    D. 卡介苗　　　　　　E. 百白破混合制剂
28. 计划免疫评价的常用指标是
    A. 建卡率　　B. 接种率　　C. 抗体阳转率　　D. 保护率　　　E. 以上都对
29. 我国儿童出生一周以内需接种的疫苗是

A. 卡介苗　　　　　　　　　　　　B. 乙肝疫苗

C. 卡介苗、乙肝疫苗　　　　　　　D. 脊髓灰质炎三价混合疫苗

E. 麻疹疫苗

30. 学龄期儿童的保健要点**不包括**

A. 提供良好的学习环境　　　　　　B. 预防视力和龋齿

C. 开展健康教育　　　　　　　　　D. 加强体育锻炼

E. 培养良好的劳动观念

31. 幼儿期进行健康检查时间间隔

A. 3个月　　　B. 6个月　　　C. 9个月　　　D. 12个月　　　E. 15个月

32. 幼儿期的保健要点**不包括**

A. 合理安排饮食　　　　　　　　　B. 培养良好的生活习惯

C. 尽量送幼儿园尝试集体生活　　　D. 促进动作和语言的发展

E. 预防意外事故

33. 学龄前期的保健要点**不包括**

A. 平衡膳食　　　　　　　　　　　B. 定期检查儿童的视力、听力和牙齿

C. 开展健康教育　　　　　　　　　D. 促进思维发展

E. 预防意外事故

34. 城市儿童死亡和致残的主要原因是

A. 呼吸道疾病　　　　　B. 意外伤害　　　　　C. 感染性疾病

D. 营养不良　　　　　　E. 肿瘤

35. 社区儿童保健服务的对象是

A. 患儿　　　　　　　　B. 健康儿童　　　　　C. 高危疾病的儿童

D. 孕妇　　　　　　　　E. 社区全体儿童

36. 新生儿遗传代谢病筛查包括

A. 苯丙酮尿症　　　　　　　　　　B. 先天性甲状腺功能低下

C. 红细胞葡萄糖-6-磷酸脱氢酶缺乏症　　D. A+B

E. A+B+C

37. 妇女保健工作的重要意义有

A. 妇女保健是卫生事业的一个重要组成部分

B. 保护妇女健康

C. 妇女健康是人人健康的必由之路

D. 妇女健康直接影响家庭及整个社会的卫生健康水平

E. 以上都有

38. 下列哪项**不属于**妇幼保健服务的特点是

A. 以预防保健为中心　　　　　　　B. 以生殖健康为核心

C. 强调预防与医疗相结合　　　　　D. 面向群众和面向基层

E. 面向有妇科疾病的中老年人

39. 妇女保健的主要目的是

A. 维护和促进妇女的健康　　　　　B. 保护妇女的合法权益

C. 保证妇女婚姻自由　　　　　　　D. 促进卫生事业的发展

　　E. 提高妇女的身体素质
40. 世界卫生组织规定的青春期年龄为
　　A. 8~18岁　　B. 10~20岁　　C. 12~18岁　　D. 12~20岁　　E. 12~22岁
41. 关于青春期心理卫生描述**错误**的是
　　A. 女性的性心理发育指青春期女性由于性生理的巨大变化而产生的心理变化
　　B. 心理卫生指人的内心世界与外界环境间能保持协调与平衡
　　C. 对青春期的少女,学校没有必要对她们进行性教育
　　D. 青春期心理卫生保健的目的是在青春期迅速发育的过程中,使人体能得到健康的
　　　 体格及健康的心理和性格成长
　　E. 青春期少女会产生对异性的兴趣,可能影响学业
42. 以下可以暂缓结婚的疾病是
　　A. 精神病在发病期间　　　　　　　　B. 精神病病情稳定1年以上
　　C. 一方为HBsAg阳性,对方为抗HBs阴性　　D. 重要脏器疾病伴功能不全
　　E. 患有生殖器官发育障碍或畸形
43. **不属于**围婚期保健的目的是
　　A. 保证健康的婚配　　　　　　　　　B. 避免有血缘的近亲婚配
　　C. 减少人群中遗传病的蔓延　　　　　D. 保证夫妻感情的持续
　　E. 避免遗传病患者之间不适当婚配或生育
44. 婚前保健是我国哪部法规的内容
　　A.《婚姻法》　　　　　　　　　　　B.《妇女权益保障法》
　　C.《母婴保健法》　　　　　　　　　D.《女职工劳动保护法》
　　E.《中华人民共和国宪法》
45. 有关婚前卫生咨询**不正确**的说法是
　　A. 医师与服务对象应面对面相坐,保持合适距离
　　B. 咨询包括性及婚育等方面内容
　　C. 医师应为服务对象保守秘密
　　D. 医师可选择某社区对育龄妇女进行集体培训
　　E. 医师应针对服务对象存在的问题进行个别的交谈
46. **不属于**妊娠早期保健应注意事项是
　　A. 及早确诊妊娠　　　　　　　　　　B. 及早进行第一次产前检查
　　C. 保护胚胎免受有毒有害因素影响　　D. 警惕异位妊娠
　　E. 避免流产,绝对卧床休息
47. 降低孕产妇死亡率及围生儿死亡率属于
　　A. 孕期保健　　　　　　B. 生育期保健　　　　　　C. 产时保健
　　D. 哺乳期保健　　　　　E. 围婚保健
48. 孕期产前检查开始的时间应为
　　A. 一发现妊娠　　　　　　B. 孕12周　　　　　　C. 孕20周
　　D. 孕28周　　　　　　　 E. 孕期发现任何异常情况时
49. 感染HIV的妇女可在围生期及分娩时传播到胎儿或新生婴儿,其感染概率约为
　　A. 10%　　　B. 30%　　　C. 50%　　　D. 80%　　　E. 100%

50. **不符合**产褥期子宫复旧的规律是
    A. 产后6周子宫可恢复正常大小
    B. 产后每日子宫底下降1~2cm
    C. 产后10~14天后耻骨联合上已不能触及宫底
    D. 产后42天子宫颈完全恢复原有形态
    E. 产后恶露约持续4周

51. 孕期用药致胎儿畸形的主要影响因素为
    A. 胎儿大小   B. 胎龄   C. 孕母年龄   D. 孕母高血压   E. 多胎

52.《母婴保健法》规定,主管全国母婴保健工作的是
    A. 中华全国总工会   B. 全国妇女联合会
    C. 国家技术监督部门   D. 国家卫生和计划生育委员会
    E. 国务院卫生行政部门

53. 诊断子宫内膜癌最可靠的方法是
    A. 阴道后穹隆吸物涂片细胞学检查   B. 宫腔镜检查
    C. 宫腔碘油造影   D. 超声检查
    E. 分段刮宫

54. 确诊早期宫颈癌的依据是
    A. 白带多,性交后可有出血   B. 阴道镜检查
    C. 宫颈刮片细胞学检查   D. 宫颈及宫颈管活组织检查
    E. 超声检查

55. 联合国规定,60岁以上老人占总人口的___或65岁以上老人占总人口的___定义为该社区(国家)进入老龄化社会
    A. 20%,7%   B. 7%,15%   C. 15%,7%   D. 10%,7%   E. 7%,10%

56. 在老年阶段,机体内将发生一系列的生理改变,主要是器官的____慢慢地减少引起器官萎缩
    A. 白细胞   B. 造血干细胞   C. 实质细胞   D. 神经细胞   E. 红细胞

57. 老年人机体老化时,其基础代谢减低
    A. 11%~25%   B. 10%~20%   C. 15%~30%   D. 11%~35%   E. 25%~35%

58. 随着年龄的增加,老年人的___占体重的比重比壮年期减少40%以上
    A. 水分   B. 骨骼   C. 脂肪   D. 肌肉   E. 肾脏

59. 老年人易发生腹胀的原因是
    A. 胃肠蠕动减慢,食物在胃内排空速率降低
    B. 胃肠蠕动不变,食物在胃内排空速率加快
    C. 胃肠蠕动加快,食物在胃内排空速率不变
    D. 胃肠蠕动不变,食物在胃内排空速率降低
    E. 以上均不正确

60. 老年人常见病包括
    A. 高血压病、高脂血症、高血糖症   B. 慢性气管炎、心脏病、肺水肿
    C. 肺心病、慢性气管炎、肺水肿   D. 动脉粥样硬化、支气管疾病、高血压病
    E. 高脂血症、肺心病、慢性气管炎

61. 老年人大脑神经细胞比青年人减少

  A. 10%~20% B. 10%~30% C. 15%~25% D. 15%~30% E. 20%~30%

62. 老年人___岁以后未成熟的T细胞几乎绝迹,增加了感染的易感性,还可产生自身免疫现象,引起多器官的损伤而衰竭

  A. 60   B. 65   C. 70   D. 75   E. 80

63. 社区卫生服务的主体是

  A. 社区居民 B. 社区儿童 C. 社区医生 D. 社区老年人 E. 以上均不正确

64. 维持老年人的健康,需要逐步建立以"居家养老为___、社区服务为___、机构养老为___"的养老服务体系

  A. 基础、依托、补充   B. 基础、补充、依托   C. 依托、基础、补充

  D. 依托、补充、基础   E. 补充、基础、依托

【A2型题】

病例摘要型最佳选择题: 每一道试题是以一个小案例出现的,其下面都有A、B、C、D、E五个备选答案,请从中选择一个最佳答案。

1. 一个4岁儿童早餐通常吃一个鸡蛋,喝一杯牛奶,家长认为孩子的早餐非常有营养,但通过咨询营养专家,发现早餐应该增加的食物是

  A. 面包+蔬菜   B. 蔬菜+水果   C. 鱼类+馒头

  D. 瘦肉+米饭   E. 豆腐+米饭

2. 4岁男童,左手背被开水烫伤,烫伤面积为 $4 \times 3cm^2$,局部皮肤潮红,其上可见两个 $0.5 \times 0.3cm^2$ 左右的水疱,此时较为妥当的处理措施是

  A. 剪去水疱表皮,凡士林纱布包扎

  B. 将水疱表皮剪去,不包扎

  C. 清水冲洗创面,保护水疱,不包扎

  D. 挑破水疱底部,挤出渗液,保留水疱表皮

  E. 清水冲洗创面,保护水疱,包扎

3. 2岁男童,午睡时家人发现其左耳爬入一蟑螂,故速来社区保健站就诊,此时较为妥当的处理措施是

  A. 3%过氧化氢(双氧水)冲出   B. 头斜向左侧,单腿跳

  C. 用耵聍钩钩取   D. 先滴入乙醚,而后将其钩出

  E. 75%酒精冲洗

4. 一名妇女,月经周期为32天,则其排卵大概在月经周期的

  A. 第14天 B. 第15天 C. 第16天 D. 第17天 E. 第18天

5. 下列是一名孕妇于孕36周的各项检查结果,其中哪项可能是病理性的

  A. 心率增快

  B. 心界向左稍扩大

  C. 下肢水肿,卧床休息后不消退

  D. 心尖及肺动脉瓣区可闻及柔和收缩期吹风样杂音

  E. 活动后呼吸加快

6. 一新生儿生后1分钟,表现为皮肤颜色苍白,心率90次/分,弹足底时皱眉,四肢略屈曲,呼吸慢,不规则,其Apgar评分应为

A. 1分   B. 2分   C. 3分   D. 4分   E. 5分

7. 一名39岁妇女,绝经13个月,无其他器质性病变,可能的诊断是

　　A. 早绝经   B. 围绝经期   C. 绝经过渡期   D. 绝经前期   E. 绝经后期

8. 18岁少女,2小时前突然发生左下腹部剧烈疼痛,恶心呕吐2次,体温37.4℃。肛查:子宫左侧有拳头大、能稍活动、触痛明显的肿块。本病例高度怀疑是

　　A. 输卵管结核   B. 卵巢子宫内膜异位囊肿破裂

　　C. 子宫浆膜下肌瘤扭转   D. 卵巢肿瘤蒂扭转

　　E. 子宫肌瘤

9. 55岁妇女,绝经5年,近3个月阴道水样白带,近半月出现阴道间断少量流血,查:宫颈光滑,宫体稍大且软,附件未扪及。诊断性刮宫可见多量较脆内膜。可能性最大的诊断是

　　A. 子宫内膜增生过长   B. 子宫内膜息肉

　　C. 子宫内膜癌   D. 输卵管癌

　　E. 宫颈癌

【A3型题】

病例组型最佳选择题:提供若干个案例,每个案例下设若干道试题。根据案例所提供的信息,在每一道试题下面的A、B、C、D、E五个备选答案中选择一个最佳答案。

(1~3题共用题干)

一对准父母来妇幼保健院咨询有关孩子出生后进行新生儿疾病筛查的事情。医师给予了正确的介绍。

1. 目前我国主要筛查的疾病是苯丙酮尿症及

　　A. 枫糖尿症   B. 21-三体综合征   C. 糖原累积症

　　D. 肝豆状核变性   E. 先天性甲状腺功能低下症

2. 采血的时间、取血部位分别为

　　A. 生后24小时、头皮   B. 生后48小时、足跟   C. 生后48小时、头皮

　　D. 生后72小时、足跟   E. 生后72小时、头皮

3. 苯丙酮尿症属于

　　A. 染色体病   B. 多基因遗传病   C. X连锁隐性遗传病

　　D. 常染色体隐性遗传病   E. 常染色体显性遗传病

(4~5题共用题干)

10个月男孩,母乳喂养,刚开始添加辅食,食欲差,偏食。体检:皮肤弹性尚可,腹部皮下脂肪减少,体重低于同年龄、同性别儿童均值减2个标准差。

4. 该儿童属于哪一型营养不良

　　A. 消瘦   B. 体重低下   C. 生长迟缓   D. 轻度   E. 重度

5. 预防该儿童营养不良的正确措施是

　　A. 多吃水果   B. 多吃蔬菜   C. 满3个月添加辅食

　　D. 满6个月添加辅食   E. 一岁内体检1~2次

(6~7题共用题干)

16岁女孩,因害怕身体变胖,每天只吃少量的水果和蔬菜,目前出现头晕、气短、食欲减退、注意力不集中等症状,查:血红蛋白为90g/L,红细胞为3.0×10^{12}/L,血细胞比容为0.29,白细胞和血小板计数均在正常范围。

6. 该女孩最可能的诊断是

    A. 营养不良　　　　　　　B. 缺铁性贫血　　　　　　C. 巨细胞性贫血

    D. 再生障碍性贫血　　　　E. 营养不良性贫血

7. 以下哪种处理**不恰当**

    A. 加强营养指导,合理膳食,荤素搭配

    B. 补充铁剂

    C. 输血

    D. 多摄入富铁食品,选择含铁量高和铁吸收率高的食物

    E. 给予健康教育,使其树立正确的人生观,而不只注重外表

（8~9题共用题干）

46岁妇女,停经2月,出现阵发性的潮热、出汗,伴有夜间睡眠不佳等症状。

8. 该妇女最可能的诊断是

    A. 结核　　　　　　　　　B. 神经官能症　　　　　　C. 绝经

    D. 更年期综合征　　　　　E. 多囊卵巢综合征

9. 下列的哪种处理**不恰当**

    A. 卫生指导　　　　　　　B. 性激素治疗　　　　　　C. 镇静药物

    D. 健康教育　　　　　　　E. 心理疏导

（10~11题共用题干）

某70岁男性,近期子女发现其反应较先前迟钝、易失眠,且经常出现食欲缺乏的情况。

10. 根据你所学的知识,判断该老年人反应迟钝及失眠的主要原因是什么

    A. 应激系统功能障碍　　　B. 脑萎缩　　　　　　　　C. 血管硬化

    D. B+C　　　　　　　　　E. 以上均不正确

11. 试分析该老年人食欲缺乏的原因

    A. 食物咀嚼和消化受到限制　　　　　　B. 舌表面味蕾萎缩,味觉和嗅觉功能降低

    C. 消化液及消化酶分泌减少　　　　　　D. A+B

    E. A+B+C

（12~13题共用题干）

许多老年人都受到糖尿病的困扰,根据你所学的知识回答以下问题。

12. 关于老年人血糖易升高的特点,下面哪一种原因分析的**不正确**

    A. 老年人胰岛素受体减少　　　　　　　B. 老年人胰岛素结合能力下降

    C. 老年人糖代谢易发生紊乱　　　　　　D. 老年人胰岛B细胞分化能力降低

    E. 老年人内分泌系统发生明显变化

13. 关于老年人防治糖尿病的要点,以下哪一项**不正确**

    A. 提高老年人精神心理卫生　　　　　　B. 注意饮食

    C. 注意药物的影响　　　　　　　　　　D. 控制运动量

    E. 生活规律

【B1型题】

标准配伍题: 提供若干组试题,每组试题共用在试题前列出的A、B、C、D、E五个备选答案,从中选择一个与问题关系最密切的答案。

（1~2题共用备选答案）

A. 人群健康　　　　　B. 全人群策略　　　　　C. 高危人群策略
D. 社区卫生服务　　　E. 社区预防服务

1. 在政府领导、社区参与、上级卫生机构指导下,以基层卫生机构为主体,全科医师为骨干,合理使用社区资源和适宜技术,以人的健康为中心、家庭为单位、社区为范围、需求为导向,以妇女、儿童、老年人、慢性患者、残疾人等为重点,以解决社区主要卫生问题,满足基本卫生服务需求为目标,融预防、医疗、保健、康复、健康教育、计划生育技术等为一体的,有效、经济、方便、综合、连续的基层卫生服务是

2. 采用健康促进的策略,以健康为中心、以社区为范畴和人群为对象、动员社区内多部门合作和人人参与来促进社区人群健康的综合性服务是

（3~6题共用备选答案）
A. 疾病管理　　　　　B. 健康管理　　　　　C. 基本医疗服务
D. 基本公共卫生服务　E. 慢性病自我管理

3. 由政府根据特定时期危害国家和公民的主要健康问题的优先次序以及当时国家可供给能力(筹资和服务能力)综合选择确定,并组织提供的非营利的卫生服务项目是

4. 通过整合预防、保健、医疗等多学科的医疗资源和医患双方的有效沟通,来提高患者自我管理效果的管理系统,从而实现对疾病的"全程管理",从根本上控制医疗保健的成本,节约有限的卫生资源是

5. 提供社区常见病、多发病的诊疗、护理和诊断明确的慢性病治疗、管理,社区现场的应急救护以及康复医疗服务是

6. 在卫生保健专业人员的协助下,个人承担一些预防性或治疗性的卫生保健活动是

（7~8题共用备选答案）
A. 定量调查特点　　　B. 定向调查特点　　　C. 定性调查特点
D. 定位调查特点　　　E. 定点调查特点

7. 结果以数据表示,客观、说服力强,能够推论一般,但不能得出深入的信息资料是

8. 结果不用数据表示,有主观性,不能推论一般,但结果可获得深入的信息,是探索式的,可以表明某种趋势或形式是

（9~10题共用备选答案）
A. 社区动员成败的关键　B. 社区动员的主要步骤　C. 社区诊断成败的关键
D. 社区诊断的主要步骤　E. 社区诊断的方法

9. 必要的社会资源,有效的信息传递,争取跨部门的合作,建立多学科的联盟是

10. 确定需要参与的部门和社区成员、与社区建立关系和进行动员、建立参与机制(参与决策、参与行动以及参与评估)和明确各自职责及任务、对需要解决的问题达成共识是

（11~14题共用备选答案）
A. 体重　　　B. 身高　　　C. 胸围　　　D. 上臂围　　　E. 头围

11. 是儿童少年体格生长的重要指标之一,受营养状况波动较大

12. 受遗传和环境影响比较明显,受营养短期影响不明显的指标是

13. 出生时大于胸围,1岁后又小于胸围的指标是

14. 反映骨骼、肌肉和皮肤及皮下组织的综合测量指标是

（15~17题共用备选答案）
A. 1岁　　　B. 1岁半　　　C. 2岁　　　D. 2岁半　　　E. 3岁

15. 前囟完全闭合的年龄是

16. 乳牙出齐的年龄是

17. 体重是出生时3倍的年龄是

（18~20题共用备选答案）

    A. 外阴鳞状细胞癌　　　　B. 子宫内膜癌　　　　C. 子宫肌瘤

    D. 子宫颈癌　　　　　　　E. 滴虫性阴道炎

18. 多见早婚、多产、性乱的中年或中年以上妇女

19. 多见绝经期及高龄妇女

20. 妇科最常见的良性肿瘤

（21~24题共用备选答案）

    A. 对生殖健康有问题准备结婚的男女和新婚夫妇

    B. 是"暂缓结婚"问题和"不宜生育"问题

    C. 做好孕前准备,包括受孕时机,受孕季节的选择,夫妇双方的健康,心理、环境等因素的准备,同时要消除不利受孕因素的影响如戒烟、戒酒、避免有害物理化学因素的接触,掌握受孕的方法如基础体温测量法、日程推算法、宫颈黏液观察法

    D. 为服务对象保密,尊重服务对象的隐私权

    E. 保证任何一位要求结婚生育的男女青年的要求

21. 有关婚育问题的咨询对象包括

22. 有关婚育问题的咨询内容包括

23. 孕前指导

24. 医学问题的咨询必须遵循保密的基本原则

（25~29题共用备选答案）

    A. 慢性肠功能紊乱　　　　B. 小肠功能减弱　　　　C. 胰液分泌减少

    D. 腺体和细胞数量减少　　E. 收缩与排泄胆汁功能下降

25. 脂肪消化不良

26. 老年性便秘

27. 胆囊炎

28. 过敏性肠炎

29. 营养物质消化吸收能力降低

（30~34题共用备选答案）

    A. 心肌萎缩、心率减慢、结缔组织增生、脂肪沉积

    B. 心肌收缩能力减弱,代偿能力降低

    C. 血管狭窄硬化,外周阻力增高

    D. 黏膜纤毛功能减退

    E. 大脑血流量下降,耗氧量及代谢率亦明显降低

30. 心功能不全

31. 肺功能下降

32. 血压升高

33. 反应迟钝

34. 心肌及瓣膜增厚、硬化

（35~39题共用备选答案）

A. 肌力衰退、易疲劳和腰酸腿痛　　　B. 毛囊组织萎缩

C. 软骨变硬,失去弹性　　　　　　　D. 骨总矿物质减少

E. 体细胞减少、水分含量降低

35. 关节的灵活性降低

36. 骨折

37. 皱纹

38. 肌肉纤维萎缩

39. 头发发白

（40~44题共用备选答案）

A. 减少10%　　　B. 脑萎缩　　　C. 脑动脉硬化、脑栓塞

D. 减少6.6%~11%　　　E. 脑血管阻力增加

40. 老年人大脑表面积

41. 老年人神经系统改变

42. 老年人大脑调节功能下降

43. 老年人大脑供血不足

44. 老年人大脑重量和青年时期相比

（二）名词解释

1. 社区

2. 社区预防服务

3. 社区诊断

4. 临床预防服务

5. 健康危险度评估

6. 疾病管理

7. 健康管理

8. 健康维护计划

9. 青春发动期

10. U5MR

11. 母乳喂养

12. 新生儿疾病筛查

13. 伤害

14. 计划免疫

15. 婚前医学检查

16. 产褥期

17. 围绝经期

18. 计划生育

19. 特定人群

20. 老龄化社会

21. 社区卫生服务

22. 积极老龄化

(三)简答题

1. 《国家基本公共卫生服务规范(2011年版)》主要包括哪些服务内容?

2. 社区诊断中收集所需的健康有关信息主要包括哪些?

3. 在制订社区健康的工作计划时,确定一项目标应当达到哪些要求?

4. 简述苯丙酮尿症的临床特点。

5. 简述婴儿喂养添加辅食的原则。

6. 简述婴幼儿及学龄前期儿童的保健内容。

7. 简述小儿生长发育的规律。

8. 简述"实施办法"规定的婚前卫生指导包括哪几项。

9. 试述产前诊断的适应证。

10. 简述围绝经期妇女的身心变化特点。

11. 如何实现健康老龄化和积极老龄化?

12. 社区老年人保健包括哪些方面?

(四)论述题

1. 请从社区的特点来谈谈以社区为范围提供卫生服务的意义。

2. 什么是个体化健康维护计划?制订个体化健康维护计划应考虑哪些要素?

3. 慢性病患者要做好自我管理需掌握哪些方法?

4. 论述促进母乳喂养成功的十项措施(国际上的)。

5. 从儿童生活的生态系统环境谈谈儿童暴力与伤害的预防。

6. 论述可能影响结婚和生育的几种疾病以及"建议不宜结婚"和"建议不宜生育"的情况。

7. 论述《国家基本公共卫生服务规范(2011年版)》中产后保健的服务流程。

8. 论述老年人心理保健的重点。

三、参考答案

(一)选择题

【A1型题】

1. B	2. B	3. B	4. D	5. D	6. C	7. E	8. C	9. A	10. E
11. C	12. A	13. C	14. D	15. D	16. E	17. C	18. B	19. B	20. C
21. D	22. B	23. B	24. C	25. A	26. C	27. C	28. E	29. C	30. E
31. B	32. C	33. C	34. B	35. E	36. E	37. E	38. E	39. A	40. B
41. C	42. A	43. D	44. C	45. D	46. E	47. B	48. A	49. B	50. D
51. B	52. E	53. E	54. D	55. B	56. C	57. A	58. D	59. A	60. C
61. B	62. C	63. C	64. A						

【A2型题】

1. A	2. C	3. D	4. E	5. C	6. D	7. A	8. D	9. C

【A3型题】

1. E	2. A	3. D	4. B	5. D	6. B	7. C	8. C	9. B	10. D
11. D	12. D	13. D							

【B1型题】

1. D	2. E	3. D	4. A	5. C	6. E	7. A	8. C	9. A	10. B

11. A   12. B   13. E   14. D   15. B   16. D   17. A   18. D   19. A   20. C
21. A   22. B   23. C   24. D   25. C   26. B   27. E   28. A   29. D   30. B
31. D   32. C   33. E   34. A   35. C   36. D   37. E   38. A   39. B   40. A
41. B   42. E   43. C   44. D

(二)名词解释

1. 社区(community):是指若干社会群体(家庭、氏族)或社会组织(机关、团体)聚集在某一地域里所形成的一个生活上相互关联的大集体。

2. 社区预防服务(community preventive services):是采用健康促进的策略,以健康为中心、以社区为范畴和人群为对象、动员社区内多部门合作和人人参与来促进社区人群健康的综合性服务。

3. 社区诊断(community diagnosis):是应用社会学和流行病学的方法和手段,收集社区有关健康问题的资料,评估社区群众的需要与愿望以及生活质量,找出存在的健康问题,了解社区卫生资源和卫生服务提供和利用情况,为下一步制订计划提供依据。

4. 临床预防服务(clinical preventive services):是指医务人员在临床场所对"健康者"和无症状"患者"的健康危险因素进行评价,实施个性化的预防干预措施来预防疾病和促进健康。

5. 健康危险度评估(health risk appraisal):是一种用于描述和评估个体的健康危险因素所导致的某一特定疾病或因为某种特定疾病而死亡可能性的方法和工具。

6. 疾病管理(disease management):是指通过整合预防、保健、医疗等多学科的医疗资源和医患双方的有效沟通,来提高患者自我管理效果的管理系统,从而实现对疾病的"全程管理",从根本上控制医疗保健的成本,节约有限的卫生资源。

7. 健康管理:是指通过对个体或群体的健康进行全面监测、分析、评估,由此提供健康咨询指导,以及进行健康危险因素干预、疾病筛检和疾病管理来促进和维护健康的全过程。

8. 健康维护计划:是指在明确个人健康危险因素分布的基础上,有针对性地制定将来一段时间内个体化的维护健康的方案,并以此来实施个性化的健康指导。

9. 青春发动期:是青春期发育的最初阶段,最重要的特征之一是性发育。

10. U5MR: 5岁以下儿童死亡率,指规定年份出生的儿童在年满5岁前死亡的概率(表示每1000名活产的比率),以现有年龄死亡率为准。

11. 母乳喂养:指用母亲的乳汁喂养婴儿的方式,WHO提出出生后6个月进行百分百的纯母乳喂养。

12. 新生儿疾病筛查:指对每个新生儿,通过实验室检测,发现某些危害严重的先天性或遗传代谢性疾病,从而对这些疾病早期诊断、早期治疗。

13. 伤害:凡因能量(机械能、电能、热能等)的传递或干扰超过人体的耐受性造成机体组织损伤,或窒息导致缺氧以及由于刺激引起心理创伤均称之为伤害。

14. 计划免疫:根据某些特定传染病的疫情监测和人群免疫状况分析,按照规定的免疫程序,有计划、有组织地利用疫苗进行免疫接种,以提高人群的免疫水平,预防、控制乃至最终消灭相应传染病的目的。

15. 婚前医学检查:指对准备结婚的男女双方可能患影响结婚和生育的疾病进行的医学检查。

16. 产褥期:指胎儿、胎盘娩出后到产妇全身各器官(除乳腺外)恢复或接近正常未孕状态时的一段时期,一般为6周左右。

17. 围绝经期: 指妇女从临床上或血中激素水平开始出现卵巢功能衰退的征兆至最后一次月经后1年的时期。

18. 计划生育: 指有计划地节制生育,使人们能够得到期望抚养的孩子数量并决定生育间隔,可以通过使用避孕方法和治疗不孕来实现。

19. 特定人群: 专指妇女、儿童和老人,他们都是社会弱势群体,为他们提供社区保健服务是政府的责任和社会文明的表现,将他们纳入生命全程的社区保健服务,应是满足优生优育的社会需求和应对老年化社会到来的积极举措。

20. 老龄化社会: 联合国以60岁以上老人占总人口的10%或65岁以上老人占7%,定义为该社区(国家)进入老龄化社会。

21. 社区卫生服务: 是融预防、医疗、保健、康复、健康教育、计划生育技术指导等为一体,针对特定聚集性人群通过提供基本医疗服务和基本公共卫生服务,采用防治结合的有效方式,强化临床预防服务和慢性病健康管理,将广大社区人群的多数基本健康问题解决在基层,消灭在萌芽中的基层卫生服务。

22. 积极老龄化: 指人到老年时,为了提高生活质量,尽可能获得最佳健康、参与和保障机会的过程。

(三)简答题

1.《国家基本公共卫生服务规范(2011年版)》主要包括哪些服务内容?

答: 包括城乡居民健康档案管理、健康教育、预防接种、0~6岁儿童健康管理、孕产妇健康管理、老年人健康管理、高血压病患者健康管理、2型糖尿病患者健康管理、重型精神疾病患者管理、传染病及突发公共卫生事件报告和处理以及卫生监督协管服务共11项社区基本公共卫生服务内容。

2. 社区诊断中收集所需的健康有关信息主要包括哪些?

答: 主要包括什么疾病在威胁社区人群生命和健康(what)、主要受累的是哪些人群(who)、哪些地方患病的危险性特别高(where)、在时间分布上有何特点(when)、直接和间接的原因是什么(why)以及如何解决这些问题(how)。

3. 在制订社区健康的工作计划时,确定一项目标应当达到哪些要求?

答: ①详细明确某关键结果; ②明确达到该结果的日期; ③用数值定量地表达所预期达到的程度; ④明确在何时干什么,不只是为什么和怎么样; ⑤对于人群来说是易于理解接受的; ⑥是确实可行的和可达到的,但具有一定的难度(挑战性)。

4. 简述苯丙酮尿症的临床特点。

答:(1)一般在3~6个月时可出现症状,1岁时症状明显。

(2)神经系统: ①早期可有神经行为异常。如兴奋不安、多动嗜睡; ②少数呈现张力增高、腱反射亢进,出现惊厥,智能发育落后日渐明显,80%有脑电图异常; ③BH4缺乏的神经系统症状出现较早且较严重,常有肌张力低下、嗜睡、惊厥,不经治疗会在幼儿期死亡。

(3)外貌: ①因黑色素合成不足,在生后数月毛发,皮肤和虹膜色泽变浅; ②皮肤干燥,有的常伴湿疹。

(4)其他: 尿和汗液中排出苯乙酸,呈特殊的鼠尿臭味。

5. 简述婴儿喂养添加辅食的原则。

答:(1)以少到多,从一种到多种,从软到硬,从细到粗,从稀到稠。

(2)添加品种和数量要与月龄相适应,循序渐进。

（3）小儿患病或天气太热，或小儿有消化不良时，要缓慢增加新食品，避免导致消化不良。

（4）每次添加新辅食后，应密切注意其消化情况，每次添加一种新辅食，观察无异常后再增添新的辅食。

6. 简述婴幼儿及学龄前期儿童的保健内容。

答：（1）建立儿童保健册（表、卡）：提供定期健康体检或生长监测服务，做到正确评估和指导。

（2）为儿童提供健康检查：1岁以内婴儿每年4次、1~2岁儿童每年2次、3岁以上儿童每年1次。开展体格发育及健康状况评价，提供婴幼儿喂养咨询和口腔卫生行为指导。按照国家免疫规划进行预防接种。

（3）对早产儿、低出生体重儿、中重度营养不良、单纯性肥胖、中重度贫血、活动期佝偻病、先心病等高危儿童进行专案管理。

（4）根据不同年龄儿童的心理发育特点，提供心理行为发育咨询指导。

（5）开展高危儿童筛查、监测、干预及转诊工作，对残障儿童进行康复训练与指导。

（6）开展儿童五官保健服务：重点对龋齿、听力障碍、弱视、屈光不正等疾病进行筛查和防治。

（7）采取综合措施，预防儿童意外伤害的发生。

7. 简述小儿生长发育的规律。

答：（1）发育是连续的，有阶段性的过程：小儿生长发育的特点就是增长迅速，但它却是一个连续的过程，尤其引人注目的是各年龄段生长发育的速率差异很大。例如婴儿期和青春期是生长发育最快的时期，就体格发育而言，通常是年龄越小，增长越快。

（2）各系统器官生长发育不平衡：人体各器官系统的发育顺序遵循一定规律，各系统发育的先后、快慢不同，神经系统发育较早，先快后慢，脑在生后两年发育较快；淋巴系统在儿童期迅速生长，于青春前期达高峰，以后逐渐下降（慢-快-慢）；生殖系统发育较晚，先慢后快。其他系统如心、肝、肾、肌肉的发育基本与体格生长发育相平衡。

（3）生长发育的一般规律：生长发育遵循由上到下、由近到远、由粗到细、由低级到高级、由简单到复杂的规律。例如出生后运动发育的规律是：先抬头（2个月）、后抬胸，再会坐（6个月），7月翻身，8月爬；9月站，1、2、3岁走跳跑。（2月抬头6月坐，7月翻身8月爬，9月会站成正果，1、2、3岁走跳跑。）。

（4）生长发育的个体差异：在一定范围内由于遗传、性别、环境、营养等方面的因素对小儿生长发育的影响，导致小儿在生长发育过程中存在个体差异，使得每个人的生长"轨道"不会完全相同。

8. 简述"实施办法"规定的婚前卫生指导包括哪几项。

答：①有关性卫生的保健和教育；②新婚避孕知识及计划生育指导；③受孕前的准备、环境和疾病对后代影响等孕前保健知识；④遗传病的基本知识；⑤影响婚育的有关疾病的基本知识；⑥其他生殖健康知识。

9. 试述产前诊断的适应证。

答：产前诊断是指对胎儿进行先天性缺陷和遗传性疾病的诊断，包括相应筛查。孕妇有下列情形之一的，经治医师应当建议其进行产前诊断：

（1）孕妇年龄超过35周岁的。

（2）羊水过多或过少、宫内生长发育迟缓或疑为严重宫内感染的孕妇。

（3）有原因不明的流产、死产、畸胎和新生儿死亡史等。

（4）孕早期时接触过可能导致胎儿先天缺陷的物质的。

（5）有遗传病家族史或者曾经分娩过先天性严重缺陷婴儿的。

（6）夫妇一方是染色体平衡易位携带者或倒位者。

（7）胎儿发育异常或者胎儿有可疑畸形的。

10. 简述围绝经期妇女的身心变化特点。

答：围绝经期是妇女生理上的重要转折，由于性激素水平的变化可出现一系列月经紊乱、血管舒缩、自主神经失调、神经精神及泌尿生殖道症状。主要表现为月经经期、周期、经量改变；潮热、盗汗、心悸、眩晕、头痛、失眠、激动易怒或情绪低落、抑郁；排尿困难、尿急、尿痛、阴道干涩及性交困难等，影响妇女生活质量。

11. 如何实现健康老龄化和积极老龄化？

答：（1）提供连续性、综合性、协调性的卫生保健服务。

（2）提供定期访视和全面的家庭护理服务。

（3）开展心理健康咨询。

（4）全社会努力迈进积极老龄化。

12. 社区老年人保健包括哪些方面？

答：社区老年人保健的目的是有效地预防疾病、防治伤残、节约卫生费用，让多数老年人健康生活和有生命质量高的长寿，体现老年人的社会价值，促进健康老龄化。具体应从以下几个方面加强老年人的保健：①促进健康老龄化和积极老龄化；②加强老年人身体保健；③加强老年人心理保健；④加强老年人性保健；⑤加强老年人护理。

（四）论述题

1. 请从社区的特点来谈谈以社区为范围提供卫生服务的意义。

答：社区是个人及其家庭日常生活、社会活动和维护自身健康的重要场所和可用资源，也是影响个人及其家庭健康的重要因素。就预防工作来讲，服务的群体一般都是以周围人群为对象的，有它特定的服务半径和范围，许多疾病的传播和流行常带有地域性，当地环境条件的优劣直接影响人的健康；从文化上讲，一定区域有着特定的风土人情，直接影响着人的健康行为等。所以，以社区为范围开展健康促进和疾病防治就有非常明确的针对性。从卫生服务讲以社区为范围，则便于医患交往，便于家庭、亲属对患者的照顾。对卫生资源消费来说，加强社区卫生也有利于节约和减轻患者的负担。更为重要的是，通过社区服务网络，能有组织地动员群众参与，依靠社区群众自身的力量，改善社区的卫生环境，加强有利于群体健康发展的措施，达到提高社会健康水平的目的。在社区内还可依靠群众的互助共济解决个人无力承担的疾病问题，这既反映着我国民族的优良传统，也是健全社会健康保障体系的有效手段。所以，以社区为范围提供卫生服务有着非常重要的现实意义。

2. 什么是个体化健康维护计划？制订个体化健康维护计划应考虑哪些要素？

答：个体化健康维护计划是指在明确个人健康危险因素分布的基础上，有针对性地制订将来一段时间内个体化的维护健康的方案，并以此来实施个性化的健康指导。健康维护计划的制订应该是个性化的，即根据个体的健康危险因素，以及"患者"的性别、年龄等信息，确定具体的干预措施，包括健康咨询、健康筛检、免疫接种、化学预防和预防性治疗等；设定个体目标，并动态追踪效果，跟踪"患者"执行计划的情况、感受和要求等，以便及时发现曾被忽视的问题进行修正。

3. 慢性病患者要做好自我管理需掌握哪些方法？

　　答：作为一个积极的慢性病自我管理者，需要掌握下面的方法，才能更好地管理自己的疾病。①自信心；②解决问题的技巧；③设定目标和制订行动计划的技巧；④寻找社区资源的技巧；⑤与人交流的技巧；⑥管理行为和情绪的技巧。

　　4.论述促进母乳喂养成功的十项措施(国际上的)。

　　答：为推动母乳喂养工作，WHO、UNICEF向全世界各国政府提出了"实施、促进母乳喂养成功的十点措施"，包括：

　　（1）有书面的母乳喂养规定，并常规地传达到全体卫生人员。

　　（2）对全体卫生人员进行必要的技术培训，使其能实施有关规定。

　　（3）把母乳喂养的好处及处理方法告诉所有的孕妇。

　　（4）帮助母亲在产后半小时内开始母乳喂养。

　　（5）指导母亲如何喂奶，以及在需要与其婴儿分开时如何保持泌乳。

　　（6）除母乳外，禁止给新生儿吃任何食物或饮料，除非有医学指征。

　　（7）实行24小时母婴同室。

　　（8）鼓励按需哺喂。

　　（9）不要给母乳喂养的婴儿吸人工奶头，或使用奶头作安慰物。

　　（10）促进母乳喂养支持组织的建立，并将出院的母亲转给这些组织。创建爱婴医院是UNICEF和WHO为促进母乳喂养提出的具体方法。

　　5.从儿童生活的生态系统环境谈谈儿童暴力与伤害的预防。

　　答：儿童生活的生态系统环境主要包含个体、人际、社区和社会四个从层面，所以我们可以从这四个层面实施一定的干预措施来控制暴力与伤害：

　　（1）个人水平干预：首先要教育儿童学会求救，教育儿童识别虐待特别是性虐待危险因素，鼓励儿童勇于揭露性侵略；其次家长要减少对儿童不切实际的期望；最后还要训练监护人、儿童自我控制能力等。

　　（2）人际关系干预：教育家庭成员正确处理妻子、亲子关系，增强亲子依恋，训练学生正确处理同学之间的关系，邻里之间建立相互关心的社会支持系统等。

　　（3）社区干预：改善社区人文环境，减少性别歧视，增加就业等，工作场所为家长提供社会性支持，学校教育、监督，减少校园暴力，加强与社区及家庭联系等。

　　（4）社会干预：提供一定的政策保障，利用文化的发展变化，尽量避免儿童受到体罚，减少经济不平等，提供社会保障体系（医疗、教育）等。

　　6.论述可能影响结婚和生育的几种疾病以及"建议不宜结婚"和"建议不宜生育"的情况。

　　答：可能影响结婚和生育的疾病主要包括：

　　（1）严重遗传性疾病：即由于遗传因素先天形成，患者全部或部分丧失自主生活能力，子代再现风险高，医学上认为不宜生育的疾病。

　　（2）指定传染病：如《中华人民共和国传染病防治法》中规定的艾滋病、淋病、梅毒以及医学上认为影响结婚和生育的其他传染病。

　　（3）有关精神病：如精神分裂症、躁狂抑郁型精神病以及其他重型精神病。

　　（4）其他与婚育有关的疾病：如重要脏器疾病和生殖系统疾病等。

　　"建议不宜结婚"的情况是医学意见栏内注明：双方为直系血亲、三代以内旁系血亲关系，以及医学上认为不宜结婚的疾病，如发现一方或双方患有重度、极重度智力低下，不具有婚姻意识能力；重型精神病，在病情发作期有攻击危害行为的，注明"建议不宜结婚"；

"建议不宜生育"的情况是医学意见栏内注明：发现医学上认为不宜生育的严重遗传性疾病或其他重要脏器疾病，以及医学上认为不宜生育的疾病的，注明"建议不宜生育"。

7. 论述《国家基本公共卫生服务规范（2011年版）》中产后保健的服务流程。

答：产妇出院后7天内，通过观察、询问和检查，了解产妇一般情况、乳房、子宫、恶露、会阴或腹部伤口恢复等情况。对产妇进行产褥期保健指导，对母乳喂养困难、产后便秘、痔疮、会阴或腹部伤口等问题进行处理。发现有产褥感染、产后出血、子宫复旧不佳、妊娠合并症未恢复者以及产后抑郁等问题的产妇，应及时转至上级医疗卫生机构进一步检查、诊断和治疗。通过观察、询问和检查了解新生儿的基本情况，提供新生儿喂养、护理及预防接种等保健指导。

产后42天，通过询问、观察、一般体检和妇科检查，必要时进行辅助检查对产妇恢复情况进行评估。对产妇进行性保健、避孕、预防生殖道感染指导，鼓励纯母乳喂养至6个月，指导婴幼营养。若发现异常者、产后康复欠佳、合并症症状仍然显著、产后抑郁等心理问题，应转至分娩医院或上级医疗卫生机构直至恢复正常，然后再进行健康指导。

8. 论述老年人心理保健的重点。

答：防止老年期心因性疾病的产生，包括创造尊重老人的社会文化环境，提高其物质生活水平，丰富其精神文化活动，协调其家庭关系，减少心理社会应激；积极治疗相关躯体疾病，防止一些缺血性脑疾病导致的精神障碍，训练脑功能，必要时可以进行预防性治疗，如降血脂、减轻血管脆性、促进小动脉扩张等；开展老年心理卫生的科普教育和咨询，增加老年人的适应能力。

（苏普玉　傅　华）

第十章　疾病预防与控制

一、学习要点及内容要点

(一)学习要点

1. **掌握**　"三环节"和"两因素"在传染病流行过程中的作用及意义；基本繁殖数、新发传染病、传染病监测、5苗防7病等相关概念；《中华人民共和国传染病防治法》规定法定报告传染病种类；针对传染源、传播途径和易感人群的措施；医院感染的定义、分类及不同情况的诊断方法；医院感染的传播途径；常用于医院感染监测的各指标概念及计算方法；暴发的报告和处置流程；慢性非传染性疾病的概念、主要特点、国内外流行状况、社会危害、危险因素分层及其与疾病的关系、三级预防；突发公共卫生事件的概念、基本特征与分类；突发公共卫生事件对人民健康和社会经济的影响以及突发公共卫生事件现场应急处置。

2. **熟悉**　潜伏期的长短在传染病预防控制工作中的意义；人兽/畜共患病的类型；不同传染病传播途径的流行特征；基本繁殖数在人群中传染病的流行过程的意义；《扩大国家免疫规划实施方案》的主要内容；医院感染流行过程的三个环节、流行类型、流行病学特征以及危险因素；医院感染监测的目的；全面综合性监测和目标性监测的概念；散发的报告流程；标准预防和基于传播方式的隔离措施；慢性病的危险因素的分层及与疾病的关系，突发公共卫生事件的应急管理体系和应急管理机制。

3. **了解**　自然因素和社会因素的区别；"伤寒玛丽"、结核再燃概念；几种新发传染病类型；全球消灭天花的实例；传染病监测网络和全球应对策略；医院感染的现状及面临的挑战；监测数据的统计、评估和反馈；医院感染的预防和控制；高血压病、糖尿病、恶性肿瘤的预防与控制，突发公共卫生事件的分级。

(二)内容要点

1. 传染病传播基本条件与流行过程

（1）基本概念: 传染源，传染期，病原携带者，潜伏期，人兽/畜共患病，传播途径，易感因素，基本繁殖数。

（2）重点内容:"三环节"和"两因素"在传染病流行过程中的作用及意义，基本繁殖数在传染病流行过程中的意义。

2. 当前传染病的流行特点

（1）基本概念: 新发传染病。

（2）重点内容: 当前传染病的流行特点。

3. 传染病的预防控制策略与措施

（1）基本概念: 传染病监测，5苗防7病，报告时限，消毒，免疫接种。

（2）重点内容:《中华人民共和国传染病防治法》规定法定报告传染病，针对传染源、传播途径和易感人群的预防措施。

4. 医院感染的概述

（1）基本概念: 医院感染、内源性感染、外源性感染。

（2）重点内容: 医院感染的分类、医院感染的诊断依据。

5. 医院感染的流行病学特征

（1）基本概念: 病原携带者、直接接触传播、间接接触传播。

（2）重点内容: 医院感染不同方式的传播途径、医院感染的类型、医院感染的流行病学特征。

6. 医院感染的危险因素

重点内容: 医院感染的危险因素。

7. 医院感染监测

（1）基本概念: 医院感染监测、全面综合性监测、目标性监测、医院感染发生率、医院感染例次发生率、日医院感染发生率、医院感染患病率、医院感染续发率、医院感染漏报率、医院感染构成比。

（2）重点内容: 监测的目的、监测的常用指标。

8. 医院感染的报告和处置

（1）基本概念: 医院感染暴发、疑似医院感染暴发。

（2）重点内容: 医院感染散发的报告流程、医院感染暴发的报告和处置流程。

9. 医院感染的预防和控制

重点内容: 医院感染的预防和控制措施。

10. 慢性非传染性疾病的概述

（1）基本概念: 慢性非传染性疾病、疾病自然史、健康疾病连续带、三级预防策略。

（2）重点内容: 慢性非传染性疾病的主要特点,国内外流行状况,三大行为危险因素,社会危害,危险因素的分层及其与疾病的关系,三级预防,疾病自然史的四个阶段。

11. 高血压病的预防与控制

（1）基本概念: 高血压病、原发性高血压、继发性高血压、白大衣性高血压、隐性高血压、诊室血压、自测血压、动态血压。

（2）重点内容: 高血压病诊断标准,血压测量的3种方式,血压分类,高血压分级,高血压病患者的治疗决策依据,高血压病的危险分级,影响高血压病患者预后的因素,高血压病发病的危险因素,中国成人体重指数。

12. 糖尿病的预防与控制

（1）基本概念: 糖尿病、高血糖、糖耐量降低、胰岛素抵抗。

（2）重点内容: 糖尿病的分类,糖尿病的诊断标准及分类,2型糖尿病的危险因素。

13. 恶性肿瘤的预防与控制

（1）基本概念: 恶性肿瘤。

（2）重点内容: 恶性肿瘤的共同特征,恶性肿瘤的危险因素,恶性肿瘤的早期筛查和早期诊断。

14. 突发公共卫生事件的概述

（1）基本概念: 突发公共卫生事件、重大传染病疫情、群体性不明原因的疾病、重大食物和职业中毒事件。

（2）重点内容: 突发公共卫生事件的基本特征,突发公共事件以及突发公共卫生事件的分类,突发公共卫生事件对人民健康和社会经济的影响。

15. 突发公共卫生事件的现场应急处置

（1）基本概念: 医疗救援、现场流行病学调查、现场的洗消处理、安全防护。

（2）重点内容：医疗救援的特点、原则以及分级，流行病学调查的一般步骤，基线资料调查的主要内容，现场可疑迹象调查的一般步骤，恢复活动的主要内容，个人防护装备的三个级别。

16. 突发公共卫生事件的应急管理

（1）基本概念：应急管理体系、应急管理机制。

（2）重点内容：应急管理体系的组织原则，指挥系统的机构组建，监控系统的建设，反应系统的内容，应急机制建设的方针及原则，应急指挥决策系统项目建设，组织协调机制的主要内容，预测预警机制的基本步骤，应急响应过程、响应分级和程序、应急措施。

二、习题

（一）选择题

【A1型题】

单句型最佳选择题：每一道试题下面有A、B、C、D、E五个备选答案，请从中选择一个最佳答案。

1. 经空气传播的传染病其流行特征**不包括**
   A. 传播广泛，途径易于实现，发病率高　　　B. 夏秋季节高发
   C. 少年儿童多见　　　D. 在未免疫预防人群周期性升高
   E. 受居住条件和人口密度的影响

2. 下列哪项**不是**经食物传播的传染病流行病学的特征
   A. 患者有进食某共同食物的病史，不食者不发病
   B. 如食物属一次性大量污染，用餐者中可呈现暴发，并且患者临床经过往往较重
   C. 停供该食物后，暴发即可平息
   D. 夏季多发
   E. 无职业、性别差异

3. 间接接触传播的传染病，**不具备**下列哪种特征
   A. 多呈暴发流行
   B. 病例一般多呈散在性出现
   C. 个人卫生习惯不良，卫生条件差的地区，发病者较多
   D. 病例四季均可发生，无明显季节性
   E. 加强传染源管理及严格消毒制度后，可减少病例发生

4. 下列有关传染病传播途径说法正确的是
   A. 指病原体从传染源排出后，侵入新的易感宿主前，在外环境中所经历的全过程
   B. 指病原体从传染源排出到侵入宿主的方式
   C. 指病原体侵入新的宿主的方式
   D. 指病原体从传染源排出到环境中的方式
   E. 指病原体感染易感宿主的所有方式和途径

5. 下列有关传染病潜伏期流行病学意义的说法中，**不正确**的是
   A. 判断患者受感染时间，从而追踪传染源、查找传播途径
   B. 决定传染病患者隔离期限的重要依据
   C. 确定免疫接种时间
   D. 评价预防措施的效果

E. 影响疾病的流行特征

6. 下列影响人群易感性的因素中，**不能**使易感性升高的是
    A. 新生儿增加
    B. 易感人口迁入
    C. 免疫人口死亡
    D. 原先免疫过的人口免疫力自然消退
    E. 传染病的发生和流行

7. 传染源一般包括
    A. 患者
    B. 患者、病原携带者
    C. 患者、病原携带者、受感染动物
    D. 患者、病原携带者、受感染动物、易感人群
    E. 患者、病原携带者、受感染动物、易感人群、易感动物

8. 传染病的病程包括
    A. 传染期、潜伏期、临床症状期、恢复期
    B. 潜伏期、临床症状期、恢复期
    C. 潜伏期、病原携带期、临床症状期、恢复期
    D. 潜伏期、临床症状期、恢复期、复发期
    E. 潜伏期、临床症状期、治疗期、恢复期

9. 下列有关人群易感性的说法中正确的是
    A. 随着传染病的流行人群易感性上升
    B. 大量的免疫者对易感者起不到屏障和保护作用
    C. 免疫人口达到一定比例即可终止传染病的流行
    D. 隐性感染可以增加人群的易感性
    E. 只有将人群完全免疫才能防止传染病的发生

10. 传染病的流行过程"三环节"指的是
    A. 病因、宿主、环境
    B. 传染源、传播途径、易感人群
    C. 生理因素、心理因素、社会因素
    D. 患者、传播途径、易感人群
    E. 病原携带者、传播途径、易感人群

11. 下列符合病原携带者概念的是
    A. 指没有任何能够测出的临床指标而携带病原体的人
    B. 指没有任何临床症状而携带病原体的人
    C. 指没有任何临床症状而能排出病原体的人
    D. 指没有任何临床症状而能排出活性病原体的人
    E. 指没有任何临床症状而能排出足够量病原体的人

12. 以下哪种疾病**不属于**人兽/畜共患病
    A. 森林脑炎　　B. 阿米巴病　　C. 结核　　　D. 血吸虫病　　E. 猪绦虫病

13. 影响和制约疾病流行的"两因素"指的是
    A. 自然因素、气候因素　　B. 气候因素、地理因素　　C. 地理因素、社会因素
    D. 社会因素、气候因素　　E. 自然因素、社会因素

14. 传染病流行过程的定义是
    A. 各种传染源不断向外界排出病原体
    B. 病原体侵袭易感者
    C. 病原体在中间宿主中的传代

D. 病原体通过一定的传播途径,不断更迭其宿主的过程

E. 病原体在宿主体内生长、繁殖的过程

15. 下列关于基本繁殖数(R_0)的说法**不正确**的是

    A. R_0 的估计对了解传染病在人群中的流行状况具有重要意义

    B. 如果易感人群中发生某病的流行, R_0 一定大于1,如果 R_0 小于1,则说明病例没有传染性,不能形成流行

    C. 即使 $R_0<1$,也可能出现特殊的传染情况,可发生一个以上的传染性病例,因而产生一小簇病例,但是并不会持续发生而引起暴发

    D. 在传染病中, R_0 由3个重要因素组成,即接触率c、传染持续时间d和每次确认暴露的传染概率p, $R_0=c\times p\times d$。

    E. 在开放人群中,X、Y和Z三者的平衡状态与 R_0 无关

16. 急性呼吸道综合征(SARS)首发于以下哪个国家

    A. 美国   B. 英国   C. 日本   D. 中国   E. 墨西哥

17. 天花是哪一年证实在全球内被消灭

    A. 1977年   B. 1978年   C. 1979年   D. 1980年   E. 1981年

18. 以下属于主动免疫的是

    A. 服用乙胺嘧啶预防疟疾   B. 注射抗体

    C. 注射细胞因子   D. 注射免疫血清球蛋白制剂

    E. 注射疫苗

19. 新公布的《中华人民共和国传染病防治法》修订通过的时间是

    A. 2000年   B. 2001年   C. 2002年   D. 2003年   E. 2004年

20. 《中华人民共和国传染病防治法》中规定报告的传染病有

    A. 3类23种   B. 2类23种   C. 2类24种   D. 3类35种   E. 3类39种

21. 下列哪组传染病采用甲类传染病的预防、控制措施

    A. 传染性非典型肺炎、肺炭疽和人感染高致病性禽流感

    B. 传染性非典型肺炎、艾滋病和麻风病

    C. 艾滋病、肺炭疽、传染性非典型肺炎

    D. 艾滋病、肺炭疽、麻风病

    E. 人感染高致病性禽流感、麻风病、传染性非典型肺炎

22. 1992年我国纳入儿童计划免疫范畴的疫苗是

    A. 流行性乙型脑炎疫苗   B. 流行性脑脊髓炎疫苗   C. 流行性腮腺炎疫苗

    D. 狂犬病疫苗   E. 乙型肝炎疫苗

23. 预防肠道传染病的综合性措施中,其主导措施是

    A. 早期隔离患者   B. 及时发现带菌者,并给予治疗

    C. 对密切接触者进行医学观察   D. 保护易感人群,进行预防接种

    E. 切断传播途径,搞好"三管一灭"

24. 下列哪一种是用来防止传染病由国外传入的措施

    A. 检疫   B. 消毒   C. 预防接种   D. 疾病监测   E. 卫生监督

25. "5苗防7病"指的是以下哪五种疫苗

    A. 卡介苗、脊髓灰质炎三价糖丸疫苗、百白破三联疫苗、流感疫苗、乙肝疫苗

B. 卡介苗、脊髓灰质炎三价糖丸疫苗、百白破三联疫苗、流感疫苗、乙肝疫苗

C. 脊髓灰质炎三价糖丸疫苗、百白破三联疫苗、流感疫苗、乙肝疫苗、流感疫苗

D. 卡介苗、脊髓灰质炎三价糖丸疫苗、麻疹疫苗、乙肝疫苗、流感疫苗

E. 卡介苗、脊髓灰质炎三价糖丸疫苗、百白破三联疫苗、麻疹疫苗、乙肝疫苗

26. 发现丙类传染病患者、疑似患者和规定报告的传染病病原携带者在诊断后,实行网络直报的责任报告单位应于几小时内进行网络报告

    A. 1   B. 2   C. 8   D. 24   E. 48

27. 以下措施哪项是针对传染源的

    A. 保持居住或公共场所的空气流通,对空气进行消毒

    B. 对危害较大的病畜或野生动物予以捕杀、焚烧、深埋

    C. 饮水消毒、保护水源、管理粪便、污水处理

    D. 加强饮食管理、餐具消毒、积极开展爱国卫生运动

    E. 进行防虫、杀虫、驱虫的卫生运动

28. 决定传染病患者隔离期限的重要依据是

    A. 潜伏期   B. 临床症状期   C. 恢复期   D. 治疗期   E. 传染期

29. 医院感染不会在以下哪种人群中发生

    A. 住院患者   B. 门诊患者   C. 医务工作者

    D. 长期在家卧床患者   E. 医院护工

30. 以下哪种情况**不属于**医院感染

    A. 医院护士在给患者护理过程中获得的感染

    B. 院内患者由于医疗器械消毒不严而引起的感染

    C. 住院患者因与其他患者直接接触而被传染病毒性感冒

    D. 刚入院两天的外科患者被确诊患有甲型肝炎

    E. 长期使用广谱抗生素的住院患者发生葡萄球菌肠炎

31. 内源性医院感染的原因是

    A. 患者自身抵抗力增加,对本身固有的细菌感受性降低

    B. 患者自身抵抗力降低,对本身固有的细菌感受性增加

    C. 患者自身抵抗力降低,对本身固有的细菌感受性降低

    D. 患者自身抵抗力增加,对本身固有的细菌感受性增加

    E. 患者自身抵抗力降低,对本身固有的细菌感受性不变

32. 在陪护者处获得而引起的医院感染属于

    A. 内源性感染   B. 交叉感染   C. 自身感染   D. 环境感染   E. 以上均不是

33. 医院感染的流行方式主要有

    A. 散发   B. 暴发   C. 散发和暴发   D. 流行和暴发   E. 流行和散发

34. 乙肝最主要的传播途径是

    A. 接触传播   B. 经口传播   C. 飞沫传播   D. 血液传播   E. 空气传播

35. 下列哪项医院感染监测指标是以一定时期内医院感染总病例数为分子的是

    A. 医院感染发生率   B. 医院感染续发率   C. 医院感染患病率

    D. 医院感染漏报率   E. 医院感染例次发生率

36. 下列标准预防的具体措施中,**不正确**的概念是

A. 接触血液、体液等生物标本时戴手套

B. 脱去手套后如果手未被污染物直接污染可不洗手

C. 接触了血液、体液等生物标本后立即洗手、手消毒

D. 工作服、脸部有可能被血液、体液喷溅时戴口罩、防护镜、穿隔离衣

E. 接触患者非完整的皮肤或黏膜时应戴手套

37. 下列预防医院感染的措施哪项**不妥**

A. 选择恰当的清洁、消毒、灭菌措施,以尽量消除感染源

B. 坚持洗手和手消毒的制度,防止交叉感染

C. 根据病情轻重选择恰当的隔离方式

D. 合理使用抗生素预防和控制感染

E. 医疗机构加强日常监测

38. 易感宿主是指

A. 凡是可感染疾病的人   B. 对感染性疾病缺乏免疫力而感染的人

C. 现已患感染性疾病的人   D. 患病的人

E. 以上都是

39. 医院感染暴发流行时该如何处置

A. 控制感染源,切断传播途径,积极实施医疗救治,保障医疗安全

B. 及时开展现场流行病学调查,环境卫生学监测以及有关的标本采集、病原学检查

C. 按照有关规定及时上报

D. 以上都对

E. 以上都不对

40. 有关医院感染预防与控制的概念**错误**的是

A. 外源性感染是可以预防的   B. 洗手是预防医院感染的重要措施

C. 内源性医院感染是可以预防的   D. 滥用抗菌药物可致二重感染

E. 建立医院感染管理规章制度非常重要

41. 通过医院感染全面综合性监测,可了解各科室的

A. 感染率   B. 感染部位   C. 易感因素   D. 病原体   E. 以上都是

42. 医院感染监测的目的包括

A. 降低医院感染率

B. 发现暴发流行

C. 通过持续监测,评价控制措施

D. 通过监测,发现目前采取的预防措施的不足

E. 以上都是

43. 无明确潜伏期的感染,规定入院几小时后发生的感染为医院感染

A. 6小时   B. 12小时   C. 18小时   D. 24小时   E. 48小时

44. 医院感染的重要传染源是

A. 患者   B. 医疗器械   C. 医务工作者

D. 长期在家卧床患者   E. 医院护工

45. 下列哪项**不属于**间接接触传播

A. 经过医务人员的手引起的感染   B. 经过被褥引起的感染

C.经过医疗器械引起的感染　　　　　D.患者的自身感染

E.以上都不是

46.医源性传播的常见传播方式有

A.医疗器械和设备　　　　B.血液及血液制品　　　　C.药品及药液

D.以上都是　　　　E.以上都不是

47.下列哪项**不是**医院感染的危险因素

A.对医院感染预防控制重要性缺乏足够的重视

B.消毒隔离制度及无菌操作不严格

C.加强日常监测

D.不合理使用抗菌药物

E.诊疗手段的发展和社会人口老龄化

48.下列哪项指标的高低是评价一所医院感染监测质量好坏的重要指标

A.医院感染发生率　　　　B.医院感染续发率　　　　C.医院感染患病率

D.医院感染漏报率　　　　E.医院感染例次发生率

49.下列对于慢性非传染性疾病定义**错误**的是

A.缺乏明确的病因证据

B.潜伏期较长,没有明确的得病时间

C.病程长,表现为功能进行性受损或失能

D.很难彻底治愈,表现为不可逆性

E.特指某种疾病

50.伴随着人口的老龄化以及社会经济发展所引起的人们生活方式与习惯的变化,在我国影响人民健康和死亡的首要原因是

A.传染病　　　　B.慢性非传染病　　　　C.精神心理疾病

D.成瘾行为　　　　E.肥胖

51.慢性非传染性疾病的管理策略

A.高血压病和糖尿病并重　　　　B.高危人群和危重患者策略并重

C.全人群策略和危重患者策略并重　　　　D.慢性非传染性疾病和急性病并重

E.全人群策略和高危人群策略并重

52.常见慢性非传染性疾病的共同危险因素的降低措施**不应**强调

A.在家庭水平上　　　　B.改变静坐生活方式　　　　C.生命全程预防

D.在个体水平上　　　　E.控制吸烟

53."三早"预防,早期发现,早期诊断,早期治疗指的是什么预防

A.一级预防　　　　B.二级预防　　　　C.三级预防

D.高危人群预防　　　　E.全人群预防

54.从流行病学的角度看,可以降低疾病的人群发病率的是

A.一级预防　　　　B.二级预防　　　　C.三级预防

D.高危人群预防　　　　E.全人群预防

55.高血压病患者的建档、定期干预指导和随访管理由下面哪家机构承担

A.疾病预防控制中心　　　　B.卫生行政部门　　　　C.医院

D.基层医疗卫生机构　　　　E.社区服务中心

56. 高血压病的诊断标准是
    A. 收缩压≥135mmHg和（或）舒张压≥85mmHg
    B. 收缩压≥140mmHg和（或）舒张压≥90mmHg
    C. 收缩压≥120mmHg和（或）舒张压≥80mmHg
    D. 收缩压≥135mmHg和（或）舒张压≤90mmHg
    E. 收缩压≥135mmHg和（或）舒张压≤85mmHg

57. 患者配戴动态血压监测仪记录的24小时血压是指
    A. 诊室血压   B. 自测血压   C. 动态血压   D. 暂时性血压   E. 连续性血压

58. 白大衣性高血压是指患者到医疗机构测量血压高于
    A. 140/90mmHg B. 135/80mmHg C. 120/90mmHg D. 140/80mmHg E. 135/90mmHg

59. 白大衣性高血压的动态血压24小时平均值要小于
    A. 140/90mmHg   B. 130/80mmHg   C. 130/90mmHg
    D. 140/80mmHg   E. 135/90mmHg

60.《中国高血压防治指南（2005年修订版）》,将多少岁以上成人的血压按不同水平进行分类
    A. 16   B. 17   C. 18   D. 20   E. 25

61.《中国高血压防治指南（2005年修订版）》将高血压分别为几级
    A. 2   B. 3   C. 4   D. 5   E. 6

62. 血压处于哪个范围属于正常高值
    A. 收缩压120~139mmHg; 舒张压80~89mmHg
    B. 收缩压110~129mmHg; 舒张压60~79mmHg
    C. 收缩压110~139mmHg; 舒张压80~89mmHg
    D. 收缩压120~139mmHg; 舒张压70~89mmHg
    E. 收缩压110~139mmHg; 舒张压70~89mmHg

63. 按危险因素、靶器官损伤及并存临床情况的合并作用,将危险量化为几层
    A. 2   B. 3   C. 4   D. 5   E. 6

64. 大部分高血压发生与环境因素有关,环境因素主要指
    A. 社会压力   B. 不良天气   C. 家庭住址环境
    D. 不良生活方式   E. 社会交往

65. 下列哪项**不属于**高血压病的一级预防
    A. 定时喝牛奶   B. 戒烟酒   C. 不吃过咸的食物
    D. 多做运动   E. 低钾饮食

66. 糖尿病是一组原因不明的内分泌代谢性疾病,病因有包括遗传、环境多种因素,下面哪一项是糖尿病的主要特征
    A. 多尿多饮多食   B. 乏力   C. 消瘦
    D. 尿糖阳性   E. 高血糖

67. 下面哪项**不是**1型糖尿病的特点
    A. 发病早,好发于儿童和青少年   B. 发病急,"三多一少"症状明显
    C. 必须用胰岛素治疗   D. 可以口服治疗
    E. 具有遗传性

68. 下面哪项**不是**2型糖尿病的特点

A. 有很强的家族聚集性

B. 肥胖（或超重）肥胖是其最重要的易患因素之一

C. 与西方人群相比,我国人群对2型糖尿病的易感性更高

D. 膳食因素高能饮食是2型糖尿病的重要膳食危险因素

E. 以上均不是

69. 我国目前采用WHO(1999年)糖尿病诊断标准,哪种指标可以诊断患有糖尿病

A. 糖尿病症状+任意时间血浆葡萄糖水平≥11.1mmol/l(200mg/dl)

B. 空腹血浆葡萄糖(FPG)水平≥7.0mmol/l(126mg/dl)

C. OGTT试验中,餐后2小时血浆葡萄糖水平≥11.1mmol/l(200mg/dl)

D. A、B、C三项满足任何一项即可

E. 以上指标均不是

70. 恶性肿瘤从组织学上分为哪几类

A. 淋巴癌   B. 上皮性的癌   C. 非上皮性的肉瘤

D. 血液癌   E. B+C+D

71. 下列**不属于**恶性肿瘤的特点的是

A. 可发生于任何年龄

B. 可发生在任何器官的任何组织

C. 其发病与有害环境因素、不良生活方式有关

D. 具有遗传易感性

E. 即使早期发现,也没有治愈的可能

72. 我国癌症的主要危险因素依次为

A. 吸烟、乙肝病毒感染、膳食不合理及职业危害等

B. 乙肝病毒感染、吸烟、膳食不合理及职业危害等

C. 乙肝病毒感染、膳食不合理、吸烟及职业危害等

D. 吸烟、乙肝病毒感染、职业危害及膳食不合理等

E. 吸烟、膳食不合理、乙肝病毒感染及职业危害等

73. 属于我国卫生部规定的职业性恶性肿瘤的为

A. 石棉所致肺癌   B. 苯所致白血病   C. 砷所致肺癌

D. 石棉所致间皮瘤   E. 以上均是

74. 下列哪个选项**不属于**突发公共卫生事件的基本特征

A. 突发性和意外性   B. 群体性和公共性   C. 涉及范围大

D. 事件的复杂性   E. 持续性的影响

75. 下列哪项**不属于**重大传染病疫情

A. 鼠疫   B. 肺炭疽   C. 流感   D. 霍乱   E. 登革热

76. 搞好哪项工作,可以说是为全社会的医疗卫生奠定了最重要的基础

A. 国家卫生   B. 社区卫生   C. 农村卫生   D. 个人卫生   E. 医院卫生

77. 突发公共卫生事件的发生具有的特点是

A. 破坏性   B. 传染性   C. 不可预测性   D. 隐蔽性   E. 持续性

78. 突发公共卫生事件发生后,特别是传染病暴发后,必须遵循什么原则积极开展救治

A. 完全封闭   B. 隔绝治疗   C. 就地封存   D. 及时上报   E. 就地处理

79. 重大食物中毒或职业中毒是指一次中毒人数超过多少人的职业中毒
    A. 20   B. 30   C. 40   D. 50   E. 60

80. 属于突发公共卫生事件分级中的特别重大事件的为
    A. 一次事件出现特别重大人员伤亡,且危重人员多,事件发生地的省级人民政府或有
       关部门请求国家在医疗卫生救援工作上给予支持的突发公共事件
    B. 一次事件出现重大人员伤亡,其中死亡和危重病例超过5例的突发公共事件
    C. 跨市(地)的有严重人员伤亡的突发公共事件
    D. 省级人民政府及其有关部门确定的其他需要开展医疗卫生救援工作的重大突发公
       共事件
    E. (地)级人民政府及其有关部门确定的其他需要开展医疗卫生救援工作的较大突发
       公共事件

81. 突发公共卫生事件响应过程**不包括**
    A. 应急准备   B. 应急培训   C. 应急响应   D. 应急终止   E. 应急总结

82. 周内一学校、幼儿园、社区、建筑工地等集体单位发生20例以上感染性腹泻属于哪级突
发公共卫生事件
    A. Ⅰ级   B. Ⅱ级   C. Ⅲ级   D. Ⅳ级   E. Ⅴ级

83. 突发公共卫生事件预防与应急处理应遵循何种方针
    A. 预防为主,防治结合   B. 预防为主,常备不懈   C. 快速反应,救治患者
    D. 控制传播,消除影响   E. 以上均是

84. 预警是在事件发生哪个时期,及时、准确、全面掌握事件的基本信息,发出警报,采取应
急措施,避免事件的扩大蔓延,将事件控制在最小的范围
    A. 初期   B. 中期   C. 后期   D. 末期   E. 以上均不是

85. 下列属于自然灾害的有
    A. 洪水泛滥   B. 核反应堆泄漏   C. 食物中毒
    D. 森林脑炎   E. 毒气泄漏

86. 下列**不属于**疾病暴发的是
    A. 性传播疾病   B. 麻疹流行   C. 急性血吸虫病
    D. 登革热   E. 生物恐怖

87. **不属于**突发公共卫生事件的主要特征的是
    A. 突发公共卫生事件的发生一般是难以预测的
    B. 地点分布各异
    C. 时间分布各异
    D. 有后期效应
    E. 具有绝对性

88. 实时发布预警信息,协助群众做好应对准备属于突发公共卫生事件分期中的
    A. 间期   B. 前期   C. 打击期   D. 处理期   E. 恢复期

89. 宏观上属于突发公共卫生事件的应急管理的有
    A. 资源管理   B. 预案管理   C. 教育培训   D. 运行机制   E. 人员疏散

90. 微观上属于突发公共卫生事件的应急管理的有
    A. 应急管理体系   B. 运行机制   C. 应急管理指导原则

D. 资源管理　　　　　　　E. 预警机制

91. **不属于**应急管理体系的组织原则的是

　　A. 预案管理　　B. 统一领导　　C. 属地管理　　　D. 分级管理　　　E. 协调整体

92. **不属于**应急处理专业技术机构的是

　　A. 医疗机构　　　　　　B. 疾病预防控制机构　　　C. 卫生监督机构

　　D. 新闻媒体　　　　　　E. 出入境检验检疫机构

93. 有效预防和控制事件的基础,做好应急处置工作的前提的是

　　A. 科学的监测　　　　　B. 预警报告　　　　　C. 定时检查

　　D. 事件预测　　　　　　E. 临时检测

94. **不属于**应急机制建设的原则的是

　　A. 政府主导,预防为主　　B. 统一领导,全体负责　　C. 功能齐全,责任明确

　　D. 反应灵敏,协调有序　　E. 运转高效,保障有力

95. **不属于**医疗救援原则的是

　　A. 及时性　　　　　　　B. 适宜技术　　　　　C. 统一救治

　　D. 阶梯后送　　　　　　E. 救治与防护相结合

【A2型题】

病例摘要型最佳选择题:每一道试题是以一个小案例出现的,其下面都有A、B、C、D、E五个备选答案,请从中选择一个最佳答案。

1. 某市甲肝流行期间,有些人为了预防甲肝的发生,到防疫或医疗机构注射丙种球蛋白,这种预防接种方法属于

　　A. 人工自动免疫　　　　B. 人工被动免疫　　　　C. 自然被动免疫

　　D. 自然自动免疫　　　　E. 被动自动免疫

2. 某医院传染病房收住了一位伤寒患者,在该患者住院期间,医院应对患者所住病房采取下列哪种措施

　　A. 预防性消毒　　B. 终末消毒　　C. 随时消毒　　D. 化学消毒　　E. 紫外线消毒

3. 非典期间,某人接触了一名非典患者,那么对该接触者检疫时间长短应该是从

　　A. 开始接触之日算起,相当于该病的最长潜伏期

　　B. 最后接触之日算起,相当于该病的平均潜伏期

　　C. 开始接触之日算起,相当于该病的平均潜伏期

　　D. 最后接触之日算起,相当于该病的最短潜伏期

　　E. 最后接触之日算起,相当于该病的最长潜伏期

4. 某单位有十余人吃了某冷饮店的冰棒后感染了痢疾,同时疾病预防控制中心工作人员从冰棒中分离到痢疾杆菌,从而确定冰棒是

　　A. 传染源　　B. 传播途径　　C. 传播媒介　　D. 带菌者　　　E. 以上都不是

5. 1988年1~3月,上海市发生甲肝流行,后经调查证明是人们生吃受甲肝病毒污染的毛蚶。那么下列**不属于**此次甲肝流行特征的是

　　A. 患者有进食某共同食物的病史,不食者不发病

　　B. 如果食物属一次性大量污染,用餐者中可产生暴发,并且患者临床经过往往较重

　　C. 停供该食物后,流行即可平息

　　D. 甲肝在1~3月多发

E.无职业、性别差别

6.李某在某市开了一家饭店,饭店的碗筷每次用后都进行消毒,这种对餐具的消毒属于
    A.终末消毒   B.疫源地消毒   C.随时消毒   D.预防性消毒   E.化学消毒

7.1988年上海市发生甲肝流行,原因是吃了受甲肝病毒污染的毛蚶,此时毛蚶被称为
    A.储存宿主   B.传播机制   C.病原携带者   D.传染源   E.传播机制

8.某乳腺癌患者在住院期间经探视者感染上流感,按照医院感染的分类,该患者感染流感
应属于
    A.内源性感染   B.外源性感染   C.环境感染   D.自身感染   E.以上都不是

9.某医院在某日下午出现大量患者腹泻的情况,发生腹泻的患者中午均食用了医院提供
的午餐,经过调查发现,是由于食堂的食物在烹调过程中受到了病原体污染,从而导致食用午
餐的大量患者感染腹泻。这种传播途径属于
    A.经食物传播   B.经水传播   C.经空气传播   D.呼吸道传播   E.以上都不是

10.某医学院学生在进行医院感染的流行病学调查时发现,级别越高的医院感染的发生率
越高,出现这一现象的原因可能是
    A.级别高的医院收治的患者接受的接入性操作较少
    B.级别高的医院收治的患者往往病情较重,又有较多的危险因素和侵袭性操作等
    C.级别高的医院消毒隔离制度较完善
    D.以上都是
    E.以上都不是

11.戊二醛主要是用于手术器械灭菌,深圳市某医院1998年发生一起龟型分枝杆菌脓肿亚
型为主的混合感染暴发事件,就是因戊二醛配制错误未达到灭菌效果,致使手术器械达不到有
效的灭菌浓度,造成56.85%的患者发生医院感染。造成该医院感染事件发生的原因是
    A.对医院感染预防控制重要性缺乏足够的重视
    B.消毒隔离制度不严格
    C.不合理使用抗菌药物
    D.以上都是
    E.以上都不是

12.某医院暴发医院感染,作为医院感染管理科的相关人员,进行的现场调查工作包括
    A.查找病例   B.查明传染源及传播方式
    C.采集运送标本,进行病原学检查   D.采取应急的治疗和控制措施等
    E.以上都是

13.某医院在对所有临床科室的全部住院患者和医务人员进行医院感染及其有关危险因
素的监测的基础上,为了将有限的人力物力和财力用在最亟待解决的问题上,针对高危人群、
高发感染部位等开展的医院感染及其危险因素开展监测,这种检测类型属于
    A.全面综合性监测   B.部分监测   C.目标性监测
    D.目的监测   E.以上都不是

14.某医院在SARS期间,在标准预防的基础上采取飞沫传播隔离和解除隔离的预防措施,
这种隔离方式属于
    A.标准预防   B.基础预防   C.无菌隔离
    D.基于传播方式的隔离 E.基于传染源的隔离

15. 某位患者最近发现自己经常头痛、头晕、耳鸣、心悸、眼花、注意力不集中、记忆力减退、手脚麻木、疲乏无力、易烦躁等,他可能患了

  A. 糖尿病 B. 高血压病 C. 心脏病 D. 肺炎 E. 恶性肿瘤

16. 某人在家里测量血压正常,但是一到医院血压就升高,且测量血压高于140/90mmHg,这个人可能是

  A. 原发性高血压   B. 隐性高血压   C. 继发性高血压

  D. 肾血管性高血压   E. 白大衣性高血压

17. 某人最近经常出现口渴,食量增大且出现眩晕的症状,怀疑自己患了糖尿病准备去医院做检查,那么他应该做下面的哪项检查

  A. 尿糖   B. 糖化血红蛋白   C. 空腹血糖

  D. 口服糖耐量试验 E. 空腹胰岛素测定

18. 判断糖尿病控制较好的指标是

  A. 饭后血糖   B. 空腹血糖   C. 空腹血浆胰岛素含量

  D. 糖化血红蛋白   E. OGTT

19. 糖尿病饮食治疗下列哪种是正确的

  A. 病情轻可以不用饮食治疗   B. 有并发症者不用饮食治疗

  C. 肥胖者应给予高热量饮食治疗   D. 用药治疗时,可不用饮食治疗

  E. 无论病情轻重都需饮食治疗

【A3型题】

病例组型最佳选择题: 提供若干个案例,每个案例下设若干道试题。根据案例所提供的信息,在每一道试题下面的A、B、C、D、E五个备选答案中选择一个最佳答案。

(1~6题共用题干)

重症急性呼吸综合征(SARS)为一种由SARS冠状病毒(SARS-CoV)引起的急性呼吸道传染病,世界卫生组织(WHO)将其命名为重症急性呼吸综合征。2002年11月中旬出现在中国广东省的第一个严重急性呼吸道综合征(SARS)病例,至2003年,SARS在中国全面暴发,造成了严重的危害。回答下列问题

1. SARS主要通过什么途径进行传播

  A. 经空气传播   B. 经水传播   C. 经食物传播

  D. 经媒介节肢动物传播 E. 经土壤传播

2. SARS患者在流行病学上被称为

  A. 传染源 B. 传播途径 C. 易感者 D. 带菌者 E. 以上均不是

3. 以下哪项**不是**SARS的流行特征

  A. 有季节性特点   B. 多见于冬春季   C. 少年儿童少见

  D. 传播范围较广   E. 居住拥挤或人口密度大的地区高发

4. SARS属于哪一类法定传染病

  A. 甲类 B. 乙类 C. 丙类 D. 丁类 E. 以上均不是

5. 发现SARS患者、病原携带者或疑似患者时,应于几小时内将传染病报告卡通过网络报告

  A. 1小时 B. 2小时 C. 8小时 D. 24小时 E. 48小时

6. 以下针对SARS传播途径的措施,正确的是

  A. 保持居住或公共场所的空气流通,对空气进行消毒的措施

B.饮水消毒、保护水源、管理粪便、污水处理

C.加强饮食管理、餐具消毒

D.进行防虫、杀虫、驱虫的卫生运动

E.以上均不是

（7~8题共用题干）

某市某单位有职工300人,2000年8月26日~9月1日期间的7天内发生痢疾80人,发病高峰在后3天,但9月3日尚有2例发生,后经医疗机构确认为细菌性痢疾,并上报当地卫生防疫部门,当地卫生防疫机构12小时内派人前往该单位,对患者的接触物品、餐具及周围环境进行彻底的消毒。

7.患者住院治疗后,当地卫生防疫机构派人前往该单位实施的措施属于

　　A.随时消毒　　B.终末消毒　　C.及时消毒　　D.疫源地消毒　　E.预防性消毒

8.根据上述病例的分布情况,下述推论可能性最大的是

A.这是由于痢疾的持续传播引起的最终流行

B.痢疾的发病率是季节性升高的

C.这是一次经食物和水源传播引起的痢疾大流行

D.持续暴露于受污染的饮用水从而造成了上述的流行

E.短时间内大量人口暴露于污染的水源或食物引起的痢疾暴发,继之接触传播

（9~11题共用题干）

呼吸病房新入院一名患流行性感冒的患者,在护理该患者时应明确如下内容。

9.该病的传播途径是

　　A.直接接触传播　　　　　B.间接接触传播　　　　　C.飞沫传播

　　D.配合媒介传播　　　　　E.有生命的物质媒介传播

10.对该患者来说,隔离区域的划分及隔离方法是

A.廊归属污染区

B.储存安放患者的各类标本处归属清洁区,患者不让进入

C.医护办公室归属清洁区,护理人员需穿隔离衣方可进入

D.医护人员值班室归属清洁区

E.护理人员离开病房等污染区前无需洗手

11.对患者的处理方法为

　　A.必须单间隔离　　　　　　　　　B.注意开门开窗使室内空气畅通

　　C.患者离开病房应不受限制　　　　D.严格洗手对该病的隔离很重要

　　E.患者的口鼻分泌物必须经消毒后方能丢弃

（12~14题共用题干）

某医院进行医院感染的流行病学调查和监测,并依据此调查开展医院感染的预防和控制工作。

12.医院感染常用的监测指标**不包括**

　　A.医院感染发生率　　　B.医院感染续发率　　　C.医院感染致残率

　　D.医院感染漏报率　　　E.医院感染例次发生率

13.医院感染的预防和控制措施**不包括**

　　A.建立医院感染管理的规章制度　　　B.消毒和灭菌

　　C.隔离措施　　　　　　　　　　　　D.无菌操作

E. 不合理使用抗菌药物

14. 对重症监护室、新生儿病房等针对高危人群开展的医院感染及危险因素监测属于

    A. 全面综合性监测   B. 部分监测   C. 目标性监测

    D. 目的监测   E. 以上都不是

（15~17题共用题干）

    SARS期间，某人因与SARS患者乘坐同一辆汽车且出现发烧、咳嗽等症状而被确诊并接受隔离治疗。

15. 该患者感染SARS的传播途径是

    A. 直接接触传播   B. 间接接触传播   C. 呼吸道传播

    D. 消化道传播   E. 医源性传播

16. 对该患者实施的隔离措施属于

    A. 对传染源进行控制   B. 切断传播途径   C. 从易感人群进行控制

    D. 以上都是   E. 以上都不是

17. 医护人员对该患者进行治疗观察时，**不正确**的操作是

    A. 接触患者的血液、体液等物质时戴手套

    B. 脱去手套后如果手未被污染物直接污染可不洗手

    C. 接触了患者的血液、体液等物质后立即洗手、手消毒

    D. 工作服、脸部有可能被血液、体液喷溅时戴口罩、防护镜、穿隔离衣

    E. 接触患者非完整的皮肤或黏膜时应戴手套

（18~19题共用题干）

    男性，40岁，平时偏好油腻性食物，最近一个月，饮水量逐渐增多，每日约1500ml，尿量多，尿比重为1.028。

18. 请问此人还应该做哪些检查

    A. 尿糖   B. 糖化血红蛋白   C. 空腹血糖

    D. 口服糖耐量试验   E. 空腹胰岛素测定

19. 该患者应该禁食的是

    A. 蜂蜜   B. 玉米面   C. 大豆   D. 荞麦   E. 燕麦片

（20~23题共用题干）

    女性，20岁，经常感到口渴，消瘦，近两天来出现恶心，面潮红，呼吸加深加快，意识不清4小时。

20. 哪项体征对诊断有特殊意义

    A. 皮肤干燥   B. 呼气有烂苹果味   C. 中毒昏迷

    D. 心动过速   E. 血压80/60mmHg

21. 做哪项检查会最快获得诊断结果

    A. 血气分析   B. 血糖，血酮   C. 血浆血糖测定

    D. 尿糖，尿酮   E. 尿常规

22. 最可能的诊断结果是

    A. 糖尿病酮症酸中毒   B. 乳酸性酸中毒   C. 尿毒症酸中毒

    D. 呼吸性酸中毒   E. 糖尿病高渗昏迷

23. 该病应如何治疗

    A. 纠正酸中毒，补充体液和电解质   B. 补充体液和电解质，应用胰岛素

　　C. 中枢兴奋剂,纠正酸中毒　　　　　　　D. 应用中枢兴奋剂及胰岛素

　　E. 纠正酸中毒,应用胰岛素

（24~26题共用题干）

某南方城市,一肉鸡饲养场突然出现大量不明原因肉鸡死亡,当地居民议论甲流来袭,造成人群恐慌心理。

24. 你认为此类事件属于突发事件中的哪一类

　　A. 自然灾害　　　　　　　B. 事故灾难　　　　　　　C. 生化灾害

　　D. 公共卫生事件　　　　　E. 社会安全事件

25. 对此次事件当地疾控中心采取了应急响应机制,哪项不属于响应过程的步骤

　　A. 应急准备　　B. 先期处置　　C. 应急响应　　D. 应急终止　　E. 应急总结

26. 疾控中心人员对此次事件进行了暴发调查,你认为他们首要任务应该是

　　A. 核实诊断,确认暴发　　B. 筹备物资以应对　　　　C. 立即掩埋死亡鸡群

　　D. 隔离易感人群　　　　　E. 进行病原体检测

（27~29题共用题干）

合徐高速公路路段某日天气雾霾严重,一辆货车侧翻引起连环追尾交通事故,其中一辆大巴中死亡和危重病例超过3例。

27. 认为此类事件属于突发事件中的哪一类

　　A. 自然灾害　　　　　　　B. 事故灾难　　　　　　　C. 生化灾害

　　D. 公共卫生事件　　　　　E. 社会安全事件

28. 事件属于突发公共卫生事件的哪个级别

　　A. 特别重大事件（Ⅰ级）　　B. 重大（Ⅱ级）　　　　　C. 较大（Ⅲ级）

　　D. 一般（Ⅳ级）　　　　　　E. 较小（Ⅴ级）

29. 此情况医疗人员需采取紧急救援,其中需要遵守的医疗救援原则不包括

　　A. 进行初步分类诊断　　　B. 及时性　　　　　　　　C. 适宜技术

　　D. 分级救治　　　　　　　E. 救治与防护相结合

【B1型题】

标准配伍题:提供若干组试题,每组试题共用在试题前列出的A、B、C、D、E五个备选答案,从中选择一个与问题关系最密切的答案。

（1~3题共用备选答案）多选

　　A. 鼠疫　　　　　B. 败血症　　　　C. 猪肉绦虫病　　D. 甲型H1N1流感　　E. 手足口病

1. 以上属于甲类传染病的是

2. 以上属于乙类传染病的是

3. 以上属于丙类传染病的是

（4~8题共用备选答案）

　　A. 飞沫传播　　　　　　　B. 空气传播　　　　　　　C. 食物传播

　　D. 血液及血制品传播　　　E. 直接接触传播

4. 禽流感主要经何种方式传播

5. 乙型肝炎病毒主要经何种方式传播

6. 细菌性痢疾主要经何种方式传播

7. 结核分枝杆菌主要经何种方式传播

8. 艾滋病主要经何种方式传播

（9~13题共用备选答案）

    A. 医院感染发生率　　　　　B. 医院感染患病率　　　　　C. 医院感染续发率

    D. 医院感染漏报率　　　　　E. 日医院感染发生率

9. 与医院感染病例有效接触后一个最长潜伏期内，在接触者中续发病例数与接触者总数的比值是

10. 单位住院时间内住院患者新发医院感染的频率是

11. 在一定时期内发生的医院感染病例中漏报病例占总的医院感染病例的百分率是

12. 一定时期内，在所有入院患者中新发生医院感染病例的频率

13. 观察期间内医院感染的总病例数占同期住院患者总数的比例是

（14~18题共用备选答案）

    A. 医院感染　　　　　　　　B. 内源性感染　　　　　　　C. 外源性感染

    D. 医院感染暴发　　　　　　E. 疑似医院感染暴发

14. 各种原因引起的患者在医院内遭受自身固有病原体侵袭而发生的感染是

15. 在医疗机构或其科室的患者中，短时间内出现3例以上临床症候群相似、怀疑有共同感染源的感染病例；或者3例以上怀疑有共同感染源或感染途径的感染病例现象

16. 各种原因引起的患者在医院内遭受非自身固有的病原体侵袭而发生的感染

17. 在医疗机构或其科室的患者中，短时间内发生3例以上同种同源感染病例的现象

18. 住院患者在医院内获得的感染是

（19~22题共用备选答案）

    A. 高糖饮食　　　　　　　　B. 文化程度　　　　　　　　C. 长期精神过度紧张

    D. 年龄　　　　　　　　　　E. 超重/肥胖或腹型肥胖

19. 属于高血压病不可改变的危险因素是

20. 属于糖尿病患病最密切的危险因素是

21. 对疾病风险的预测有很大的参考意义的是

22. 从危险因素与疾病的时间顺序上来看，属于疾病的中间危险因素的是

（23~25题共用备选答案）

    A. 19~24　　　　B. ≥24　　　　C. ≥25　　　　D. ≥27　　　　E. ≥28

23. 中国成人正常体重指数（BMI: kg/m^2）

24. 属于超重的体重指数（BMI: kg/m^2）

25. 属于肥胖的体重指数（BMI: kg/m^2）

（26~29题共用备选答案）

    A. 生物灾害和森林草原火灾

    B. 民族宗教事件、经济安全事件

    C. 传染病疫情、群体性不明原因疾病

    D. 环境污染事故和生态破坏事故

    E. 邪教集体自杀

26. 公共卫生事件

27. 事故灾害

28. 自然灾害

29. 社会安全事件

（30~34题共用备选答案）

　　A. 应急准备、先期处置、应急响应和应急终止4个步骤

　　B. 应急救援队伍的建设，开展卫生应急专业人员的培训

　　C. 核查原因，追溯源头；动态监测，判断趋势

　　D. 根据突发公共卫生事件的性质、级别和特点，以及当地当时的具体情况落实各项应急响应措施

　　E. 经过专家评估确认之后，按一定的程序由政府宣布终止应急

30. 应急响应

31. 应急终止

32. 应过程

33. 先期处置

34. 应急准备

（35~37题共用备选答案）

　　A. 要实现分级救治，使伤病员获得完整救治

　　B. 国家指定的具有各类伤害治疗专科医治能力的综合医院负责实施

　　C. 注意伤员的护理和饮食，健康促进

　　D. 现场医疗站对现场送来的伤员进行早期处理，检伤分类

　　E. 现场抢救，首要任务是迅速发现和救出伤员，对伤员进行分类诊断

35. 一级医疗救治

36. 二级医疗救治

37. 三级医疗救治

（二）名词解释

1. 传染病

2. 传染源

3. 传染期

4. 潜伏期

5. 病原携带者

6. 人兽/畜共患病

7. 传播途径

8. 易感人群

9. 基本繁殖数

10. 新发传染病

11. 传染病监测

12. 消毒

13. 医院感染

14. 内源性感染

15. 外源性感染

16. 全面综合性监测

17. 目标性监测

18. 医院感染暴发

19. 慢性非传染性疾病

20. 疾病自然史

21. 健康疾病连续带

22. 三级预防策略

23. 慢性病的预防

24. 高血压病

25. 糖尿病

26. 2型糖尿病

27. 糖耐量降低

28. 胰岛素抵抗

29. 恶性肿瘤

30. 突发公共卫生事件

31. 群体性不明原因的疾病

32. 重大食物中毒或职业中毒

33. 应急管理体系

（三）简答题

1. 简述人兽/畜共患病的几种亚型。

2. 简述病原体的主要传播途径。

3. 简述经饮水传播疾病的主要特点。

4. 简述经食物传播疾病的主要特点。

5. 简述当前传染病的流行特征。

6. 简述传染病的预防策略。

7. 简述《中华人民共和国传染病防治法》规定的3类传染病及主要代表疾病。

8. 简述《扩大国家免疫规划实施方案》的主要内容。

9. 医院感染的对象包括哪些？

10. 医院感染按照其病原体分类可分为哪两类？

11. 医院感染流行过程的三个环节包括哪些？

12. 医院感染监测的常用指标有哪些？

13. 简述慢性非传染性疾病的特点。

14. 简述慢性病的危险因素的分层。

15. 简述危险因素与慢性病的之间的关系。

16. 简述临床上高血压病的诊断方式及测量方式。

17. 简述糖尿病诊断标准。

18. 简述恶性肿瘤的特点及主要危险因素。

19. 突发公共卫生事件的基本特征。

20. 突发公共卫生事件应急机制建设的原则。

21. 突发公共卫生事件预测预警机制的基本步骤。

22. 突发公共卫生事件现场医疗救援原则。

（四）论述题

1. 试述"三环节"和"两因素"在传染病流行过程中的作用及意义。

2. 试述潜伏期的流行病学意义。

3. 试述针对不同类型传染病传播途径的处理措施。

4. 试述基本繁殖数对于了解传染病在人群中的流行状况的主要意义。

5. 试述医院感染的诊断标准。

6. 试述医院感染的预防和控制主要措施。

7. 论述慢性非传染性疾病的流行情况及社会危害。

8. 论述高血压病发病的危险因素。

9. 论述2型糖尿病的危险因素及治疗原则。

10. 论述突发公共卫生事件对人民健康和社会经济的影响。

11. 论述我国突发性公共卫生管理体系及现场应急处置办法。

12. 论述埃博拉病毒病的肆虐给全球带来的机遇与挑战。

三、参考答案

(一)选择题

【A1型题】

1. B	2. D	3. A	4. A	5. B	6. E	7. C	8. B	9. C	10. B
11. C	12. C	13. E	14. D	15. E	16. D	17. C	18. E	19. E	20. E
21. A	22. E	23. E	24. A	25. E	26. D	27. B	28. E	29. D	30. D
31. B	32. B	33. C	34. D	35. C	36. B	37. D	38. E	39. D	40. C
41. E	42. E	43. E	44. A	45. D	46. E	47. C	48. D	49. E	50. B
51. E	52. D	53. B	54. C	55. C	56. C	57. C	58. A	59. B	60. C
61. B	62. A	63. C	64. A	65. E	66. E	67. D	68. E	69. D	70. E
71. E	72. A	73. E	74. E	75. C	76. B	77. C	78. E	79. B	80. A
81. B	82. D	83. B	84. A	85. A	86. E	87. E	88. B	89. D	90. D
91. A	92. D	93. A	94. B	95. C					

【A2型题】

1. B	2. C	3. E	4. C	5. C	6. D	7. D	8. E	9. A	10. B
11. B	12. E	13. C	14. D	15. B	16. E	17. C	18. D	19. E	

【A3型题】

1. A	2. A	3. C	4. B	5. C	6. A	7. B	8. E	9. C	10. B
11. B	12. C	13. E	14. C	15. C	16. A	17. E	18. C	19. A	20. B
21. D	22. A	23. B	24. D	25. E	26. A	27. B	28. C	29. A	

【B1型题】

1. A	2. E	3. D	4. A	5. D	6. C	7. B	8. D	9. C	10. E
11. D	12. A	13. B	14. B	15. E	16. C	17. D	18. A	19. D	20. A
21. D	22. E	23. A	24. B	25. E	26. C	27. D	28. A	29. B	30. A
31. E	32. D	33. C	34. B	35. E	36. D	37. B			

(二)名词解释

1. 传染病: 指由病原微生物和寄生虫等病原体感染人体后产生具有传染性的一大类疾病。

2. 传染源: 指体内有病原体生存、繁殖并能排出病原体的人或者动物,传染病患者、病原携带者和受感染的动物都可以成为传染源。

3. 传染期：传染源能够排出病原体的整个时期。

4. 潜伏期：自病原体侵入机体到最早出现临床症状的这一段时间。

5. 病原携带者：没有任何临床症状但能排出病原体的人。

6. 人兽/畜共患病：在脊椎动物与人类之间能自然传播，由共同的病原体引起的，而流行病学上又有关联的这一类疾病。

7. 传播途径：病原体被传染源排出后到侵入新的易感宿主前，在外界环境中所经历的全部过程。

8. 易感人群：指对传染病病原体缺乏特异性免疫力，易受感染的人群。

9. 基本繁殖数：又称基本感染数或基本再生数（R_0），是指在一个大的完全易感的人群中，传染源在传染期内引起新感染的期望数。R_0不包括由二代病例传播的病例，也不包括没有传染性的二代病例。R_0的估计对了解传染病在人群中的流行状况具有重要意义。

10. 新发传染病：指近30年来在人群中新认识到或新发现的、能造成地域性或国际性公共卫生问题的传染病。

11. 传染病监测：公共卫生监测的一种，公共卫生监测指的是长期地、连续地、系统地收集疾病或其他卫生事件的资料，经过分析、解释后及时将信息反馈给所有需要知道该信息的人或部门，用以制订、完善、评价疾病和公共卫生事件预防控制策略与措施的过程。

12. 消毒：指用化学、物理、生物的方法杀灭或者消除环境中的病原微生物。

13. 医院感染：是指住院患者在医院内获得的感染，包括在住院期间发生的感染和在医院内获得出院后发生的感染，但不包括入院前已开始或入院时已处于潜伏期的感染；医院工作人员在医院内获得的感染也属医院感染。

14. 内源性感染：又称自身感染，是指各种原因引起的患者在医院内遭受自身固有病原体侵袭而发生的感染。

15. 外源性感染：又称交叉感染，是指各种原因引起的患者在医院内遭受非自身固有的病原体侵袭而发生的感染。

16. 全面综合性监测：是指对所有临床科室的全部住院患者和医务人员进行医院感染及其有关危险因素的监测。

17. 目标性监测：是指对监测事件确定明确的目标，然后开展监测工作以达到既定的目标。

18. 医院感染暴发：指的是在医疗机构或其科室的患者中，短时间内发生3例以上同种同源感染病例的现象。

19. 慢性非传染性疾病：简称"慢性病"，是指长期的、不能自愈的、几乎不能被治愈的疾病。不是特指某种疾病，而是对一组起病时间长，缺乏明确的病因证据，一旦发病即病情迁延不愈的非传染性疾病的概括性总称。

20. 疾病自然史：将疾病从发生到结局（死亡或痊愈等）的全过程称为疾病自然史，包括病理发生期、症状发生前期、临床期、结局四个阶段。

21. 健康疾病连续带：一个人从健康-疾病-健康（或死亡）可以认为是一个连续的过程，称之为健康疾病连续带。

22. 三级预防策略：根据疾病发生发展过程以及健康决定因素的特点，把预防策略按等级分类，称为三级预防策略。

23. 慢性病的预防：不仅仅是指阻止疾病的发生，还包括疾病发生后阻止或延缓其发展，最大限度地减少疾病造成的危害。

24. 高血压病：是一种以动脉血压持续升高为特征的进行性心血管损害的疾病，是人类最常见的慢性病，是心脏病、脑血管病、肾脏病发生和死亡的最主要的危险因素。

25. 糖尿病：是一组以高血糖为特征的代谢性疾病，可分为1型、2型、其他特殊类型及妊娠糖尿病4种类型。

26. 2型糖尿病：主要是由遗传和环境因素引起外周组织（主要是肌肉和脂肪组织）胰岛素抵抗和胰岛素分泌缺陷，导致机体胰岛素相对或绝对不足，使葡萄糖摄取利用减少，从而引发高血糖，导致的糖尿病。

27. 糖耐量降低：是指患者血糖水平介于正常人和糖尿病之间的一种中间状态。

28. 胰岛素抵抗：是指机体对一定量的胰岛素的生物学反应低于预期正常水平的一种现象，常伴有高胰岛素血症。

29. 恶性肿瘤：是一大类疾病的统称，这些疾病的共同特征是体内某些细胞丧失了正常调控，出现无节制地生长和异常分化，并发生局部组织浸润和远处转移。从组织学上可分为上皮性的癌和非上皮性的肉瘤及血液癌。

30. 突发公共卫生事件：突发公共卫生事件是指突然发生，造成或者可能造成社会公众健康严重损害的重大传染病疫情、群体性不明原因疾病、重大食物和职业中毒以及其他严重影响公众健康的事件。

31. 群体性不明原因的疾病：指在一定时间内，某个相对集中的区域内同时或者相继出现多个临床表现基本相似患者，但又暂时不能明确诊断的疾病。

32. 重大食物中毒或职业中毒：指一次中毒人数超过30人，或发生1例以上死亡的饮用水或食物中毒；或短期内发生3人以上或出现1例以上死亡的职业中毒。

33. 应急管理体系：是为应对突发公共卫生事件而建立的组织机构，是保证应急管理工作有效运行的一系列组织安排和条件保障，是应急管理的核心和基础。

（三）简答题

1. 简述人兽/畜共患病的几种亚型。

答：人兽/畜共患病分为4种类型：

（1）以动物为主：病原体在动物间传播保持延续，在一定条件下传播给人，但在人与人之间不会引起传播，例如狂犬病、钩端螺旋体病、森林脑炎等。

（2）以人为主：病原体主要靠人保持延续，例如，阿米巴病。

（3）人畜并重：人、畜作为传染源的作用并重，并可互为传染源，如血吸虫病。

（4）真性人畜共患病：病原体必须以人和动物作为终宿主和中间宿主的人畜共患病，如猪绦虫病。

2. 简述病原体的主要传播途径。

答：目前医学上将传播途径分为8类，即经空气传播、经水传播、经食物传播、接触传播、经媒介节肢动物传播、经土壤传播、医源性传播和垂直传播。

3. 简述经饮水传播疾病的主要特点。

答：经饮水传播传染病常呈暴发或流行态势，病例分布与供水的范围相一致，有饮用同一水源的历史，停用被污染的水或水经净化后，暴发或流行即可平息，流行强度取决于污染水源的类型、供水范围、水受污染的强度和频度、饮水卫生管理等。

4. 简述经食物传播疾病的主要特点。

答：经食物传播传染病的流行特征表现在：①发病者有进食污染食物的历史，不吃者不发病；②潜伏期相对较短,进食污染食物人数多则易形成暴发；③停止食用污染食物后,暴发即可平息。

5. 简述当前传染病的流行特征。

答: ①旧的传染病死灰复燃；②新发传染病不断出现。

6. 简述传染病的预防策略。

答: 传染病的预防策略: 控制传染源、切断传播途径、保护易感人群。

7. 简述《中华人民共和国传染病防治法》规定的3类传染病及主要代表疾病。

答: 法定报告传染病分为甲类、乙类和丙类共3类。目前,法定传染病包括: ①甲类传染病2种,即鼠疫、霍乱；②乙类传染病26种,如人感染H7N9禽流感(2013年11月纳入)、SARS、艾滋病、病毒性肝炎等；③丙类传染病11种,即手足口病(2008年5月纳入)、流行性感冒、流行性腮腺炎等。

8. 简述《扩大国家免疫规划实施方案》的主要内容。

答:《扩大国家免疫规划实施方案》其主要内容包括:

(1)在乙肝疫苗、卡介苗、脊灰疫苗、百白破疫苗、麻疹疫苗、白破疫苗等6种原国家免疫规划疫苗的基础上,以无细胞百白破疫苗替代百白破疫苗,将甲肝疫苗、流脑疫苗、乙脑疫苗、麻腮风疫苗纳入国家免疫规划,对适龄儿童进行常规接种。

(2)在重点地区对重点人群进行出血热疫苗接种。发生炭疽、钩端螺旋体病疫情或发生洪涝灾害可能导致钩端螺旋体病暴发流行时,对重点人群进行炭疽疫苗和钩体疫苗应急接种。

9. 医院感染的对象包括哪些?

答: 广义地讲,医院感染的对象包括住院患者、医院工作人员、门急诊就诊患者、探视者和患者家属等,这些人在医院的区域里获得感染性疾病均可以称为医院感染,但由于就诊患者、探视者和患者家属在医院的时间短暂,获得感染的因素多而复杂,常难以确定感染是否来自医院,故实际上医院感染的对象主要是住院患者和医院工作人员。

10. 医院感染按照其病原体分类可分为哪两类?

答: ①内源性感染,又称自身感染；②外源性感染,又称交叉感染。

11. 医院感染流行过程的三个环节包括哪些?

答: ①传染源；②传播途径；③易感人群。

12. 医院感染监测的常用指标有哪些?

答: ①医院感染发生率；②医院感染例次发生率；③日医院感染发生率；④医院感染患病率；⑤医院感染续发率；⑥医院感染漏报率；⑦医院感染构成比。

13. 简述慢性非传染性疾病的特点。

答:(1)病因复杂: 其发病与不良行为和生活方式密切相关。

(2)潜伏期较长: 没有明确的得病时间。

(3)病程长: 随着疾病的发展,表现为功能进行性受损或失能,对健康损伤严重。

(4)很难彻底治愈: 表现为不可逆性。

随着中国人口老龄化进程的加快和人们生活方式的改变,慢性非传染性疾病已经成为中国居民面临的最主要的健康问题,当前主要指心脑血管疾病、糖尿病、恶性肿瘤、慢性阻塞性肺部疾病、精神心理性疾病等一组疾病。

14. 简述慢性病的危险因素的分层。

答:(1)依据危险因素可否干预来看,可分为可改变的和不可改变的危险因素。可改变的危险因素有吸烟饮酒、饮食、体力活动、心理精神因素等,这些是健康教育和干预的重点。不可改变的危险因素有年龄,性别、种族和遗传等固有因素,这些因素无法改变和干预,但对疾病风险的预测有很大的参考意义。

（2）从危险因素与疾病的时间顺序上看,将肥胖、高血压病、高胆固醇血症称之为中间危险因素,它们本身是疾病,是由于前述固有因素及行为危险因素积累到一定时间后引起。然而相对于糖尿病、冠心病和脑卒中这些严重的疾病来说,肥胖、高血压病、高胆固醇血症又是危险因素。

15. 简述危险因素与慢性病的之间的关系。

答: 一因多果、一果多因或多因多果。如肥胖可以导致高血压病、高脂血症、糖尿病和乳腺癌等患病率的增加; 但高血压病、高脂血症和糖尿病的危险因素除肥胖之外,还有长期的精神紧张、心理压力、体力活动少、饮食不合理等因素。

16. 简述临床上高血压病的诊断方式及测量方式。

答: 临床上高血压病诊断标准为: 经非同日3次测量血压,收缩压≥140mmHg和（或）舒张压≥90mmHg。血压测量有3种方式,即诊室血压、自测血压、动态血压。一般讲,诊室血压水平高于自测血压和动态血压24小时平均水平。自测血压水平接近动态血压24小时平均水平。高血压病诊断一般以诊室血压为准。

17. 简述糖尿病诊断标准。

答: 我国目前采用WHO（1999年）糖尿病诊断标准,即血糖升高达到下列3项标准中的任意一项时,就可诊断患有糖尿病: ①糖尿病症状+任意时间血浆葡萄糖水平≥11.1mmol/L（200mg/dl）; ②空腹血浆葡萄糖（FPG）水平≥7.0mmol/L（126mg/dl）; ③OGTT试验中,餐后2小时血浆葡萄糖水平≥11.1mmol/L（200mg/dl）。

18. 简述恶性肿瘤的特点及主要危险因素。

答:（1）特点: 可发生于任何年龄、任何器官、任何组织; 其发病与有害环境因素、不良生活方式及遗传易感性密切相关; 早期发现的癌症多数有可能治愈。

（2）危险因素: 我国癌症的主要危险因素依次为吸烟、乙肝病毒感染、膳食不合理及职业危害等。

19. 突发公共卫生事件的基本特征。

答: 突发性和意外性; 群体性或公共性; 严重性; 复杂性; 阶段性; 决策的紧迫性和时效性; 处理的综合性和系统性。

20. 突发公共卫生事件应急机制建设的原则。

答: 政府主导,预防为主; 统一领导,分级负责; 功能齐全,责任明确; 反应灵敏,协调有序; 运转高效,保障有力。

21. 突发公共卫生事件预测预警机制的基本步骤。

答: ①识别突发事件的类别和级别; ②对事件可能涉及范畴和态势的评估; ③对预警范围与领域的确定; ④预警级别的设定及表达方法的规定; ⑤预警信息的发布次序、范围和方式。

22. 突发公共卫生事件现场医疗救援原则。

答: 及时性; 适宜技术; 分级救治; 阶梯后送; 救治与防护相结合; 共同参与。

(四)论述题

1. 试述"三环节"和"两因素"在传染病流行过程中的作用及意义。

答: 传染病的流行过程是通过传染源、传播途径及易感人群3个基本环节实现的,只有这3

个环节相互连接、共同作用时才会使流行过程得以延续。

传染源是指体内有病原体生存、繁殖并能排出病原体的人或者动物,传染病患者、病原携带者和受感染的动物都可以成为传染源。病原体被传染源排出后到侵入新的易感宿主前,在外界环境中所经历的全部过程称为传播途径。许多传染病可以通过一种以上的途径传播,具体会通过哪一种途径传播取决于病原体所处的环境。易感人群是指对传染病病原体缺乏特异性免疫力,易受感染的人群。人群易感性高低可直接影响传染病的流行过程。当人群免疫人口较少时,疾病容易形成暴发。新生儿增加、易感人口的迁入、免疫人口免疫力的自然消退和免疫人口死亡都会使人群易感性升高,而免疫接种、传染病流行后会降低人群易感性。而这3个环节同时存在时,是否会发生传染病的流行以及流行过程的性质与强度等特征,还取决于自然因素和社会因素。自然因素包括气候、地理、土壤、动植物等,社会因素包括社会制度、劳动生产活动、职业、居住生活条件、营养条件、卫生设施、防疫工作、医疗条件、卫生文化水平、风俗习惯、社会的安定程度、宗教信仰等人类活动所形成的一切环境。

2. 试述潜伏期的流行病学意义。

答: 潜伏期的流行病学意义如下:

(1)根据潜伏期可以推测患者受感染的时间,以追踪传染源、寻找传播途径。

(2)潜伏期的长短可影响疾病的流行特征,一般潜伏期短的传染病常呈暴发型,如流行性感冒;而长潜伏期的传染病流行相对较持久。

(3)潜伏期是确定传染病接触者的留验、检疫或医学观察期限的重要依据。

(4)根据潜伏期来确定免疫接种时间,如麻疹只有在潜伏期最初5天内施行被动免疫才能有效。

(5)潜伏期可以用来确定评价预防措施效果的时间。比如,实施某项预防措施以后,经过一个潜伏期后去观察人群疾病的发生情况,用以评价预防措施的效果。

3. 试述针对不同类型传染病传播途径的处理措施。

答: 对经空气传播的传染病,如肺结核、流行性感冒等,主要通过飞沫或飞沫核传播,可以通过保持居住或公共场所的空气流通,对空气进行消毒的措施来进行预防;对经水传播的传染病,如霍乱、钩端螺旋体病、副伤寒、血吸虫病等,主要通过饮水或接触疫水传播,饮水消毒、保护水源、管理粪便、污水处理是重要的措施;经食物传播的传染病,如肠道传染病和一些寄生虫病,应加强饮食管理、餐具消毒、积极开展爱国卫生运动,加强对粪便、垃圾和污水的管理,发动群众灭蝇、灭蟑螂等。疟疾、丝虫病、流行性乙型脑炎、登革热等经媒介节肢动物传播的传染病,应进行防虫、杀虫、驱虫的卫生运动。

4. 试述基本繁殖数对于了解传染病在人群中的流行状况的主要意义。

答: 基本繁殖数(R_0)又称基本感染数或基本再生数,是指在一个大的完全易感的人群中,传染源在传染期内引起新感染的期望数。R_0不包括由二代病例传染的病例,也不包括没有传染性的二代病例。R_0的估计对了解传染病在人群中的流行状况具有重要意义。如果易感人群中发生某病的流行,R_0一定大于1,如果R_0小于1,则说明病例没有传染性,不能形成流行。但R_0是一个均数,所以即使$R_0<1$,也可能出现特殊的传染情况,可发生一个以上的传染性病例,因而产生一小簇病例,但是并不会持续发生而引起暴发。在传染病中,R_0由3个重要因素组成,即接触率c、传染持续时间d和每次确认暴露的传染概率p。在传染期内,每个传染源的平均接触数是接触率与传染持续时间的乘积($c \times d$),因此,一个传染源在传染期间引起新的传染者的数量(R_0)是在传染期内接触数($c \times d$)与每次接触的传染概率(p)的乘积,即$R_0=c \times p \times d$。

5. 试述医院感染的诊断标准。

答：医院感染的诊断依据临床症状体征、实验室检查、影像学等。医院感染的诊断以临床诊断为主,力求作出病原学诊断。

（1）属于医院感染的情况：①无明确潜伏期的感染,规定入院48小时后发生的感染为医院感染;有明确潜伏期的感染,自入院时起超过平均潜伏期后发生的感染为医院感染;②本次感染直接与上次住院有关;③在原有感染基础上出现其他部位新的感染(除外脓毒血症迁徙灶),或在原感染已知病原体基础上又分离出新的病原体的感染(排除污染和原来的混合感染);④新生儿在分娩过程中和产后获得的感染;⑤由于诊疗措施激活的潜在性感染,如疱疹病毒、结核分枝杆菌等的感染;⑥医务人员在医院工作期间获得的感染。

（2）不属于医院感染的情况：①皮肤黏膜开放性伤口只有细菌定植而无炎症表现;②由于创伤或非生物性因子刺激而产生的炎症表现;③新生儿经胎盘获得(出生后48小时内发病)的感染,如单纯疱疹、弓形体病、水痘等;④患者原有的慢性感染在医院内急性发作。

6. 试述医院感染的预防和控制主要措施。

答：(1)建立医院感染管理的规章制度：医疗机构应在学习有关医院感染法律法规与技术性规范的基础上,结合本院的实际情况,制定适合本院的可具操作性的规章制度。

（2）消毒与灭菌：各级医疗机构应当按照《消毒管理办法》《消毒技术规范》《血液透析器复用操作规范》《内镜清洗消毒技术操作规范》等一系列的技术性规范,严格消毒与灭菌操作,杀灭或者消除医院环境中医疗用品及日常生活用品上的病原体,切断传播途径,消除环境储源,有效防止医院感染的发生。

（3）隔离措施：在诊疗及护理等医疗活动过程中,严格执行隔离技术规范,采取标准预防或者基于传播方式采取隔离措施。

（4）无菌操作：医务人员的无菌操作技术贯穿于整个医疗活动,应当严格落实无菌操作技术规范,减少感染的发生。医疗机构定期进行培训和考核,使医务人员养成良好的无菌操作习惯。

（5）手卫生：手卫生是预防和控制医院感染、保障患者和医务人员安全最重要、最简单、最有效、最经济的措施。严格的手卫生,可以有效地预防和降低医院感染发生,提高医疗质量。

（6）合理使用抗菌药物和加强耐药监测：医疗机构应当根据《抗菌药物临床应用指导原则》和《抗菌药物临床应用管理办法》制定本院的抗菌药物应用制度,实行分级管理。医生根据患者感染状况、生理病理状态等实际情况选择合适的抗菌药物品种和给药方案进行治疗或者预防。抗菌药物的应用以病原学监测为基础,根据监测结果选择敏感的抗菌药物。

（7）加强日常监测：医疗机构应当根据建立有效的监测制度,定期分析医院感染的危险因素,针对危险因素采取预防与控制措施,监测和控制相辅相成,缺一不可。在监测过程中及时发现医院感染病例和医院感染暴发,一旦发现医院感染暴发,立即报告,积极开展流行病学调查,分析感染源,感染途径,采取有效的处理和控制措施,同时积极救治患者。

7. 论述慢性非传染性疾病的流行情况及社会危害。

答：(1)流行情况：①国际流行状况：慢性非传染性疾病已成为全世界几乎所有国家成人的最主要死因。WHO估计,慢性病每年使3600多万人失去生命,心脏病、脑卒中、癌症、慢性呼吸道疾病和糖尿病等占所有死亡的60%,今后10年,慢性非传染性疾病死亡人数将增加17%。②我国的流行状况：随着人口的老龄化以及社会经济发展所引起的人们生活方式与习惯的变化,慢性病已成为影响人民健康和死亡的首要原因。2010年中国慢性非传染性疾病及其危险因素监测报告显示我国18岁以上居民高血压病患病率为33.5%。2010年"中国糖尿病和代谢综合征研究组"的调查结果显示：我国20岁以上成年人糖尿病患病率已达9.7%。

（2）社会危害：①发病率高，患病后死亡率不断上升，病程长，预后差，并常伴有严重并发症及残疾，多为终身性疾病；②首次发作，可使患者产生不同程度的心理反应，轻的出现适应障碍、主观感觉异常、焦虑等，重的可出现愤怒、失助、自怜等心理过程；③加重对社会的经济负担。

8. 论述高血压病发病的危险因素。

答：（1）体重超重和肥胖：中国成人正常体重指数（BMI：kg/m²）为19~24，体重指数≥24为超重，≥28为肥胖。我国24万成人数据汇总分析表明，BMI≥24kg/m²者患高血压病的危险是体重正常者的3~4倍。

（2）饮酒：按每周至少饮酒一次为饮酒计算，我国中年男性人群饮酒率约30%~66%，女性为2%~7%。男性持续饮酒者比不饮酒者4年内高血压病发生危险增加40%。

（3）膳食：研究发现膳食钠摄入量与血压水平呈显著相关性。

（4）其他危险因素：高血压病的其他危险因素还有：遗传、性别、年龄、工作压力过重、心理因素、高脂血症等。

9. 论述2型糖尿病的危险因素及治疗原则。

答：2型糖尿病主要是由遗传和环境因素引起外周组织（主要是肌肉和脂肪组织）胰岛素抵抗和胰岛素分泌缺陷，导致机体胰岛素相对或绝对不足，使葡萄糖摄取利用减少，从而引发高血糖，导致糖尿病。危险因素主要有：

（1）遗传因素：2型糖尿病有很强的家族聚集性，糖尿病亲属中的患病率比非糖尿病亲属高4~8倍。

（2）肥胖或超重：肥胖是2型糖尿病最重要的易患因素之一。大量的横断面研究和纵向研究都表明体重指数（BMI）与发生2型糖尿病的危险性呈正相关关系。

（3）体力活动不足：许多研究发现体力活动不足会增加糖尿病发病的危险，活动最少的人与最爱活动的人相比，2型糖尿病的患病率相差2~6倍。

（4）膳食因素：高能饮食是明确肯定的2型糖尿病的重要膳食危险因素。

（5）早期营养：有人提出生命早期营养不良可以导致后来的代谢障碍和增加发生IGT和2型糖尿病的危险。低体重新生儿较高体重新生儿在成长期更容易发生糖尿病，母亲营养不良或胎盘功能不良可以阻碍胎儿胰腺细胞的发育。

（6）糖耐量降低：研究发现，IGT在诊断后5~10年进行复查时，大约有1/3的人发展为糖尿病，1/3转化为血糖正常，1/3仍维持IGT状态。

（7）胰岛素抵抗：肥胖者发展成2型糖尿病前，先有胰岛素抵抗出现。

（8）社会经济状况：富裕国家的糖尿病患病率高于发展中国家。即使在不发达国家，富人的糖尿病患病率也明显高于穷人。

（9）高血压病及其他易患因素：许多研究发现高血压病患者发展为糖尿病的危险比正常血压者高。

目前医学界公认的糖尿病治疗有五大原则，也就是俗称的"五驾马车"，即健康教育、饮食治疗、体育锻炼、药物治疗以及血糖监测。

10. 论述突发公共卫生事件对人民健康和社会经济的影响。

答：突发公共卫生事件不仅给人民的健康和生命造成重大损失，对经济和社会发展也具有重要影响。

（1）人类健康损害：每次严重的突发公共卫生事件都造成众多人群患病、伤残或死亡。

（2）心理伤害：突发公共卫生事件对于全社会所有人的心理都是一种强烈的刺激，必然会导致许多人产生焦虑、神经症和忧虑等精神神经症状。

（3）严重经济损失：一是治疗及相关成本高，如治疗一位传染性非典型肺炎患者需要数万甚至数十万元；二是政府、社会和个人防疫的直接成本；三是疫情导致的经济活动量下降而造成的经济损失；四是疫情不稳定造成交易成本上升产生的损失。

（4）国家或地区形象受损及政治影响：若处理不当，可能对国家和地区的形象产生很大的负面影响，也可使医疗卫生等有关单位和政府有关部门产生严重的公共信任危机。甚至可能影响地区或国家的稳定。

11. 论述我国突发性公共卫生管理体系及现场应急处置办法。

答：应急管理体系是为应对突发公共卫生事件而建立的组织机构，是保证应急管理工作有效运行的一系列组织安排和条件保障，是应急管理的核心和基础。

（1）指挥系统：按照《国家突发公共卫生事件应急预案》的规定，应急指挥部按两级结构组建，分全国应急指挥部和省级行政区应急指挥部。

（2）监测预警系统：通过长期不间断地监测公众健康和公共卫生问题，发现危机的蛛丝马迹或突发事件的苗头、迹象，迅速、准确地作出突发公共卫生事件预警报告，制定防范的具体措施，做好应对的准备。

（3）反应系统：事件一旦发生，各系统都应根据事先制定的计划和相关法律法规进行程序化运作，快速启动反应系统，从而使各项救援工作有条不紊地进行。

（4）保障系统：我国突发公共卫生应急管理体系正在逐步建立一个全面的保障系统包括物质保障、经费保障、通讯与交通保障、法律保障和社会公众的宣传教育等。

（5）信息发布系统：国家突发公共卫生事件应急决策指挥的信息技术平台，承担突发公共卫生事件及相关信息的收集、处理、分析、发布和传递工作，采取分级负责的方式实施。

突发公共卫生事件现场处置涉及面广，包括医疗救援、现场流行病学调查、现场的洗消处理、安全防护、心理干预和卫生保障等方面。①医疗救援的特点现场应急医学救援不同于临床医疗急救而具有自身的特点，具有救援资源有限、救援组织困难、救援流程不同、卫生防疫问题、危机心理干预等特点。②尽快开展现场流行病学调查，有利于判断突发公共卫生事件的源头，其中以传染性疾病的流行病学调查尤为重要。③现场洗消是突发公共卫生事件应急中的重要环节。这对于保护直接受事件影响的人员，恢复环境和公众的生活条件有重要的意义。④安全防护是指用物理手段阻止有害因子及其传播媒介对人体的侵袭，防止有害因子通过呼吸道或皮肤、黏膜侵入人体，免受污染或感染的措施。可分为处置时的个人防护、医院病房或隔离区防护和实验室防护等不同层次。

12. 论述埃博拉病毒病的肆虐给全球带来的机遇与挑战（开放题）。

答：要点为简述埃博拉病毒病的特点及危害；谈谈给全球带来的机遇与挑战。

（苏普玉　郝加虎）